Organizational Quality Assurance
Healthcare Quality - **Q**MS Approach

組織で保証する医療の質 QMSアプローチ

監修：飯塚　悦功・棟近　雅彦・水流　聡子
執筆：QMS-H研究会出版委員会

監修

飯塚　悦功（QMS-H 研究会・代表，東京大学・名誉教授）
棟近　雅彦（QMS-H 研究会・副代表，早稲田大学理工学術院・教授）
水流　聡子（QMS-H 研究会・副代表，東京大学大学院工学系研究科医療社会システム工学寄付講座・特任教授）

執筆：QMS-H 研究会出版委員会（五十音順，○：委員長）

飯塚　悦功（東京大学・名誉教授）
梶原　千里（早稲田大学創造理工学部経営システム工学科・助教）
加藤　省吾（東京大学大学院工学系研究科化学システム工学専攻・特任講師）
金子　雅明（東海大学情報通信学部経営システム工学科・専任講師）
佐野　雅隆（東京理科大学工学部経営工学科・助教）
下野　僚子（東京大学大学院工学系研究科医療社会システム工学寄付講座・特任助教）
水流　聡子（東京大学大学院工学系研究科医療社会システム工学寄付講座・特任教授）
○棟近　雅彦（早稲田大学理工学術院・教授）

飯塚病院：安藤　廣美（特任副院長），田中　二郎（名誉院長），福村　文雄（副院長／改善推進本部長）
大久野病院：進藤　晃（院長）
川口市立医療センター：賀屋　仁（副院長／クオリティマネジメント室室長），坂田　一美（病理診断科部長／クオリティマネジメント室副室長），山本　雅博（副院長）
久喜総合病院：松尾　祐志（呼吸器内科医／QMS-H 推進委員会委員長）
古賀総合病院：今村　卓郎（院長），関　孝（TQM 推進室長／ME 技術部部長），吉原　文代（TQM 推進室副室長／副看護部長）
埼玉病院：関塚　永一（院長），原　彰男（副院長），細田　泰雄（診療情報部長／TQM 推進室長）
城東中央病院：香西　瑞穂（元・TQM 推進室／現・南大阪病院 TQM 推進室），田中　宏明（元・TQM 推進室／現・大阪大学医学部附属病院中央クオリティマネジメント部），福田　隆（元・院長／現・南大阪病院・副院長）
仙台医療センター：小山　三恵子（元・看護師長 TQM 推進担当／現・東北厚生局健康福祉部医事課・看護指導官），田所　慶一（院長），手島　伸（総合品質管理推進部長）
前橋赤十字病院：阿部　毅彦（副院長），角田　貢一（医療の質管理課長）
武蔵野赤十字病院：矢野　真（元・呼吸器外科・部長／現・日本赤十字社事業局・技監）

編集協力・デザイン・DTP：ボンソワール書房

はじめに

　本書は，2007年に設立されたQMS-H(Quality centered Management System for Healthcare：医療における質中心経営管理システム)研究会の成果をまとめたものである．QMS-H研究会では，工学系の大学の研究者(大学メンバー)と病院の医療者(病院メンバー)が集まって，医療におけるQMS(Quality Management System：質マネジメントシステム)はどのような形態にすればよいか，実際に病院に導入して運営していくにはどうすればよいかについて研究してきた．

　QMSは，安全で質の高い医療を提供するうえで，どの病院にもなくてはならないものである．研究会に参加している10の病院では，3年から8年にわたりQMS活動に取り組み，それなりの成果を挙げられるようになっており，QMSの重要性を認識しているところである．

　どの病院であっても必要なものであるから，この成果を研究会内にとどめていては意味がない．日本全国どの病院に行っても，QMSが運営されているところまでもっていきたいということが，研究会の目標である．私たちはこれを，「QMSの社会技術化」と呼んでいる．ところが，主に工業界で発展してきたQMSは，医療界では馴染みがない．「QMSについて知る機会がなかった」「知らない用語が多くてとっつきにくかった」というのが，病院メンバーが初期の頃に抱いていた感想である．まずは社会技術化の第一歩として，多くの医療者がQMSを知り，実践事例を通じてどんな活動かを理解し，そしてQMSに自分たちも取り組みたいと考えていただくことが，本書のねらいである．

　QMS-H研究会では，医療のQMSに必要な技法・手法を開発し，それらを実際に病院で適用してもらって，検証を行ってきた．研究のための研究ではなく，実用性と実効性を追求してきた．初めてQMSに触れられる方には，聞き慣れない用語が出てきて難解と感じることがあるかもしれないが，本書は医療者が実践してきたことをまとめたものであるので，必ず理解していただけるものと，確信している．本書を読んでいただくことで，日頃院内でモヤモヤと感じている問題を，QMSアプローチで解決できるかもしれないと思っていただくことができれば，本望である．

　本書を発刊するにあたり，出版を企画してくださった学研メディカル秀潤社の影山博之氏，向井直人氏には，この機会を与えていただき大変感謝している．また，編集者であるボンソワール書房の山崎純氏には，構成の段階から版組，校正，完成まで，とくにお世話になった．ここに深く感謝の意を表したい．

2015年6月
QMS-H研究会出版委員会
委員長　棟近　雅彦

目次

1 なぜQMSアプローチに取り組むのか

- 1-1 問題意識／棟近 雅彦　2
- 1-2 QMSがもたらす効果／棟近 雅彦　6
- 1-3 本書の対象読者と構成／棟近 雅彦　9

2 QMSとは何か——その考え方・構成要素・重要な概念

- 2-1 医療への質マネジメントアプローチ／飯塚 悦功　12
- 2-2 QMSとその構成要素／棟近 雅彦　20
- 2-3 QMSにおける重要な概念／棟近 雅彦　25

3 QMS-Hの開発と導入

- 3-1 QMS-H研究会とは？／棟近 雅彦　38
- 3-2 QMSの導入・推進ステップ／棟近 雅彦　46

4 事例——私たちはQMSにどのように取り組んだか

- 4-1 大久野病院：中規模慢性期病院で，QMS活動を院長自らが牽引する　64
- 4-2 飯塚病院：超大規模病院で，一診療科によるパイロット活動から病院全体に展開する　75
- 4-3 古賀総合病院：ISO認証によるQMSの維持・改善から，経営方針と結びついた方針管理で，組織改革を進める　85
- 4-4 城東中央病院：形骸化したISO認証から脱却し，人材育成を中核に据えて，真に有効なQMSを再構築する　95
- 4-5 仙台医療センター：大規模国立病院において，課題を絞り，医師主導で，効率的にQMSを推進する　108

- 4-6 前橋赤十字病院：医師の主導により，時間をかけて，活動の浸透・理解を進める　117
- 4-7 武蔵野赤十字病院：QCサークル，5Sから始め，その延長線上にQMSを位置づけ，業務を整理しながら電子カルテに移行する　128
- 4-8 久喜総合病院：新病院へ移行するために，ISOの認証を組織共通の目標に掲げて，病院改革を実践する　133
- 4-9 埼玉病院：院長の強いリーダーシップと研究会の成果を効果的に活用し，短期間でQMSを構築する　142
- 4-10 川口市立医療センター：公立の大規模病院で，医師主導でプロセス指向の理解と実践に重点をおいて推進する　150

5　QMS手法・技法の解説と適用

- 5-1 病院業務プロセスの構造的記述方法／下野　僚子　158
- 5-2 プロセスアプローチによる与薬事故分析手法の医療機関への導入／佐野　雅隆　167
- 5-3 介護計画立案プロセスの標準化／加藤　省吾　176
- 5-4 臨床知識の可視化・構造化・標準化／水流　聡子　186
- 5-5 体系的な医療の質・安全教育の実施に向けて／梶原　千里　194

付録1　QMS-Hモデル　204
付録2　診療PFCの例　206
索引　208

なぜQMSアプローチに取り組むのか

1-1 問題意識　p2

1-2 QMSがもたらす効果　p6

1-3 本書の対象読者と構成　p9

1-1

棟近　雅彦

問題意識

本項の内容

- QMSは，質のよい製品・サービスを組織的に提供し，さらに改善を行うための仕組みであり，どの病院にも存在する，必要不可欠なものである．
- 各病院は，厳しい経営環境を乗り越えて，安全で質の高い医療を着実に提供するための「管理技術」を必要として，QMSに着目した．
- 本項では，このQMSに各病院が取り組むきっかけとなった問題意識を紹介する．

　本書は，医療での質マネジメントシステム（Quality Management System：QMS）を研究する会，QMS-H研究会の成果を紹介することを目的としている．QMS-Hとは，「医療における質中心経営管理システム」（Quality centered Management System for Healthcare：QMS-H）という意味である（➡3章1節）．この研究会は，大学の研究者（大学メンバー）と病院の医療者（病院メンバー）から構成されていて，参加病院は10病院である．

　QMSという言葉を初めて聞く方々にとっては，これに取り組んだ病院にはどのような問題があったのか，なぜ取り組むようになったのか，そしてどのような効果があったのかを伝えたほうが，本書を読み進めようという気持ちになっていただけるだろう．そこでまず，QMSについて簡単に解説した後，各病院が有していた問題意識を紹介する．参加病院が感じていた問題は，特別なものではない．おそらく，読者の皆さんの病院でもよく起きていることである．

1. QMSとは何か

　QMSは，質のよい製品・サービスを組織的に提供し，さらに改善を行うための仕組み，仕事のやり方である．仕事のやり方であるから，それを決めた業務手順書，実際に仕事をする人，仕事で使う設備や物など，いろいろな経営資源がかかわってくる（➡2章）．

　なお，本書では「Quality」の訳語として，原則として「質」を用いる．「質」も「品質」もまったく同じ意味であるが，「品質」はハードウェア製品に関するものであるというイメージを与える場合があり，本書では医療というサービスを主題とするので，「質」を用いる．ただし，「高品質」のように「品」をとると意味が通らない場合や，「品質マニュアル」「品質保証体系図」のように技術用語として定着している場合は，「品質」という表現を用いることがある．

QMSという言葉を，初めて耳にした人も少なくないだろう．「QMSはうちの病院にはない」と思ったかもしれない．しかし，それは誤りである．言葉は聞いたことがないとしても，それはどの病院にも存在する．例えば，手順書はQMSの一部であるが，手順書が一つも存在しないという病院はないだろう．どの病院にもQMSはあり，また必要不可欠なものなのである．

もちろん，病院によってそのQMSが，しっかりと構築されているか，あるいは不具合がよく起こる信頼性の低いものであるか，といった違いはある．本書で取り上げる各事例は，「QMSをよりしっかりと構築しなければならない」と感じた病院の取り組みである．

2. QMSに取り組むことになったさまざまなきっかけ

なぜ本書で取り上げる病院は，QMSに取り組もうと思ったのだろうか？　表1.1.1に，各病院が取り組みを始めたときの問題意識，取り組みのきっかけを整理した．この表から，病院の問題意識として，次のような共通点が見えてくる．

まず，経営環境が年々厳しくなっている，という認識をもっているということである．医療はますます高度化・複雑化している．高齢化で患者数が増加するにもかかわらず，医療費の削減は進み，病院は忙しくなる一方である．医療安全に関しても，より一層高いレベルが求められるようになっている．経営の収支に関しては，もはや赤字が補填されるような支援が行われることはなく，個々の病院が自立的に生き残っていく必要がある．

各病院はこのような厳しい経営環境にあって，「何かをやっていかなければならない」という認識をもっていた．そこで，事故防止活動やQCサークルなどの継続的改善活動に，さらにそのための手段として考えられていたISO9001や病院機能評価などに取り組んでいた．しかし，「それなりの改善」は行っていたつもりなのだが，思ったように成果があがってこなかった．全員参加で組織的に改善に取り組みたいが，「われ関せず」という職員がいたり，モラルが低下したりしていた．

つまり，厳しい経営環境を乗り越えなければならないが，どうすればうまく乗り越えられるのかがわからなかった．安全で質の高い医療を着実に提供する方法，そして事故などの不具合を再発しないように改善する方法がわからなかった．

これらに対する1つの回答が，「管理技術」である．管理技術とは，製品やサービスに必要な「固有技術」を支援し，仕事を効果的・効率的に実施できるようにし，さらにさまざまな運営上の問題を解決していくうえで，有効な技術のことである．例えば自動車製造であれば，エンジンの機構，ブレーキの材質といった製品そのものの固有技術と，プレス，溶接，塗装といった製品を加工するうえでの固有技術があり，これらの固有技術が高くないと，自動車は製造できない．しかし，固有技術だけではうまく製造することはできない．固有技術を生かすための組織運営の方法，生産管理，質管理，原価管理などの仕組みなどが不可欠である．

医療もこれと同じである．まずは治療法，手術の手技，薬剤に関する知識・使用法などの固有技術が必須である．しかし固有技術を，組織内の人々がうまくコミュニケーションをとりながら，事故が起こらないように患者に提供していくためには，これらをうまくマネジメントするための仕組みが必要である．参加病院に足りなかったものは，まさにこの仕組みであり，この仕組みがQMSであった．

各病院が，「QMSで今抱えている問題を解決できる」と気づいたきっかけはさまざまである．詳細は4章をお読みいただきたいが，講演をたまたま聞いたり，たまたま読んだ本に書いてあった，といったことである．参加病院が偶然にもQMSを知ることができたように，本書を通じて他の病

表 1.1.1 各病院の問題意識・QMS に取り組んだきっかけ

病院	問題意識・取り組みのきっかけ
大久野病院 (慢性期療養型，158 床)	・事故防止を行いたかったが，やり方がわからなかった． ・インシデントレポートは集めるようになったものの，集めるだけにとどまっていた． ・職員からも，事故防止に取り組んでほしいとの声があがっていた．
飯塚病院 (急性期総合病院，1,116 床)	・事故防止をきちんとやりたかった． ・QC サークル活動は行っていたが，医師の参加が希薄であった． ・プロセスを改善したいと考えていたが，プロセスが見えなかった．また，改善活動は全員参加になっていなかった．
古賀総合病院 (急性期総合病院，363 床)	・ISO は 2002 年には取得済み．取得後 10 年経ったが，改善の成果がはっきり見えなかった． ・ISO9001 から，よりレベルアップすべきと感じていた．
城東中央病院 (急性期総合病院，233 床)	・ISO 認証取得済みだったが，コンサルタントに丸投げした短期間での取得であったため，形だけの QMS になってしまった． ・安全・安心な医療の提供，CS・ES の向上，効率化などを行いたいという問題意識はあるが，手段がなかった．
仙台医療センター (急性期総合病院，698 床)	・経営改善，機能評価受審，QC サークルなどは行っていたが，成果があがっていなかった． ・医師の参加が希薄であった． ・業務は複雑化し，標準化が十分にできていなかった． ・改善したいが「できない」現状があり，事故当事者になるかもしれない不安もあった．
前橋赤十字病院 (急性期総合病院，592 床)	・質・安全に対する患者の意識の高まり，透明性，説明責任などが重視されるようになってきた． ・重大医療事故を起こし，機能評価を返上した経験もした． ・医療の高度化・複雑化への対応，医療の組織的提供を行わないといけないと感じていた． ・多忙な職員を何とかしたいと思った．
武蔵野赤十字病院 (急性期総合病院，611 床)	・QC サークル，5S 活動はやっていたが，業務プロセスの整理整頓まで発展させる必要があると感じていた． ・日常業務の継続的改善の仕組みが必要と思っていた．
久喜総合病院 (急性期総合病院，300 床)	・経営危機にあった病院の再生に取り組んでいた． ・急性期ではあるものの，実質慢性期のようになっており，職員のモラルも低下していた． ・事故防止に取り組む必要があった．
埼玉病院 (急性期総合病院，350 床)	・新病棟建設後のモラルの低下の恐れがあった． ・非組織的な QC 活動，改善活動が行われていた． ・機能評価を受けていたが実効性はなかった．文書管理がなされていなかった．
川口市立医療センター (急性期総合病院，539 床)	・地方公営企業法規定の全部適用を受け，病院の独自性が強化されたが，企業並みの合理的かつ能率的病院運営が求められることになった． ・QC サークル活動はすでに行い，クオリティマネジメント室も設置していたが，実効性がなかった． ・ヒヤリ・ハットが生かされていなかった． ・病院機能評価は形骸化していた．

院にも QMS を知ってもらうことが，本書の目的でもある．

　表 1.1.1 で取り上げた問題は，各病院が QMS に取り組む前に，漠然と抱いていたものである．「これを達成したい」「これを解決したい」というように，問題点が明確にされていたわけではなかった．むしろ，組織がこのような活動に取り組む場合，ほとんどの場合その時点では，何を解決すればよいのかがわかっていないことが多い．わかっていれば，すでに取り組みは始まっているか，問題は解決しているのである．

　以上の意味では，表 1.1.1 の問題はやや漠然としていて，なかなか理解しづらいかもしれない．しかし，4 章の各病院の取り組み事例を読んでいただければ，各病院が有していた問題意識が何だったのかについて，理解することができるだろう．そして，ほとんどの病院が QMS の活動を進めることを通じて，「いったい何が問題なのか」「何をしなければいけないのか」がわかってきたということを，知ることができるだろう．

1-2

棟近　雅彦

QMSがもたらす効果

> **本項の内容**
> - QMSの最も重要な効果は，解決したい課題や目的を明確にして，その目的を達成することによって得られる．
> - 「QMSを導入する」とは，改善できる体制を整えることであり，この体制が整えば，改善効果は出やすい．
> - 本項では，QMSが各病院にもたらした効果・成果を紹介する．

　QMSにまだ取り組んでいない方々にとって最も興味のある点は，「いったいQMSによってどのような効果が得られるのか」ということかもしれない．QMS-H研究会の活動はまだ道半ばであり，十分な改善効果が得られたといったところまでは到達していないが，本項では参加病院におけるさまざまな成果を紹介したい．

1. 改善のための体制を整えることの重要性

　その前に，改善効果に関しては，いくつか頭に入れておくべきことがある．まず，QMSは，「何か効果があるだろう」と漠然と始めるものではなく，解決したい課題や目的を明確にして取り組むべきであって，その目的を達成することが最も重要な効果となる，ということである．何を目指して活動を行うかによって，得られる効果は異なるし，当然，組織によっても異なる．したがって，どのような効果が得られるかについて，一般的に述べることは難しいといえる．

　一般的に，経営の目標としては「QCD」が重視される．QはQuality(質)，CはCost(コスト)，DはDelivery(量・納期，タイミング)を指す．これらはいずれも改善の対象となるものであるが，質に関しては，効果が出るまでに時間がかかるのがふつうである．

　例えば，「動線を効率的にする」「在庫を減らす」「5Sで整理整頓する」といった主にDにかかわる改善は，比較的早く効果が得られ，それを目で見ることができる．ところが，「不良品を減らす」「事故を減らす」「顧客満足度を上げる」などは，時間を要することが多い．質のよい結果を出すためには，原因を明確にして，プロセスに対して手を打たなければならず，これが容易ではないからである．なかなか効果が見えないので，途中で投げ出してしまうことも少なくない．質の改善には，腰を据えた取り組みが必要となるゆえんである．

QMSを導入するということは，改善できる体制を整えることを意味する．十分な改善効果を出すためには，例えば作業標準を改善する対策をとった場合には，それが周知徹底され，皆が守り，元の作業標準にいつの間にか戻ってしまわないようにする必要がある．そのためには，それなりの体制が整っていなければならないことは，理解していただけるだろう．

　逆にいうと，このような改善のための体制さえ整えば，さまざまな課題に対して改善効果を出すことができる．つまり，単に結果の指標だけで改善が進んだかどうかを測るのは危険であり，改善のための組織風土はできているか，業務や改善を行うためのシステムは整備されているかといったことも，改善効果としては見ていく必要がある．

2. 参加病院で得られた効果・成果

　少し前置きが長くなったが，参加病院での改善効果を表 1.2.1 に示す．病院ごとの改善効果の詳細については，4章を参照していただきたい．前述したように，効果は多面的な見方をする必要があるので，この表では，改善のための組織風土，システム（仕組み），結果という3つの側面で分類した．なお表に記載されている内容は，あくまでも参加10病院のこれまでの成果であり，QMSで得られるすべての効果を分類したものではない．

　QMS-H 研究会では，業務をプロセスフローチャート（Process Flow Chart：PFC）で可視化・標準化することを重視している（→3章）．また，文書体系の整備も重要な活動と位置づけている．その意味では，システムに関する効果は，研究会が推奨するQMSの導入・推進ステップに従うこ

表 1.2.1　QMS-H 研究会参加病院での改善効果

効果の分類	効果
改善のための組織風土	・組織的改善活動の推進につながった． ・病院の方針に基づいた改善が行われるようになった． ・手順や手順書の重要性，そして手順書を守ることの重要性が理解されるようになった． ・業務を可視化・標準化するという意識が職員に浸透した． ・問題が起きた場合，手順書を見直すようになった． ・診療部門の協力が得られるようになった． ・全職種が参加する活動，とくに医師を巻き込む活動になった． ・PDCA サイクルを回すことが職員に定着した． ・トップが改善活動にコミットするようになった．
システム（仕組み）	・手順の標準化とマニュアルの整備が進んだ． ・病院としての正式な仕事の方法が定められた． ・院内の文書が整理された． ・内部監査により，問題点が明確にされるようになった． ・電子カルテにスムーズに移行できた． ・これまでの活動の何が問題であったかが見えてきた．
結果	・患者満足度が向上した． ・苦情・クレームが減少した． ・診療部門のインシデント報告数が増加し，記録記載も順守されるようになった． ・PDCA サイクルを回す活動が行われるようになった． ・方針管理によって経営課題が解決されるようになった． ・PFC を用いることで，新人教育の効率化が図れた．

とで，当然の成果として考えられることである．

　最も着目すべきは，「組織風土の変革」ができるということであろう．「可視化・標準化の重要性が理解される」「何か問題が起きた場合には手順書を見直す」といったことは，当たり前のことと思われるかもしれない．しかし，この当たり前のことを当たり前のように行うことが，きわめて難しい．それが可能となるような風土や文化が根づくことは，組織的改善を進めるにあたって，非常に大切なポイントとなる．

　工業界で成果を挙げた組織的改善活動（Total Quality Management：TQM）においては，「体質改善を行う」というスローガンが掲げられることが多かった．このスローガンは，「組織風土の変革」のことである．したがって，このような変化が現れるようになったことは，研究会としても大きな成果であると考えている．またTQMでは，「全員参加」（→2章3節）も合い言葉にしてきた．これは，職員すべてが参画しないと，質のよい製品，サービスはできないことを意味する．「多職種の活動になり，とくに医師を巻き込むことができるようになった」という風土の変革も，大きな成果である．

　QMS導入の成果については，現時点ではまだ明確に示すことはできない．例えば，「インシデントの半減」のような効果が期待されるかもしれないが，先に述べたように，質の改善には時間を要する．ただし，表中の「組織風土」「システム」に示した効果が生まれているので，継続的改善により，いずれ大きな効果に結びつくと考えている．実際，研究会発足初期から取り組んでいる病院では，顧客満足度のアンケートで，「やや満足」以上の割合が，4年間で43％から72％へ向上している．顧客満足度のアンケートを実際に行ったことがある人は知っていると思うが，顧客満足度は，改善をかなりやったつもりでも，それほど変化する数値ではない．30％の上昇は，相当な改善効果と考えてよいだろう．

1-3 本書の対象読者と構成

棟近　雅彦

> **本項の内容**
> - 本書が想定している読者は，①まだQMSをよく知らない病院幹部，②QMSを導入・推進してみようと考えた医療者，③QMSに取り組んでいる医療者，である．
> - 本書の主題は，QMSとは何か，なぜ取り組む必要があるのか，取り組むにはどうすればよいかについて，病院での実践事例を紹介することを通じて，明らかにすることである．

1. 本書の対象読者

　本書は，8年間にわたるQMS-H研究会の活動成果をまとめたものである．QMS-H研究会については3章1節で詳述するが，医療においてQMSアプローチをいかに実践していくかを研究し，実際に病院で検証を行うことが，主な活動となっている．
　本書で想定している読者は，次のような方々である．
①まだQMSをよく知らない病院幹部：質向上のためにはどの病院もQMSを構築する必要があるが，その必要性を，病院長をはじめとする管理者，医療安全管理者，推進担当候補者に伝えたい．
②QMSを導入・推進してみようと考えた医療者：QMSを導入・推進したいと考えた医療者に，具体的な進め方を紹介したい．
③QMSに取り組んでいる医療者：すでにQMSに取り組んでいる病院の職員に，より効率的・効果的に進めるための方法を紹介したい．

　本書の主題は，これらの想定読者に対して，QMSとは何か，なぜ取り組む必要があるのか，取り組むにはどうすればよいかについて，伝えることである．しかも理論ではなく，病院での実践事例を紹介することを通じて，どのようにすれば実践が可能かを理解していただきたいと考えている．
　QMSは，すべての病院に必要である．「あなたの病院は取り組んでいますか？」ではなく，「QMSではどんな工夫をしていますか？」と，QMSが当たり前になっている会話が行われるようになることを，私たちは期待している．そのような状況は，日本にある約9,000の病院すべてとはいわないが，おそらく1,000病院くらいがQMSを実践するようになれば，当たり前のようになるのではないかと考えている．QMS-H研究会としては，それくらい普及・促進したいという意気込みで，取り組んでいるところである．

2. 本書の構成

　本書の2章以下は，次の構成になっている．
　2章では，QMSアプローチとは何かについて，基本的な考え方を説明する．2章1節ではその意義を中心に述べ，2章2節でどんな活動要素があるかについて紹介する．これらは読み飛ばしていただいて，先に4章の事例から読み，QMSに関するイメージをもっていただいてもかまわない．
　2章3節では，医療者にあまり馴染みがないと思われる概念・用語を取り上げて解説した．QMSは，工業界を中心に発展してきたものであり，医療者にとっては聞き慣れない概念・用語が多い．これらは，医療で使われているような概念に置き換えて使うという方法もあるが，あえて置き換えなどは行わず，工業界で使われているそのままの形で説明してある．それは，このような概念・用語を新たに医療界に導入することが必要と考えているからである．医療における例も交えながら，なるべくわかりやすく解説することを心がけたので，事例を読んでいてわからない概念・用語が出てきたら，ぜひこの節を読んでいただきたい．
　3章は，QMS-H研究会が何を目指しているのか，どういう活動を行っているかについて説明する．QMS-H研究会の第一の課題は，医療におけるQMSの基礎となる形態，すなわちQMS-Hモデルの確立である．このモデルをどのようにつくるかは重要であるが，それができたとしても，医療機関ですぐに使いこなせるわけではなく，どのように組織に導入・推進していくかが，第二の課題となる．3章2節では，病院にQMSを導入・推進するためのステップ，および各ステップにおけるキーポイントを示している．
　4章は，本書の柱となる部分であり，QMS-H研究会参加病院が，QMS-Hを自分の病院に導入・推進してきた経緯，効果，課題等についてまとめている．新たにQMSを導入・推進した病院は，概ね3章2節で示した導入・推進のステップに沿って，記述している．一方，QMSの再構築に取り組んだ病院の場合は，再構築で行ったことを時系列的に記述している．
　4章の各事例には，病院でQMSを導入・推進していくうえでのさまざまな工夫が盛り込まれている．各病院メンバーには，実際に行ったことを中心に記述していただいたので，そのような工夫が明示的には読み取れないものもある．そこで，各事例のポイントについて，大学メンバーが解説を加えた．ぜひ事例と合わせて，この解説を読んでいただきたい．3章2節で述べた導入・推進ステップのキーポイントに対する理解が深まるとともに，これからQMSに取り組もうとしている病院の方々にとっては，大いに参考になるだろう．
　5章では，病院との共同研究を通じて開発したQMSで用いる手法・技法の解説と適用例を，大学メンバーが紹介している［なお5章と2章1節は，日本経営工学会「経営システム」誌 Vo.24, No.4(2014)の特集企画「医療機関における品質マネジメントの最前線」を再構成したものである］．これらの研究においては，実務での検証を強く意識して研究を進めている．紙面の都合で，開発したすべての成果は紹介できていないが，多くの成果は，3章1節で紹介する「医療の質マネジメント基礎講座」というセミナーにおいて教育を行っている．このセミナーには一般の方も参加できるので，自院での活用を考える方は，ぜひ参加していただきたい．

QMSとは何か
——その考え方・構成要素・重要な概念

2-1 医療への質マネジメントアプローチ　p12
2-2 QMSとその構成要素　p20
2-3 QMSにおける重要な概念　p25

2-1 医療への質マネジメントアプローチ

飯塚　悦功

本項の内容

- 高品質・高効率な業務は，①技術，②マネジメント，③人，④組織文化，によって支えられるが，最も直接的に貢献する要件は「技術」「マネジメント」である．
- 医療への質マネジメントの適用では，医療における固有技術の重要性を十分に認識しつつ，マネジメント（管理技術）に焦点を当てる必要がある．
- QMSは，質にかかわる日常のさまざまな活動を有機的に関連づけ，統括的に管理する仕組みである．
- 固有技術を十分に活用するためには，多くの人々が目的に向かって互いの役割を認識・協力できる枠組みが必要であり，これにはQMSが大きな役割を果たす．

1. 医療の質・安全への関心の高まり

「キュアリング・ヘルスケア(Curing health care)」，つまり「人の病を治療する医療(health care)を治療する(cure)」という皮肉な書名の本がある[1]．この本は，1987年秋から1988年の8カ月間にわたって，米国の21の病院が産業界の品質専門家の協力を得て質改善に取り組み，TQM(Total Quality Management)の有効性を実証した，医療の質にかかわる歴史的プロジェクトの報告書である．

日本の質マネジメントの専門家として，この本を心穏やかに読むことはできない．このプロジェクトは，質改善による日本の成功にならい，産業界の質改善の方法を病院に適用しようとしたものである．日本がバブル経済に浮かれる頃，米国は質による産業競争力強化においても医療への質マネジメントアプローチの適用においても，着々と努力を続けていたのである．

1999年1月，横浜市立大学附属病院において肺手術と心臓手術の患者を取り違えて手術するという事件が起きた．続いて同年2月，東京都立広尾病院で看護師が消毒液と血液凝固阻止剤を取り違えて静脈内に投与し，患者が死亡するという事件が起きた．これらの事件を契機に，わが国における医療事故の警察への届出が増加し，医療の質・安全についての社会的関心が高まった．

2001年4月には，厚生労働省に医療安全対策室が設置されるなど，医療の質・安全への社会ニーズに応える機運が巻き起こった．病院においても，医療の質・安全のためのさまざまな活動が展開され，また，質マネジメントの概念・方法論の適用に関する実践的研究も盛んになった．上述した

米国での成功にみるように，質概念やマネジメントの方法論の普及を通じて，工業製品のレベルを向上させた質マネジメントは，医療分野においても適用可能であり，大きな効果が得られるものと期待できるだろう．

しかしながら，産業界で効果的であった方法をそのままの形で適用することが有効であるかどうかには，一考の余地がある．それは，質を追求するという経営哲学が，医療界の運営理念にふさわしいかどうかに深くかかわっている．質にかかわる概念や方法論が，医療分野においても正しく解釈され，意図が理解されるかどうかにもかかっている．

また，医療はエネルギー，通信，交通・運輸などと同様に，社会が有していなければならない「社会技術」と位置づけられる．したがって，医療への質マネジメントの適用には，医療が社会技術であることを考慮しなければならない．すなわち，医療の質・安全は，医療提供組織の努力のみでは限界があり，すべての関係者の能力の結集が必要である．

2. 医療における質マネジメントアプローチの有効性 [2]

医療の質・安全のためには，さまざまなアプローチがありうる．その1つとしての質マネジメントアプローチには，どれほどの可能性があるのだろうか？ 米国では1980年代終わりに成功例があり，その後も同様の改善は続いている．わが国においても，患者中心医療，小集団活動などに取り組み，それなりに成功を収めている病院もある．こうした活動は，普遍的に有効であるといえるのだろうか？

質マネジメントには，「質に注目する」「システム（プロセス，資源）を対象とする」という普遍的

表 2.1.1　質マネジメントを進めるうえでの重要なポイント

ポイント	内容
経営への質の寄与	経営・管理において，質の確保が表面的な意味での経済性よりも重要であると認識する．
顧客志向	提供側の論理ではなく，価値を提供される側の評価が重視されるべきという考え方，すなわち「目的志向」の重要性を認識する．
仕事の質	どんな対象にも「質」を考える．とくに「仕事の質」という表現から，業務改善への道が開かれる．
マネジメントの概念	マネジメントが「目的を効率的かつ継続的に達成するためのすべての活動」と理解する．マネジメントにより，「監視」「統制」などとは異なる価値観で，合理的に目的を達成できる．
PDCAサイクル	P(Plan)，D(Do)，C(Check)，A(Act) というサイクルを回すことにより，マネジメントのレベル向上を図る．
事実に基づく管理	あらゆる場面において，事実に基づくことの重要性を認識する．
プロセス管理	「よい結果を得るためにプロセスを管理する」という考え方を身につけ，プロセス改善に取り組む．
人間重視	質の維持・向上には人間が最も重要である．人の強さ・弱さを理解し，人を尊重したマネジメントシステムを構築することの重要性を認識する．
全員参加による改善	組織を構成する全員が参画し改善することの重要性・有効性を認識する．
問題解決	科学的問題解決法により，多様な問題を自ら解決し，改善を進める．

な強みがある．質は根元的である．質はコスト，納期・量，安全，環境などあらゆる特性に影響を与える．コストや納期の問題に見えても，その根本原因は多くの場合，質にある．

質の意味を広く理解すれば，あらゆる質的問題は，質マネジメントの方法論を用いて管理対象とすることができる．システム（プロセス，資源）に注目するのは，よい結果を得ようとするときに，結果を生み出す要因系に焦点を当てるという意味にほかならず，これは効果的・効率的なマネジメントの普遍的原理である．

以上から，適切に適用すれば，質マネジメントのアプローチは医療にも有効であると判断することができる．とくに重要であるのは，表2.1.1に示す側面である．

3. 高品質で安全な医療提供システムの原則

1) 優れた業務システムの要件

本項では，医療分野に質マネジメントの思想・方法論を効果的に適用するための方法について考える．まず一般論として，顧客・社会に対する価値の提供において，何が要件となるかについて考察する．

高品質・高効率業務は，①技術，②マネジメント，③人，④組織文化，によって支えられる．

「技術」とは，「目的達成に必要な，再現可能な方法論」という意味である．望ましい結果を得るためには，当該分野に固有の技術（＝再利用可能な方法論）が確立している必要がある．医療の質・安全のためには，質・安全を確保するための固有の知識・技術・方法が確立されていなければならない．

「マネジメント」とは，「固有技術を活用して，目的を効率的かつ継続的に達成する方法論」という意味である．目的を達成するために，技術的に何を行えばよいかがわかっていても，そのとおりに実行できるとは限らない．日常の業務のなかで，それを自然に実行できる手順，すなわち科学，技術，理論を基礎とした実施可能な実施手順を確立することが必要である．

「人」とは，「確立した技術とそれを生かすマネジメントの方法に則って業務を遂行する人々」という意味である．実施する人に能力（知識・技術，技能）があっても意欲がなければ，期待したとおりに実行されることはなく，望ましい結果も得られない．そのためには，知識・技術の教育，技能の訓練が必要であり，手順の根拠・理由・意義の理解を促す必要がある．さらに，手順類の策定・改訂への参画，改善提案といった，組織運営への主体的な参加を促す仕組みも必要である．

「組織文化」とは，「技術やマネジメントを支え，人の思考・行動様式を左右する，組織の風土・文化・価値観」を意味する．すべての業務は，「技術」「マネジメント」「人」という3つの要素だけでは規定されない．質の高い業務を日常的に遂行していくうえでは，重要性の見極めにかかわる価値観，すなわち，組織を構成する人々の言動を律する組織の体質・文化・風土などの組織基盤が重要となる．そのためには，その組織の理念（あるいは企業風土，よき伝統，DNA，家訓の浸透など）の醸成が必要である．

2) 技術とマネジメント

上記に示した4つの側面のうち，最も直接的に質・安全に貢献する要件は，「技術」と「マネジメント」である．

まず技術は，製品・サービスにおける「固有技術」のことである．医療においては，「どのような

疾患がありうるか」「そのとき患者はどのような状態になりうるか」「それぞれの状態においてどのような状態変化が起こりうるか」「望ましい状態に誘導するにはどのような医療介入がよいか」ということに関する知識を有していなければ，適切な医療は提供できない．さらに，こうした状態把握や医療介入に関する技術を保有していることが必要である．

　次に，こうした技術を組織で活用していくための「マネジメント」が必要である．高い技術を有していても，それが特定個人だけのものであれば，組織全体として活用することはできない．また，組織として保有していても，必要時に適切に活用できる仕組みを構築しておかなければ，その知識・技術は役に立たない．マネジメントとはこの意味で，製品・サービスにおける「固有技術」を使って目的を達成するための，再現可能な「管理技術」ということもできる．

　それでは，以上2つの要件，すなわち「固有技術」「管理技術」のうち，どちらが重要なのだろうか？　これはやはり「固有技術である」と答えざるをえない．このことは例えば，「マネジメントシステムのレベルは，実装されている固有技術のレベル以上にはなりえない」ことからも理解できる．

　しかしながら，管理技術の重要性も忘れてはならない．管理技術とは，「固有技術を生かすための技術」である．あるいは，「原理的によい結果をもたらす方法論をいつでも成功裡に実施する方法」「同じ失敗を繰り返さないための技術」と言い換えることもできる．つまり，固有技術だけが確立していても，その技術によって常に品質のよい製品・サービスを再現できるとは限らないのである．

　その1つの重大な例が，「失敗の再発」である．固有技術が確立していれば，一度は成功できる．しかし，成功できるその方法を再現し続けなければ，継続的に成功することはできない．失敗したことと本質的に同じ原因に由来する技術的失敗をしないためには，周到な業務システムの設計が必要である．

　管理技術によって実現しようとするものは，こうした組織運営である．医療への質マネジメント適用の1つの重要な点は，医療の質・安全のために，固有技術の重要性を十分に認識しつつ，管理技術に焦点を当てることである．

3）固有技術の可視化・構造化・標準化

　質・安全のための要件のうち，最も直接的に質・安全に貢献するのは「技術」である．質マネジメントの歴史を振り返ると，製造業以外への質マネジメントの適用は，必ずしも円滑には進まなかった．その理由は，固有技術の可視化・構造化・体系化のレベルが低かったことにある．

　質のよい製品・サービスを効率的に生み出すには，まずはその製品・サービスにかかわる広範な固有技術が必須である．これらの固有技術は可視化され，形式知として美しい構造で体系的に記述されていなければ，せっかくのマネジメントシステムも，中身のない骨組みに過ぎない．これが，役に立たないISO9001の典型である．

　製造業において質マネジメントが大成功を収めた理由は，例えば不良低減において，要因の候補として列挙した特性や条件が，技術的にみて的を外すことが少なかったからである．自動車工学や金属材料学など，その分野の技術・知識が体系的に整理されているからこそ，未知と思われる現象についても，その発生メカニズムをほぼ正しく想定することができる．要素となる技術がある程度確立しているからこそ，質マネジメントなどの管理技術が有効に機能するわけである．

　したがって，医療の質・安全の向上を効果的に進めるには，診療の質・安全の確保に必要な知識体系，技術基盤の構築が必須である．例えば，医療において価値を生み出すプロセスを特定し，その入力・出力関係を記述し，考慮すべき特性とその要因の関係を技術・知識として蓄積していくことが必要である．さらに，確立している技術・知識を医療提供者が間違いなく活用できるための技

術・方法論も重要である．とくに医療の質・安全保証という視点では，この側面が重要である．

こうした考察を経て明らかになるのは，医療分野にふさわしい構造での「知の体系化」の重要性である．医療においては，患者状態に応じた適切な医療介入によって，患者の病態を改善することが期待されているので，これに適した構造での知識体系が必要である．患者状態適応型パスシステム（PCAPS）[3]（➡ 5 章 4 節）は，この思想に基づく臨床知識の構造化手法の 1 つといえる．

安全についても，病院の業務プロセスの特徴・性質に固有のリスク，それらリスクが現実化するメカニズム，さらにそれらリスクの回避・軽減策にかかわる知識体系を構築することによって，安全を脅かす状況を予測的に評価し，防止することができるようになる．

4) QMS（質マネジメントシステム）[4]

質マネジメントを運営するためには，そのためのシステムが必要である．これを質マネジメントシステム（QMS）と呼ぶ．

QMS は，質にかかわる日常のさまざまな活動を有機的に関連づけ，統括的に管理する仕組みである．QMS は，質に関する方針および目標を定め，その目標を達成するためのマネジメントシステムであり，プロセスと資源（人，モノ，金，情報）から構成される．

QMS のもとで，複数の人間・部門が協力して経営目標を達成するために，プロセスや資源の質管理等を行う．質・安全保証のために，各部門が各段階で，さまざまな業務を実施する必要があるが，これらの活動の相互関係を表した図を，品質保証体系図という．医療機関でのすべての業務の体系を示した品質保証体系図によって，個々のプロセスが QMS 全体のどこに位置づけられ，他のプロセスとどのように連結・関連しているかを理解できるようになる．

QMS 構築の目的は，顧客満足（患者満足），すなわち安全・良質な医療の提供にある．その目的を達成するためには，医療に固有の知識・技術とともに，これらの知識・技術を生かすためのシステムとしての業務手順，さらにその手順に従って働く人，あるいは利用する設備・機器類などの資源が必要である．

業務手順は，業務目的の達成に必要な知識・技術を，誰が，いつ，どのような形で適用するかを規定し，目的達成に必要な合理的手段を組織的に活用する基盤となる．経営資源としての人は重要であり，その質を高めるために，どのような能力を有すべきかを考察したうえで，教育・訓練，人材開発，意欲喚起のための仕掛けがつくられる．

固有技術を十分に活用するためには，多くの人々が目的に向かって，お互いの役割を認識し，協力していけるような枠組みが必要で，この意味でも QMS が大きな役割を果たす．工業における経験では，失敗・手戻り（作業手順の誤り）の 90％以上は，固有技術があるにもかかわらず QMS の成熟度の低さが要因となって発生している．固有技術と同様に管理技術についても，医療にふさわしいマネジメントのモデルとして QMS のモデルが必要であることを，関係者は共有すべきである．

4. 社会技術としての医療[5]

医療への質マネジメントアプローチの重要な要素として，医療が社会技術であるという認識がある．社会技術とは，社会が全体として保有していなければならない技術（＝目的達成のための再現可能な方法論）という意味である．

医療は，医療提供者側に高い見識，一流の技術，優れたマネジメント，そして優秀な人々がそろっていれば，十分というわけではない．医療機器や医薬品などの関連業界，法体系・政治・行政など

の社会制度，患者・地域社会などのサービス受益者のレベル・価値観のいずれもが優れていなければ，適切な医療サービスは提供されない．その意味で医療のレベルは，その社会のレベルを反映しているといえる．

健全な医療のための社会技術は，以下のような形態で実現されると考えられる．

① 社会常識
- 取り組みの原則：医療の質・安全への取り組みの原則に関する共通認識
- BOK（body of knowledge：知識体系）の基本モデル：BOK の基本構造モデルに関する共通認識

② 知識基盤
- BOK の確立：BOK の構築，専門家の合意形成
- 知識適用可能性（availability）：知識の普及啓発インフラ，コンサルティング，交流の場
- 新知識獲得：新たな知見の獲得方法，知識コンテンツのレベルアップ

③ 実践適用
- 医療機関における BOK の内容の実装，適用
- 医療機関における適用レベルの改善

これらの社会技術が，「技術」および「マネジメント」の視点からみて，どのような形態で保有されることになるかを整理したものが，表 2.1.2 である．以下ではこの表の内容について，少し補足する．

表 2.1.2 医療における社会技術の形態

社会技術の形態	質・安全のために	技術（臨床知識・技術・技能，安全技術・技能）	マネジメント（医療の質・安全のための組織運営）
社会常識	原理・原則，基本モデルに関する共通認識	臨床プロセス基本モデル 医療安全にかかわる原則	医療の質・安全への取り組みの原則 質マネジメントの原則
知識基盤	BOK の構造と知識コンテンツ	臨床知識の構造モデル 臨床知識コンテンツ 臨床業務フロー 医療安全技術コンテンツ	医療質マネジメントシステムモデル 医療安全マネジメントシステムモデル 病院業務プロセスモデル 導入・推進モデル
	適用可能性 アクセス可能性	臨床コンテンツ配信 臨床知識適用のためのソフトウェアアプリケーション提供	Web，書籍，研修，研究会 コンサルティング
	新知識獲得方法 知識コンテンツ向上	新知見の可視化 分析，知識化	新知見の可視化 分析，知識化
実践適用	医療機関適用 社会・地域適用 組織適用法改善	病院における臨床知識の適用・運用 地域適用，連携 適用にかかわる方法論の改善 臨床知識コンテンツ改善へのフィードバック	医療マネジメントシステムモデルの病院適用・運用 地域，国レベルでの適用 適用にかかわる方法論の改善 医療マネジメントモデル改善へのフィードバック

1）社会常識

「社会常識」とは，質マネジメントの基本的な考え方が社会の常識になり，加えて以下に示すような医療の質・安全への取り組みの原則が，医療における常識的な原則・行動原理とみなされる状況を作り出すことを意味している．

- 原則1　患者本位：医療提供側の価値観重視から，患者中心の医療へ
- 原則2　ヒューマンファクター：人を責めることから，人の弱さの理解と支援へ
- 原則3　システム志向：個人の献身と悔悟から，システムによる保証と改善へ
- 原則4　全員参加：専門家の一人相撲から，全員参加の取り組みへ
- 原則5　失敗の研究：過去の責任の追及から，将来に向けた教訓の獲得へ

さらには，医療の質・安全保証のために必要な，技術やマネジメントにかかわる知識基盤の基本となるモデルが，社会で共有され常識化することも意味している．例えば臨床プロセスならば，患者の状態（病態）に応じて適切に医療介入をすることによって，患者状態の改善を図る「状態適応型介入プロセス」でモデル化することである．

2）知識基盤

「知識基盤」とは，これらの原則に則したモデルに従って，この分野に必要な知識基盤が確立され，関係者がそれらの知識を適用できる状況を意味する．

第一は，医療の質や安全にかかわる知識体系の確立である．臨床にかかわる専門的知識・技術・技能の体系を，医療プロセスにふさわしい構造で可視化することが必要である．また，医療安全のためには，医療プロセスに内在するリスクのモデル，対応策にかかわる知識などの構造的可視化が必要である．これらの技術・知識を活用したうえで，医療の質と安全を確保するための組織的運営に関する優れたシステムモデル，標準的手順，ノウハウなどの社会的知識基盤を確立する必要がある．

第二は，質・安全にかかわる知識獲得方法の確立である．事例，経験，事故から，医療の質・安全にかかわる本質知を抽出するための分析方法の確立とその社会的共有が望まれる．

第三は，これらの知識の普及・啓発のインフラ，メカニズム，交流の場の提供である．

3）実践適用

「実践適用」とは，各医療機関において，これらの知識を踏まえた良質かつ安全な医療業務運営システムを構築・運用・改善することを意味している．個々の医療機関のみならず，地域や国レベルでの適用も期待される．さらに，知識基盤の改善・レベルアップに，医療機関，さらには社会が積極的に参画する構図も実現する必要がある．

医療への質マネジメントアプローチにおいては，このような医療社会システムの構築も視野に入れた取り組みが必要である．

5. 医療の質・安全は誰が実現するのか？

良質かつ安全な社会の構築の責任は誰にあるのだろうか？　質重視社会は顧客がつくる．安全な社会は社会・市民がつくる．どんな分野でもそうだが，すべての改革は世論が起点となる．安全文化の醸成にしても，良質かつ安全社会へのインセンティブ設計にしても，結局は市民を変えなけれ

ば，社会は変わらない．

　それでは，世論醸成へのオピニオンリーダーはどのようにして生まれ育つのだろうか？　その1つの方法が，良質かつ安全な社会をつくるための正しい世論や価値観を形成するために，「医療質安全学」という学を確立することであろう．医療の質・安全にかかわる「知の体系」が共有され，見識ある人々が組織化され，いずれは時代を変えていくだろう．これこそが，健全な医療社会システム構築への質マネジメントアプローチである．

文献
1) バーウィック DM, ゴッドフリィ AB, ロスナー J 著，上原鳴夫監訳：キュアリング・ヘルスケア；新しい医療システムへの挑戦．中山書店，2002．
2) 飯塚悦功，棟近雅彦：医療質・安全学の構築に向けて．品質 36(2)：152-159，2006．
3) 飯塚悦功，水流聡子，棟近雅彦監修：医療の質安全保証に向けた臨床知識の構造化(1〜4)．日本規格協会，2010〜2013．
4) 飯塚悦功，棟近雅彦，上原鳴夫監修：医療の質マネジメントシステム；医療機関必携　質向上につながる ISO 導入ガイド．日本規格協会，2006．
5) 飯塚悦功：社会技術としての医療の質・安全．品質 (42)3：305-313，2012．

2-2 QMSとその構成要素

棟近　雅彦

本項の内容

- QMSとは，質のよい製品・サービスを提供するための仕事のやり方である．
- QMS活動には，①標準に従って仕事を行うこと，②不備があれば改善していくこと，という2つの側面がある．
- QMS活動の成功には，病院トップが「自らやる」「目標を示す」「重点を絞る」というリーダーシップの発揮が不可欠である．

1. よい仕事のやり方と悪い仕事のやり方

　QMS（質マネジメントシステム）とは，質のよい製品・サービスを提供するための仕事のやり方である．読者の皆さんのなかには，QMSという言葉を初めて聞いて，「QMSはうちの病院にはない」と思った人もいるかもしれない．しかし，そんなことはない．どの病院にも，QMSは必ずある．あなたの病院内に手順書はないだろうか？　「まったくない」という病院はないだろう．例えば与薬手順書は，安全に間違いなく与薬する（＝質のよい製品・サービスを提供する）ために決められた手順である．この手順書は，QMSの一要素である．

　手順書だけがQMSではないが，手順書が存在するということは，「QMSがある」ことを示している．もちろん，それが内容として十分なものであるか，そうでないかの違いはあるかもしれないが，どの病院であっても「なくてはならないもの」である．

　QMSについて，もう少し理解を深めるために，例として内服薬を入院患者に与薬する仕事を取り上げよう．A病院でのこの仕事の手順は，次のようになっている．

> ＜A病院の内服薬の与薬手順＞
> 　薬局から，処方箋のコピーとともに，薬袋に入った内服薬が病棟に上がってくる．病棟の看護師は，薬袋に入った内服薬を取り出し，処方箋のコピーと突き合わせながら，内服薬が正しいか，数が合っているかを1種類ずつ数えながら確認する．正しければ，薬袋にすべて戻し，与薬の時間が来たら，薬袋から1回分の内服薬を取り出して，患者に手渡す．なお，定期処方の内服薬は，1週間分がまとめて病棟に上がってくる．

A病院では，この仕事のやり方に従って，内服薬を患者に与薬している．患者であるXさんは錠剤3種類，散剤2種類が処方されており，毎食後に5種類の内服薬を服薬することになっていた．病棟の看護師は，食後に薬袋から錠剤3種類，散剤2種類を取り出し，Xさんに与薬していた．

　処方から1週間が経ち，その日の夕食後が，この処方での最後の与薬であった．病棟の看護師は，いつものように薬袋から錠剤3種類，散剤2種類を取り出そうとしたが，散剤は2種類あったものの，錠剤が2種類しか残っていないことに気づいた．

　なぜ，錠剤が不足しているのだろうか？　薬局から上がってきた時にすでに不足していて，最初の数の確認時に数え間違えたのかもしれない．あるいは，1週間のうちのどこかで，錠剤を余分に与薬してしまったのかもしれない．いや，準備している時に気づかないうちに1個落としてしまったのかもしれない．いろいろな可能性が考えられるが，おそらくどれが起きたのかが判明することはないだろう．

　一方，B病院では内服の手順は，以下のようになっている．

＜B病院の内服薬の与薬手順＞
　薬局から，処方箋のコピーとともに薬袋に入った内服薬が病棟に上がってくる．病棟の看護師は，薬袋に入った内服薬を取り出し，処方箋のコピーと突き合わせながら，与薬カートの引き出しに1回分ずつセットする．与薬の時間が来たら，与薬カートから内服薬を取り出し，患者に手渡す．なお，定期処方の内服薬は，1週間分がまとめて病棟に上がってくる．

　B病院では，薬局から上がってきた内服薬の数が合わないことが，月に1回ぐらいあるが，与薬カートにセットする時に，過不足に気づくことができる．また，服薬忘れがないかを確認するために，食事終了後に内服薬の配薬担当でない看護師が，すべての与薬カートの引き出しを開けて，薬が残っていないかを確認することにしている．配薬忘れは月に2回ぐらい発生しているが，配薬忘れを確認する看護師がすぐに対応しているので，実際の服薬忘れはほとんど起きていない．

　これらの与薬手順の目的は，患者に正しい薬を，正しい量，正しい時間に服薬させることであり，A病院でもB病院でも同じである．この2つの例でわかるように，薬の数え間違え，配薬忘れ，過剰投与などのミスを起こさないようにするためには，B病院の与薬手順のほうが，よいやり方である．つまり，目的は同じであっても，よいやり方と悪いやり方があるということである．

　内服薬の与薬は，病院で行っているごく一部の業務に過ぎない．病院では，多くの業務に対して，質のよい医療が適用できるように，なるべくよい仕事のやり方を決めて，それに従って業務を行う必要がある．このような仕事のやり方を定めたものが，病院におけるQMSである．QMS(Quality centered Management System)における「システム」とは，「仕事のやり方」という意味である．

　QMSには，大きく分けて2つの活動がある．第一の活動は，最初になるべくよい仕事のやり方を定めて，それに従って業務を行っていくことである．どの病院でも，なるべくよい仕事のやり方にしようと思うのであるが，A病院の例のように，不具合が起きてしまうかもしれない．

　第二の活動は，不具合が起きたならば，それが再発しないよう，よりよい仕事のやり方に変えていくこと，すなわち改善することである．手順書はあるものの，第二の活動を行っていない場合は，不備があるままで仕事を続けていることになる．

　A病院もB病院のやり方を取り入れていくことができれば，改善されることになる．しかし，B病院のやり方も完璧ではない．より高いレベルの質・安全を求めるには，さらに今の方法を改善すること，すなわち継続的改善が重要となる．

2. QMSの要素

1) 仕事のやり方を構成する要素

　質のよい医療が提供できるように仕事のやり方を定め，それに従って業務を行っていくこと，そして不備があればそのやり方を改善していくことが，「QMSを運用する」という意味である．では，「質のよい医療が提供できるように仕事のやり方を定める」とは，どのようにすればよいのか？何が決まれば，仕事のやり方が決まるのか？　ここでは，仕事のやり方を構成する要素を挙げてみる．

　業務のやり方を定めた代表的なものに，作業標準，業務手順，業務規定，マニュアルなどがある．与薬実施手順書，処方箋監査マニュアル，院内感染対応標準などは，QMSの要素である．治療の標準的な方法を定めたパスが近年多用されているが，これも標準の一種であり，QMSの要素である．

　これらの業務では，人が作業を実施するだけでなく，道具，器具，設備，施設などが用いられる．これらもまた，QMSの構成要素である．医療では，輸液ポンプ，人工呼吸器，ストレッチャー，与薬カート，自動検査装置などがあり，こうした機器の状態が業務の質に影響する．つまり，設備管理や精度管理は，QMSの活動要素である．

　実際に仕事をするのは「人」である．誰がその仕事をするのかも決めておかなければならない．組織で仕事をする場合には，個人名ではなく，「この部門のこういう役割の人」という形で指定する．例えば，持参薬の鑑査は薬剤師が行う，医師からの指示受けは病棟看護師チームのリーダーナースが行う，といったことである．つまり，「業務のやり方を決める」とは，どのような部門をもち，各部門はどのような業務を行うかを決めることである．すなわち組織構造，および責任と権限を決める必要があるということであり，これもQMSの要素となる．

　人に関しては，もうひとつ重要な要素がある．仕事を行っていくためには，技能や能力が必要である．それを身につけさせるには，教育が必要である．必要な教育を体系的に行う仕組みも，QMSの重要な要素である．

　このように，仕事のやり方を定めるということは，「何を使って，どのような教育を受けたどの部門の人が，どのような手順によって仕事を行うのか」ということを決めることである．これらを適切に定めることが，QMSの構築である．

2) 改善に関する要素

　すでに述べたように，QMSには「仕事のやり方を改善していく」という機能も必要である．つまり，QMS自体を改善する仕組みも，QMSのなかに備わっていなければならない．B病院のように仕事のやり方を定めても，不備がありうる．言い換えれば，どのような仕事のやり方でも完璧という場合はなく，常に改善していく必要がある．

　現在，ほぼすべての病院でインシデントレポートを収集・分析し，改善に生かしている．このような仕組みは，インシデントレポートシステムと呼ばれる．このシステムは，QMSに組み込むべき，改善のための典型的な要素である．

　内部監査とは，ある部門の仕事のやり方を，他の部門の人が監査員となって，問題がないかを確認する活動である（➡2章3節「7. 内部監査」）．また，マネジメントレビューとは，経営陣がQMSの運用状況などを確認する活動である．これらは，QMSを運用する組織において，改善の機会を見つけるために，通常行われる活動である．

　病院で行われている委員会活動もまた，改善のための重要な活動である．組織で起こる問題は，

ある部門だけで解決できるものもあるが，部門間で連携しなければ解決できないものもある．例えば与薬プロセスは，医師の処方に始まり，薬剤師による調剤・準備，病棟への搬送，看護師による準備・施行といったように，複数の部門にまたがって実施される．ここで，部門間のコミュニケーションミスによるインシデントが起こったとすれば，単独の部門で分析して対策を実施するだけでは，解決することができない．この問題を検討するためには，複数の部門からなる会議体を構成しなければならない．そのような会議体の代表的なものが，病院における委員会である．

ほかにも改善のための活動形態は，さまざまなものがありうる．ここでは代表的なものとして，インシデントレポートシステム，内部監査，マネジメントレビュー，委員会を挙げたが，このような改善のための仕組みをつくることも，QMSの構築のなかに含まれる．

3. トップのリーダーシップ

以上の説明により，「QMSとは何か」について，概ね理解いただけたのではないかと思う．では，QMS活動が成功するためのポイントは何か？　それは，トップのリーダーシップである．

すでに述べたように，QMS活動は，標準に従って仕事を行うことと，不備があれば改善していくという2つの活動からなる．ただし，実は後者の改善活動は，行わなくても「過ごしていける」性質のものである．

業務には，本来の業務とそれを改善するための業務とがある．医師が診察すること，看護師がバイタルサインをみること，検査技師が検体を測定すること，医事課員は会計することなどが，本来の業務である．これらの業務は，放っておいても行われる．つまり，もし誰かが業務を怠れば，一連の業務は滞り，その業務が行われなかったことはすぐに明らかになり，誰かが注意したり，リカバリーを行うだろう．ところが，業務を改善するための業務は，それを行わなくてもあえて文句を言う人がいなければ，とりあえずは「過ごしていく」ことができるのである．

例えば，ある病棟の看護師チームのチームリーダーが，「先日起きたインシデントについて，夕方分析会をやるから，みんな残ってください」と，朝礼の際に伝えたとする．ところが，その日は緊急入院が多く，残業して業務をこなす状態になってしまった．そこでチームリーダーは，「今日は大変だったから，予定していたインシデントの分析会は明日にしよう」と伝えた．明日に延ばしても，業務にとくに支障があるわけではない．インシデントが起きた仕事の手順は改善されないままであるが，それが明日の仕事を妨げることはない．

今日やらなくてもよいということは，明日もやらなくてよいということである．最終的には，改善されない業務が継続されることで，本来の業務が破綻する，または最悪の場合には顧客，すなわち患者が誰も来なくなり，病院としての意義がなくなることになるのだが，普段の忙しい日常においては，そのことに考えが及ぶ人はそうはいない．つまり，改善を進めるには，何らかの推進力が必要なのである．

その推進力として最も重要であるのが，病院トップのリーダーシップである．トップが質の向上を重要と考え，自らがQMS活動に積極的に関与することである．改善は行わなくても済むことだから，ある意味余計な仕事かもしれない．だから，トップがそれを重要と思わなければ，その下の人たちは，誰も行おうとしないだろう．

QMS活動を始めてしばらくは，目新しさもあって，順調に進むかもしれない．しかし一定期間が経つと，改善への意欲は下がってくる．これは自然な流れである．「マンネリ化した」といった表現が使われることもある．こういう時こそトップが，QMS活動による達成目標を示すことが重

要になる．「将来，この病院はこうなる」というビジョンをもち，「それを達成するための3～5年で何をやるか」という中長期計画を展開し，それを達成するために「この年度で何をやるべきか」という方針を明確にする必要がある（➡ 2章3節「日常管理，方針管理，機能別管理」）．目標がなければ，モチベーションが下がるのは当然である．

　改善すべき課題はたくさんある．そのすべてを一挙に解決することはできないので，重点を絞って改善していかなければならない．何が重点かを決めるのは，トップの責任である．「QMSは仕事のやり方である」と説明してきたが，よい仕事のやり方をつくっていくことができるかどうかは，トップのリーダーシップにかかっており，何よりも充実させなければならないQMSの基盤要素といえる．

　「自らやる」「目標を示す」「重点を絞る」——QMS活動を継続するには，これらを行うトップのリーダーシップが不可欠である．

2-3

棟近 雅彦

QMSにおける重要な概念

> **本項の内容**
> - 本書を読むにあたって，おさえておくべき重要な概念を解説する．
> - これらの概念は，QMS活動を進める際にキーとなる概念や手法・技法である．
> - QMSの導入教育において，教育内容に含めるべき事項でもある．

　本項では，本書を読むにあたって知っておくべき重要な概念を解説する．これらの概念は，実際にQMS活動を進める際にもキーとなる概念や手法・技法などである．QMSの導入教育においては，教育内容に含めるべき事項でもある．

　なお本書では，取り上げる概念の数と解説は必要最小限にとどめている．さらに詳細を学びたい場合は，「医療の質用語事典」[1]を参照していただきたい．

1. 標準化

　「標準化」をする対象には，もの，作業，仕組み，技術，測定など，さまざまなものがある．標準とは，統一や単純化を図って関係者に便宜が得られるように，これらの対象に対する取り決めを定めたものである．このなかで，要求品質をできるだけ効率的に実現するための作業およびその手順を文書化したものが，作業標準書である．標準化とは，こういった標準を組織的に設定し，活用することである．

　標準や標準化に関して論じ始めれば，1冊のテキストが書けるほどである．ここでは，本書を読み進めるにあたって理解しておいたほうがよい2つのポイントについて説明しておく．

1) 標準は改善の基盤である

　第一のポイントは，「標準は改善の基盤であり，標準化が行われていないと改善は進まない」ということである．

　標準は，改善の出発点(着実に改めていく対象)という役割と，改善結果を反映させ維持するという役割をもっている．改善の基本は，今あるものをよくすることである．「今あるものはどれですか？」と聞かれたときに，存在しなかったり，人によって認識がバラバラであれば，何を改善すればよいのかがはっきりせず，当然改善は進まない．「今ある標準が完璧か，完璧でないか」は問

題ではない．決まっていれば，それが改善の対象となるのである．しかもそれが可視化されていれば，「ここはよい，ここは悪い」という検討を複数の人で行うことができる．

　改善により対策が標準に取り入れられ，新しい標準ができたとする．新しい標準ができただけでは効果は出ない．肝心なことは，新しい標準を職員に周知徹底して，実施してもらうことである．対策案を考えるよりも，この周知徹底のほうが難しい．新しい標準に全員が従えば改善効果は期待できるが，標準の改訂管理ができていない，あるいは新しい標準を教育・訓練して周知徹底することができていないと，いつのまにか元のやり方に戻ってしまう．このように標準は，改善結果を反映・維持するという重要な役割ももっている．

2) 標準化は画一化ではない

　第二のポイントは，「標準化とは画一化ではなく，患者の特性などによって最適と考えられるパターンを複数もっておくこと」ということである．

　何でも統一するというのが，標準化ではない．例えば，診療科ごとに患者の状態は異なるのであれば，診療科ごとに種々の手順は変えたほうがよいかもしれない．もし臨床的・技術的に考えて，変えたほうがよいと判断できるならば，変えるべきである．明確に根拠があるならば，変えなければならない．

　ただし，変えることによってデメリットも生まれることは，知っておくべきである．例えば，標準が異なれば遵守違反に気づきにくくなる．あるいは，指示方法がさまざまであれば，効率が悪くなったり，危険を招く場合もある．こうしたデメリットが生じるものの，それでも変えたほうがよいという根拠があれば，変えるべきである．ただしその根拠は，趣味や好みであってはならない．

　いくつかのパターンがあるならば，パターンごとに最適な方法を決める．これが標準化である．このパターンがなるべく少ない数で整理できれば，より効率化が図れることになる．

2. PDCAサイクル，管理指標

1) PDCAサイクル

　「PDCAサイクル」は管理サイクルとも呼ばれ，Plan(計画)，Do(実施)，Check(確認)，Act(処置)を繰り返し行って，目的を効果的に効率よく達成するための，マネジメント(管理)の基本的方法である．改善を行う場合にも，「PDCAサイクルを回す」という言い方を用いることがある．

　英語のmanagementとcontrolは，いずれも日本語にすると「管理」と訳されるが，controlは統制，監視といった意味であり，「PDCAサイクルを回す」という意味はない．したがって，いわゆる管理職が行う管理は，managementという英語がふさわしい．

　Planには，いろいろな計画があり得る．例えば与薬業務は，与薬業務手順が決まっていて，それに従って日常の業務を行うのがふつうである．この場合，与薬業務手順がPlanにあたる．「このように与薬を行おう」というPlanである．このPlanに従って普段の業務を行い，与薬ミス等がないかをチェックし，もしミスが起きたら，Planである与薬業務手順を見直すことが，この場合のPDCAサイクルを回すことである．与薬業務手順は，標準(Standard)であるので，この場合のPDCAサイクルを，SDCAサイクル(StandardのSで始まる)と呼ぶこともある．

　電子カルテを新たに導入する場合を考えてみよう．最初に，「どのように導入するか」という導入計画を立てるだろう．これがPlanである．そして，この導入計画に従って実施すべきことを行っ

ていき，その間，遅れはないか，やるべきことで抜けているものはないかもチェックする．もし遅れや抜けが発見されたら，導入計画を修正して，修正した計画に従って再度進めていくことになる．これも PDCA サイクルを回していることになる．

2）管理指標

　　PDCA サイクルをうまく回すには，Check ができることが必須である．Do，すなわちやっている仕事がうまくいっているかどうかを評価するのが，Check である．そのための評価指標を，「管理指標」または「管理項目」と呼ぶ．例えば，与薬ミスの件数は，与薬業務の 1 つの管理指標である．

　　管理指標がなければ，PDCA サイクルは回せない．管理指標がなければ，今やっていることがよいのか悪いのかがわからないわけであるから，Act に至らない．管理指標を何にすればよいかが，マネジメントを確実に行うためのキーポイントである．比較的容易に測定可能で，不具合に対して感度がよく，なるべく定量的な指標を設定することが望ましい．

　　「管理指標は何ですか？」という問いは，「あなたは，あなたの仕事の良し悪しを，何によって測っていますか？」と聞かれているということである．管理職は，この問いに答えなければならない．

3. プロセス，プロセス管理，プロセス指向

1）プロセス

　　「プロセス」とは，インプット（入力）をアウトプット（出力）に変換する活動のことである．「工程」と和訳されることもあるので，工場での生産ラインのようなものをイメージして，医療とは関係ないと思われがちだが，医療も多くのプロセスから成り立っていることを認識すべきである．

　　プロセスは，一般に図 2.3.1 のように示すことができる．プロセスを医療の職種で考えてみると，図 2.3.2 のように，すべての職種で種々のインプットをアウトプットに変換していることがわかる．正しいインプットを正しいアウトプットに変換することで，最終的によい医療が提供できる．したがって，医療者一人ひとりが，自分が行っている仕事のインプットは何か，アウトプットは何かを明確に意識しておくことが大切である．

　　プロセスの切り方というのは，さまざまである．病院全体を 1 つのプロセスと考えることもできるし（図 2.3.3），入院診療プロセスのような捉え方もできる（図 2.3.4）．また，入院診療プロセスは，さらに細かく問診プロセス，検査プロセス，手術プロセスのように分けることもできる．

　　このように，プロセスは一般に階層構造になっており，入院診療プロセスを構成する問診プロセスなどを，サブプロセスと呼ぶことがある．

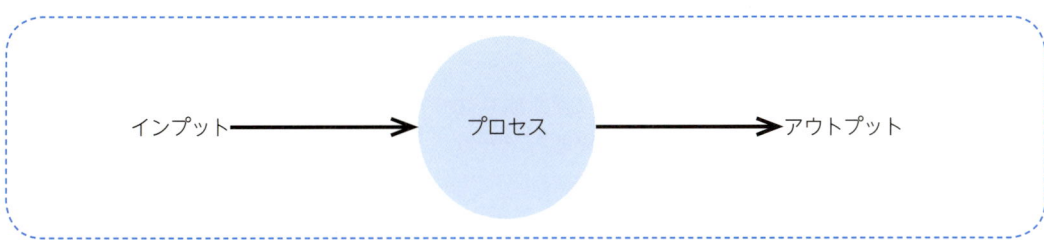

図 2.3.1　プロセス

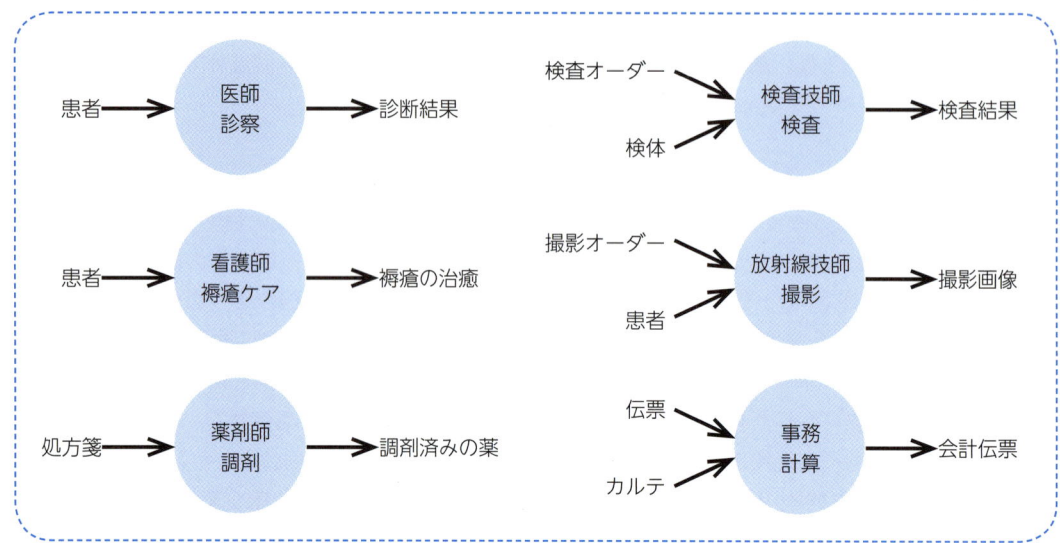

図 2.3.2 各職種のプロセスの例

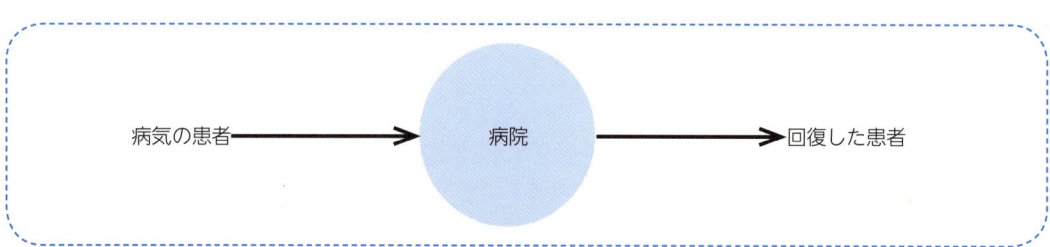

図 2.3.3 病院を 1 つのプロセスと考えた場合

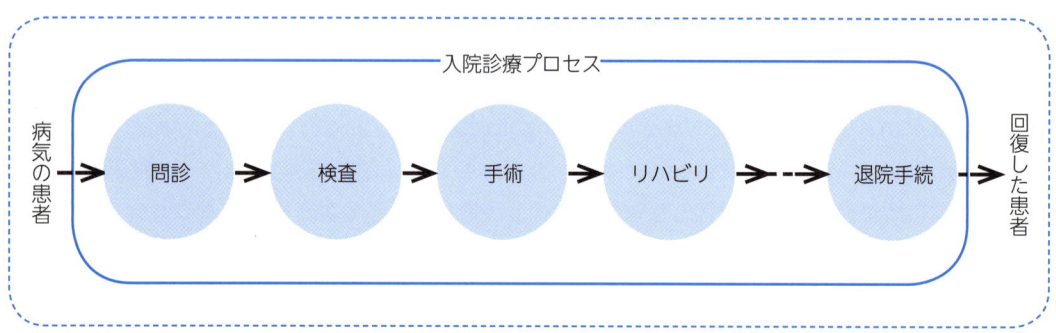

図 2.3.4 入院診療プロセスとその中のサブプロセス

つまり，病院の業務はさまざまなプロセスから成り立っている．これらのプロセスをうまく働かせることによって，質の高い医療を提供できるのである．

2) プロセス管理

「プロセス管理」とは，プロセスがうまく働くように，プロセスに対して PDCA サイクルを回す

ことである．プロセスがうまく働かないと，間違ったアウトプットを出したり，出すべきアウトプットを出さなかったり，時には間違ったインプットに気づかないまま処理してしまうこともあるだろう．このようなことが起こらないように，プロセス内の活動をよい方法に標準化して，うまく働かなかった場合には，その方法に是正処置をとるのがプロセス管理である．

プロセス管理を行うためには，そのプロセスの良し悪しを見る管理指標が必要である．上述したように，プロセスはさまざまに切り分けることができ，どの大きさのプロセスに対してPDCAを回すのがよいかも検討しなければならない．これには確立された理論はなく，「適切な管理指標がとれるか」「Actの頻度は実用的なものか」「Actの対象が絞れるか」など，種々の観点から評価して決める必要がある．

3) プロセス指向

プロセス指向とは，「よいプロセスがよい結果を生む」という考え方を理解し，問題を正していくために仕事のやり方や仕組みを変えていくことを主に実践するという改善の進め方である．プロセスがうまく働かなかった場合，例えば作業者のミスによって不具合が発生した場合を仮定しよう．「"もっと注意して作業しなさい"と注意する」，あるいは「よく確認するという対策をとる」というActもありうるが，仕事のやり方は何も変わっていない．これはプロセス指向ではなく，「人指向」といえる対策である．

プロセスを変えることによって不具合が防げるならば，それが最も確実な方法である．とくに医療では，出荷検査で不良品を止めることはできず，サービスを提供したら即，消費者＝患者はそれらを消費する．したがって，プロセスを確かなものにしておく以外，質の保証はできないのであり，医療においてはプロセス指向がとくに重要となる．

また，プロセスの妥当性をチェックする品質監査，QMS監査（➡「7. 内部監査」）が，サービスの質を保証するための重要な手段である．

4. PFC

PFCは，プロセスフローチャート（Process Flow Chart）の略で，業務の流れを四角や菱形などの記号を矢線で結んで表した図である．PFCの例は，3章を参照してほしい．

「3. プロセス，プロセス管理，プロセス指向」の項で述べたように，病院の業務は，多くのプロセスから構成されている．QMSの基本的な活動は，決められた手順に従って業務を行うことと，もし不具合があれば手順を改善することである．そのためには，決められた手順を実施者にわかるように見える形にする必要があり，不備があれば，その手順のどこに不備があるかを検討できなければならない．つまり，プロセスを可視化・標準化することが必要であり，それに最も適したツールがPFCである．QMS-H研究会では，PFCの作成をQMSの基盤の活動と位置づけ，導入初期に作成することが標準的な導入方法となっている．

PFCはあまり細かい手順を記述せず，業務の流れを俯瞰することに焦点を絞るべきである．より大きなプロセスをPFCで記述し，それをサブプロセスのPFCに分解し，サブプロセス内の各業務は手順書で記述する，というのがふつうである．一般に，図3.1.4（➡p44）に示すような階層構造により，業務は可視化される．

仕事の手順を可視化することは，PFCでも手順書でも行える．PFCを用いるのは，菱形（＝判断，場合分け）を使うことができ，フローが分岐する場合に有効だからである．とくに分岐がなければ，

手順書で可視化してもかまわない．

5. 文書，文書管理，文書体系

1）文書

　QMSに関連して「文書」という用語が使われる場合，手順書などの標準を定めた文書や，記録，帳票を意味する．JIS Q 9000では，文書は「情報およびそれを保持する媒体」と定義されており，紙だけでなく，電子ファイルになっている標準や電子カルテも文書に該当する．

　作業標準などの仕事のやり方を規定する標準は，必ずしも文書になっていないこともある．つまり，職員が暗黙のうちにある仕事に対して共通のやり方を決めていて，皆がそれを守っている場合，それが作業標準である．ただし，この標準は適正な管理はできないので，好ましい状態ではない．したがって，標準とは文書になっているもの，と考えておいたほうがよい．

2）文書管理

　「文書管理」とは，常に最新版が適切に使用できるように，文書の作成，発行・承認，配付，保管，廃棄，変更・改訂を，組織的に行うことである．これらの方法は，文書管理規定で定めておく．病院でも，文書の数は数百に及ぶのがふつうであり，紙での管理は難しい．文書を電子化しておき，ITを活用して管理する電子システムを文書管理システム，または文書管理支援システムと呼んでいる．

　JISの定義では，記録は文書の一種と定義されている．標準などの文書と記録という文書との大きな違いは，文書は改訂管理を行う必要があるが，記録は改ざんをしてはならないという点である．医療での代表的な記録はカルテであり，改ざんできない管理が必要である．

3）文書体系

　組織で使う文書は，一般に定款－規定－マニュアル・手順書－帳票類のように，階層構造によって体系化される．このような組織の文書の構造を示したものが，「文書体系」である．

　文書体系を定め，適切に文書管理を行っていくことは，QMSの核となる活動である．これが正しく行われないと，せっかく改善してもまたすぐ元の状態に戻ってしまうということを，認識しておいたほうがよいだろう．

6. 日常管理，方針管理，機能別管理

　日常管理，方針管理，機能別管理は，組織を運営するために不可欠な，最も基本となる管理活動である．呼び方は組織ごとに異なっても，これに類する管理活動はどの組織でも行われている．

1）日常管理

　「日常管理」は，いわゆる日常業務・ルーチンワークを管理するために，PDCAサイクルを回す活動である．日常業務は，各部門が実施しなければならない業務である．「医師が診察する」「看護師がバイタルサインを測定する」「薬剤師が調剤する」「放射線技師がX線写真を撮る」などである．これらは必ず行わなければならない業務であり，また繰り返し行われるので，一般には標準手順が

決められている．

　日常業務は，毎日行うかどうかが問題ではなく，標準手順が決まっているかどうか，やり方が決まっているかどうかが重要である．やり方が決まっているものが，日常業務である．標準に基づいて業務を行い，問題があれば標準を改善するSDCAサイクルを回すのが，日常管理である．

2）方針管理

　日常管理を行うことで標準が改善されるので，一定の改善効果は期待できる．しかし，日常管理だけでは組織をレベルアップすることは期待できないし，経営環境は変化するのが常であり，同じことを続けていれば，相対的にレベルは落ちていくことになる．医療でも，臨床技術や医療機器，医療関連のITなどは進化するので，同じことをやっていれば取り残されてしまうだろう．そこで，組織のレベルアップを図るために，日常管理に加えて「方針管理」を行う組織が多い．

　方針管理とは，理念やビジョンに基づき，中長期経営計画（3～5年先までの計画）や年度方針を定め，それらを効率的に達成するために，組織全体の協力のもと，体系的に行われるすべての活動のことをいう．その詳細は4章の事例を参照していただきたいが，概ね，①方針の策定（課題の決定，目標の設定，方策・実行計画の策定，方針の展開），②実施，③実施状況のチェック，④是正処置，を毎年実施していく．

3）機能別管理

　「機能別管理」とは，質（Q：quality），原価（C：cost），量・納期（D：delivery），安全（S：safety），モラール（M：morale），環境（E：environment）などのそれぞれの機能に関して，各機能別に計画を立案し，実施部門の日常管理・方針管理を通して実施し，必要なアクションをとっていく活動である．機能というと，開発や生産などの「機能」と誤解する場合もあるので，「経営要素別管理」と呼ぶこともある．

　これらの機能は，1つの部門で達成できるものではない．部門を横断的にみて，必要なアクションをとっていかなければならないので，機能別管理が必要となる．

　以上の3つの管理の詳細な説明は省略するが，本書を読むにあたって理解しておいたほうがよい日常管理と方針管理の違いについてのみ，説明しておく．

　標準に従って行う業務が日常業務であり，それに関してPDCAを回すのが日常管理である．一方，方針管理では，やり方がわかっているもの（標準が定まっているもの）は，課題として選ばない．つまり，標準どおりに行えば目標が達成できそうなものは，目標として設定せず，やり方がわかっていない難しい課題を取り上げるのが，一般的である．そして，その課題を1年取り組んでやり方がわかれば，それが次の新しい標準となり，レベルアップしていく．

　例えば，病床稼働率がほぼ90％で推移していたとする．病床管理，地域連携，入退院調整の方法は標準として決まっていて，これまではそれらに従って行い，病床稼働率は90％を確保していた．このたび新たな年度方針として，病床稼働率を95％にするという課題を設定した．95％は今までに経験したことがない数値であるし，これまでの標準に従っていたのでは90％しか達成できないだろう．したがって，病床管理，地域連携，入退院調整の新たな方法を研究しながら，方針管理を行うことになる．1年やってみて95％を達成し，新たな病床管理等の方法が標準化できれば，翌年度からはその新たな標準を用いた日常管理へと移行することになる．これがレベルアップするということである．

7. 内部監査

「内部監査」とは，組織内部の人が内部目的のために行う品質監査である．品質監査は，製品・サービスを生み出しているプロセスが妥当なものか，QMSが適切で有効に機能しているかを評価するために行う監査で，QMS監査ともいわれる．結果としての製品・サービスに不具合がないかを判断するのが製品・サービスの検査であり，それらを生み出すプロセスを評価するのが品質監査，QMS監査である．

ISOの認証のために行われる監査(審査)は，外部目的のための監査である．内部目的とは例えば，「改善すべき点を見つける」のように，組織自らが設定する目的である．ISO9001には，内部監査を定期的に行うことが規定されている．

内部監査は外部機関による審査に比べて，内部の人間が監査を行うので，「素人が行う」とか「客観性が損なわれる」といった短所があるような印象を受けるが，これらはそれほど問題とならない．業務内容について精通した内部の人間が監査を行うことは，多少の客観性が失われることはあっても，業務のことをよくわかっているからこそ，改善のための有効な監査結果が得られることが多い．また，病院においては診療科同士，または職種間同士で相互評価(peer evaluation)が行われることになり，コミュニケーションが向上する．

内部監査を実施するためには，内部監査員を教育によって育成することが必要である．それによって，QMSやそれにかかわる概念，改善の方法などを教育することができる．何よりも大きな効果は，他人の業務を監査することを通じて，自分自身の業務の進め方の反省につながることである．このように，内部監査は教育ツールとしての効用が大きい．

内部監査は，改善の機会を見つける活動である．QMSの導入・推進において，業務の可視化を一とおり行ってその業務に対して内部監査を行うと，QMSが何を目的とした活動であるかについて，職員の理解が深まる．QMS-H研究会の参加病院でも，「内部監査をやってはじめて，PFCを書く意味やQMSの活動目的が理解できた」という声がよく聞かれた．QMSを全員参加の活動とするためにも，重要な役割をもつ活動である．

8. マネジメントレビュー

「マネジメントレビュー」とは，トップマネジメントが行う内部監査であり，QMSの有効性，改善すべき点などをチェックして，必要ならば是正処置を実施することである．ISO9001では，内部監査と同様に，定期的に実施することが規定されている．

トップマネジメント自らが，QMSについて責任をもつという意味で，きわめて重要な活動である．コミットメントを示す機会でもあり，職員とコミュニケーションを図る機会にすることもできる．

マネジメントレビューのやり方は，とくに決まっているわけでなく，組織が自由に定めてかまわない．よく行われているのは，内部監査結果のレビューを行い，必要な処置を決定することであるが，経営課題は内部監査以外の活動や分析からも見えてくる．

マネジメントレビューは，経営層が集まる会議体であるから，幅広く経営課題を検討する場とすべきである．

9. TQM，全員参加

　QMSの一形態として，主に日本で発展してきた「総合的質マネジメント(Total Quality Management：TQM)」がある．質マネジメントを効果的に実施するためには，市場の調査，研究・開発，製品の企画，設計，生産準備，購買・外注，製造，検査，販売およびアフターサービス，財務，人事，教育など，企業活動の全段階にわたって，経営者をはじめ管理者，監督者，作業者など企業に属する全員の参加と協力が必要である．このようにして実施される質マネジメントを，総合的質マネジメントまたは全社的質マネジメント(Company-wide Quality Management)という．

　従来，日本で行われてきた総合的質マネジメントはTQC(Total Quality Control)と呼ばれてきたが，日本でTQCを推進する母体である日本科学技術連盟は1996年，TQCからTQMへの呼称変更を宣言した．TQCとTQMは同義語だが，以上の背景から，最近では総合的質マネジメントはTQMと呼ぶのが一般的となっている．

　TQMは，①質マネジメントを進めるうえで根底にある考え方である「フィロソフィー」，②日常管理・方針管理・機能別管理などの「コアマネジメントシステム」，③統計手法を中心とした「QC手法」，④TQM推進室・QCサークルなど活動を推進するための工夫である「運用技術」，の4要素から構成される．病院によっては，QCサークル活動をTQMと称している場合もあるが，QCサークル活動はTQMの一部であり，TQM＝QCサークル活動ではない．

　TQMも，ISO9001などと同様にQMSのひな形と見なすことができるが，ISO9001と比べて，より広範な活動を含んでいるものと理解するとよいだろう．本書の事例にあるQMSは，TQMとして確立されたレベルまでは到達していないが，活動要素の多くは，TQMで開発されてきたものを用いている．

　医療においても，質マネジメントの目的は顧客，すなわち患者(および家族)の要求に合った医療サービスを提供することである．そのためには，医局，看護，薬剤，検査，放射線，リハビリ，栄養，臨床工学，事務などの医療にかかわるすべての部門の参加と協力が必要である．これらすべての部門が協力して行う質マネジメントが，医療での総合的質マネジメントである．

　全員参加とは，TQMにおいて協調されてきたスローガン，行動規範である．全員がQMS活動に参加するということであるが，概ね次の意味で使われる．第一に，質をよくするには全部門の参画が必要ということであり，まさにTQMそのものである．第二に，質をよくするために各人が行うべきことを行う，責務を果たすということである．第三に，質をよくするためには，全員が共通の目標に向かうということである．全員参加に近づけば，組織力は向上する．全員参加は，質を達成するための手段でもあり，目的でもある．

10. ISO9001

　「ISO9001」とは，国際標準化機構(ISO：International Organization for Standardization)が制定した質マネジメントに関する国際規格である．質のよい製品・サービスを提供するために，組織が最低限やらなければならないこと(requirement：要求事項)が規定されている．1987年に初版が出され，何回かの改訂を経て，2015年に第5版が発行される予定である．

　医療のQMS活動を進めるにあたって，ISO9001に関しては，それがQMSのひな形を示していることと，認証機関による審査の基準になっていることを理解しておけばよい．すなわち，ISO9001はQMSの1つのモデルを示しており，その要求事項に従って仕組みを整えれば，QMS

ができあがる．ただし，ISO9001が定めているのは最低限の要求事項（minimum requirement）であり，それほどハイレベルなことを要求しているわけではないことに注意すべきである．

　もうひとつ理解しておくべきことは，ISO9001を基準文書とする認証制度である．外部の認証機関に申請すれば，もちろん有料ではあるものの，自施設のQMSがISO9001に適合しているかどうかの審査を受けることができる．合格すれば，日本適合性認定協会（Japan Accreditation Board：JAB，http://www.jab.or.jp/）に，ISO9001適合組織として登録される．合格後も，定期的に（少なくとも年1回）サーベイランスが行われるので，継続的改善のための推進力として利用できる．

　QMSのひな形，モデルとして利用できるものは，ほかにも多数ある．TQMもその1つであるし，日本医療機能評価機構による病院機能評価の評価項目に従ってもQMSは構築できる．一方，QMS-H研究会が，ひな形としてISO9001を選択したのは，①ISO9001は質保証に必要な最小限の要求事項が示されていること，②顧客満足の達成が目標の1つとして挙げられていること，③改善が明確に要求されていること，が理由である．

　①に関しては，医療機関はQMSの経験が少ないので，第一歩目として取り組みやすいと考えた．②に関しては，QMS活動を進めるうえでは「何のために行うのか」を明示する必要があるが，顧客満足の達成を目指すことが医療においては最重要課題であり，反対する人はいないと考えた．③に関しては，ISO9001では継続的改善に強みがあり，改善の重要性を前面に出したかった．なお，4章で紹介する病院では，ほとんどがISO9001を活用している．

11. 品質マニュアル

　「品質マニュアル」とは，組織のQMSを規定する文書である．これを見れば，その組織のQMSの全体像がわかる．これは，ISO9001によって導入された用語，概念であり，とくに認証のための審査の際には重要となる．外部の審査員が，QMSがISO9001に適合しているかを審査するが，QMSは品質マニュアルによって提示される．審査員は第一段階の審査で，品質マニュアルがISO9001に適合しているかについて，書類審査を行う．

　品質マニュアルにQMSのすべてを記載すると，膨大な量の資料になってしまう．したがって，「○○は，△△規定に規定する」のように，詳細は品質マニュアルの下位の文書に規定されていることを示す形で記述される．すなわち品質マニュアルは，組織の文書体系の索引のような役割をもつ．

　品質マニュアルは，QMSの全体像を示したものであるので，「審査を受ける，受けない」にかかわらず，作成する必要がある．文書体系の最上位の文書であり，QMSの改善を進めながら，適切に改訂を行っていく必要がある．

12. 重点指向

　「重点指向」とは，重要な問題に絞るということである．「選択と集中」という言い方が流行したこともあったが，これと同じ意味である．改善に傾けることができる資源には限りがあるので，すべてを解決しようとせず，数ある課題のなかから重要な課題に資源を集中することが大切である．

　重点指向は，頭では理解できるものの，実践することはかなり難しい．「他の問題には手を付けるな」と言われても，いろいろな問題が見えていれば，手を出したくなるものである．とくに組織的に取り組む場合は，複数の人を1つの課題に集中させなければならないので，工夫が必要である．

トップであれ問題解決にあたる人であれ,「それが重要である」と思わなければ,誰も関与しない．したがって,重点指向を可能にする最も有効かつ必要な方法は,「取り上げる課題が重要である」ことを示すことである.「この事故が発生すると,患者に重大な影響を及ぼす可能性がある」「この課題を解決しなければ,病院の収支に大きく影響する」「この仕事の手順が悪いことで,残業が多く発生している」など,重要性の示し方はさまざまである.

　QMS活動において理想を追求すれば,やるべきことはたくさんある.ただ,「すべてはできない」ことを,常に頭に入れておくべきである.4章の事例においても,いろいろな形で活動を絞っている.どのような形で絞っているのか,どのような工夫があるのかを意識しながら読んでいただけると幸いである.

文献
1)　飯田修平,飯塚悦功,棟近雅彦監：医療の質用語事典.日本規格協会, 2005

QMS-Hの開発と導入

3-1 QMS-H 研究会とは？　p38

3-2 QMS の導入・推進ステップ　p46

3-1

棟近　雅彦

QMS-H研究会とは？

本項の内容

- QMS-H研究会では，QMS-Hモデルを開発し，それを導入・推進するための合理的なプロセスの確立を目指している．
- QMS-H研究会では各病院が，外部コンサルタントの力は借りず，自律的に自院のQMSのあるべき姿を考え，自らの力でシステムを構築することを重視している．
- QMS-H研究会が開発してきた「QMS-Hモデル」「PFC」「文書管理システム」「QMS教育」などについて，簡単に説明する．

1. QMS-H研究会が目指すもの

　医療が高度化・複雑化するなかで，安全で質の高い医療への患者および社会の要求は，ますます高くなっている．医療者個人の技量のみで医療の質を保証することは困難になりつつあり，チーム・組織として医療業務を実施できるようなシステムの構築が不可欠である．一方，近年の医療制度改革に対応するため，病院の経営管理においては財務的視点が過度に強調される傾向があり，医療者を萎縮・疲労させ，病院組織の本来の役割を見失いかけていることが危惧される．

　このようななか，病院が本来の役割を果たし，医療制度改革等の環境変化に適切に対応していくためには，質保証を一義とするシステム，すなわち質マネジメントシステム（QMS）を確立することが，急務となっている．これが1・2章で説明したQMS-Hモデルである．

　QMS-H研究会〔代表：飯塚悦功（東京大学・名誉教授），http://qms-h.org/〕では，QMS-Hモデルを開発し，それを導入・推進するための合理的なプロセスの確立を目指している．提案するモデルは，日常診療における医療安全や診療の質保証に有用なだけでなく，顧客ニーズの変化や医療制度改革といった，病院を取り巻く厳しい環境変化にも対応可能な，以下に示す力量を病院組織が備えていくことを支援する．

①提供すべき診療サービスを，安全かつ質が保証された形で，職員が誇りをもって顧客に提供することができる．

②顧客ニーズや病院を取り巻く環境変化に疲弊することなく，次々と対応していく能力を獲得し，持続的に成長していくことができる．

このようなQMS-Hモデルとその導入推進モデルを開発するためには，病院のトップマネジメントをはじめとする導入・推進の中心となる医療従事者（牽引者）と，質マネジメントを専門とする工学研究者らが，深い信頼関係を構築したうえで，試験的導入や実践を行える環境が必要である．このような研究方式は，先行する個別病院における研究・臨床活動のなかで，構築されてきたものである．

　QMS-H研究会は，このような過去の実績・経験・知見をもとに，信頼関係の構築された病院との個別協議を通して，研究会組織とその活動計画を立案している．

2. 研究会参加病院と研究会の活動

　QMS-H研究会は，日本品質管理学会医療の質・安全部会の支援の下，大学の研究者および病院に従事する医療者によって，2007年に設立された．

　この研究会に出席するための交通費は病院の自弁であるが，とくに参加費などはない．参加するための唯一の条件は，「病院長がやる気があること」である．トップの理解とコミットメントがないことには，QMS活動は絶対にうまくいかない．院長ではない医療安全管理者などの推進の立場にある方が，「ぜひうちの病院でも取り組みたい」という理由で研究会への入会を希望されたケースも少なからずあるが，病院長が積極的に関与する可能性が低い場合は，お断りをしてきた．

　この研究会の2015年3月現在の参加病院は，表3.1.1のとおりである．各病院のプロフィールと詳細な活動内容は4章を参照していただくことにして，ここでは簡単な紹介にとどめる．

　古賀総合病院，城東中央病院は，すでにISO9001の認証取得を受けていたが，やや形骸化する傾向にあったので再構築に取り組み，現在は両病院とも方針管理を導入するまで進んでいる．

　飯塚病院は，単科への導入から病院全体へと拡大する形でQMSを導入した病院である．

　国立病院機構仙台医療センター，大久野病院，前橋赤十字病院，武蔵野赤十字病院，久喜総合病院は，QMSの導入経験のない病院であった．これらの病院は，先駆的な病院で開発したモデル・手法・技法等を活用し，それらの検証を進めながら，QMSの導入・推進を図ってきた．

　QMS-H研究会では，毎年3月に年度の最終成果報告として，シンポジウムを開催している．国

表3.1.1　QMS-H研究会参加病院

病院	機能	病床数	QMSの取り組み開始時期，認証（ISO9001）
古賀総合病院	急性期	363	2002年認証取得，2011年からQMS再構築
城東中央病院	急性期	233	2003年認証取得，2007年からQMS再構築
飯塚病院	急性期	1116	2006年QMS導入，2008年認証取得
仙台医療センター	急性期	698	2007年QMS導入，2008年認証取得
大久野病院	慢性期	158	2007年QMS導入，2009年認証取得
前橋赤十字病院	急性期	592	2006年QMS導入，2013年認証取得
武蔵野赤十字病院	急性期	611	2009年QMS導入，認証は目指していない．
久喜総合病院	急性期	300	2009年QMS導入，2012年認証取得
埼玉病院	急性期	350	2011年QMS導入，2012年認証取得
川口市立医療センター	急性期	539	2011年QMS導入，認証は目指していない．

立病院機構埼玉病院，川口市立医療センターは，このシンポジウムに参加し，新たにQMS-H導入の必要性を認識して，2011年度から参加した病院である．これまで開発したQMS-Hモデル，知識体系を活用することで，効率的・効果的に導入・推進が可能になった．

大学側の研究者は，東京大学，早稲田大学，東海大学，東京理科大学に所属している．医療の実務経験をもつ者もいるが，多くは工学系の質マネジメントを専門とする研究者である．

この研究会では，次のように研究を進めている．まず，モデル開発病院と研究者が共同でQMSモデル，導入・推進方法を開発する．モデル検証病院は，開発されたQMSモデルを用いて，自律的に導入・推進を行っていく．その際，研究者によるキックオフの支援や導入・推進の支援を適宜行っていく．そして，モデル開発病院，モデル検証病院と研究者が2カ月に1回の頻度で会合をもち，進捗状況や課題について議論を行っている．その会合でのフィードバックを受けて，各病院ではさらに導入・推進を進めていく．毎年度末には一般参加者にも公開して，成果報告シンポジウムを開催している．

日本にある約9,000の病院のうち，ISO9001の認証取得を受けている病院は約200である．このうちの大半の病院は，外部コンサルタントを活用して認証を受けていると思われる．QMS-H研究会では，外部コンサルタントの力は借りず，自律的に自院のQMSのあるべき姿を考え，自らの力でシステムを構築することを重視している．これによって，真に定着するQMSをつくることができる．各病院の最終ゴールは，ISO9001の認証取得ではなく，医療の質保証を可能にするQMSの確立である．

3. 研究会の成果の概要

QMS-Hの確立には道半ばであるが，これまでの8年間の活動を通じてQMSの基盤づくりが進み，多くの病院はISO9001の認証取得を終える段階まで達している．これまで取り組んできた主な課題と成果を表3.1.2に示す．また，関連する本書での解説，および成果が活用されている事例の章・節番号も合わせて示す．

最初の2年間は，QMSの基盤づくりが重点課題であった．すなわち，医療における業務の可視化・標準化と，それに基づく日常管理の実施である．2009年度に入り，病院方針に基づく組織的改善に取り組む病院が，いくつか出るようになった．2011年度は約半数の病院が，方針管理等の組織的改善を重点課題として取り組んだ．2012年度以降はQMSの院内への定着を進めるために，日常管理の充実，人材育成，組織的改善を重点課題として進めてきた．

成果の具体的内容は4・5章でごらんいただきたいが，ここではイメージをもちやすいように，QMS-Hモデル，プロセスフローチャート（PFC），文書管理システム，QMS教育について説明する．

図3.1.1は，QMS-Hモデルにおける必要な機能，業務プロセスを明示したものである．QMSに取り組む病院は，自分たちはどのような業務を実施しているかを明らかにし，可視化・標準化に取り組む必要があるが，改めて業務プロセスに何があるかを調べなくても，図3.1.1を利用して自院にあるかないかだけを判断すれば，業務プロセスを明確にすることができる．

PFCは，四角で業務を，菱形で判断を表し，これらを矢印で結んで業務の流れを記載したものである．診療PFCの例を図3.1.2に示す．研究会では，まずPFCによって，業務の可視化・標準化を行うことを勧めている．

図3.1.3は，研究会で開発した文書管理支援システムの概要図である．PFCや手順書などの文書は，病院のような組織の規模であってもかなりの数に達するのが一般的であり，このような電

表 3.1.2　QMS-H 研究会が取り組む課題と成果

課題			成果	関連する章・節*
1. QMS-H モデルの確立	QMS の基盤構築	必要なプロセスの明確化	医療 QMS モデル	4.1，4.2
		プロセスの可視化・標準化	PFC 診療・看護プロセス・サブプロセスの可視化	4.1，4.2，4.4，4.5，4.6，4.8，4.9，4.10，5.1，5.4
		文書体系	文書体系と文書管理システム	4.1，4.2，4.4，4.5，4.6，4.7，4.8，4.9，4.10
		日常管理の方法論	医療での日常管理方法	4.2，4.4，4.5，4.6
	QMS の改善	組織的改善・方針管理	方針管理 内部監査方法 管理指標例	4.1，4.2，4.4，4.5，4.6，4.8，4.9，4.10，5.2
		管理・改善のための手法開発	与薬事故分析手法 対策立案手法 転倒・転落事故防止手法 病院業務・要員マッピングモデル	5.2，5.3，5.4
2. 院内での導入・推進，活性化方法の確立	QMS の導入・推進	導入・推進方法	QMS 導入・推進ステップ 導入・推進計画の展開	4.1，4.2，4.4，4.5，4.6，4.7，4.8，4.9，4.10
	QMS の活性化	組織的改善・方針管理	方針管理 病院方針に基づく課題・問題解決の進め方	4.3，4.4
		QMS 教育	医療の質・安全教育項目，教育立案方法 医療の質マネジメント基礎講座	4.4，4.6，4.8，5.5
3. 医療界での普及・促進方法の確立	QMS の普及・促進	QMS 教育・教材・講師育成 導入・支援体制の整備	医療の質マネジメント基礎講座	3.1

* 例えば「4.1」は 4 章の第 1 節を示す．

子化システムによって管理する必要がある．このシステムには，①文書の登録，改訂，承認，周知，廃棄という一連の流れと変更履歴を管理するための文書運用管理機能，②文書体系（業務分類，管理レベル，文書タイプ，関連組織，引用関係）の一元的管理と文書データの最新版を管理する文書体系管理機能，③文書の体系に基づいた検索・閲覧を可能とする文書活用管理機能，が備えられている．

　QMS-H モデル，PFC，手順書などの文書，そして文書管理支援システムによって，図 3.1.4 に示すように，階層構造によって医療業務を構造化して可視化するのが，QMS 活動の目的の 1 つである．これにより，自分たちが行っている業務がどういうものから構成されているかを，明確にすることができる．

　QMS 教育については，①機能図（QMS の実践にかかわる会議体・人員と，それぞれが実施している活動を体系的に示したもの），②スキルマップ（各対象者が身につけるべき能力を整理したもの），③教育項目一覧表（QMS を実践できる人材を育てるための教育項目を網羅したもの），を

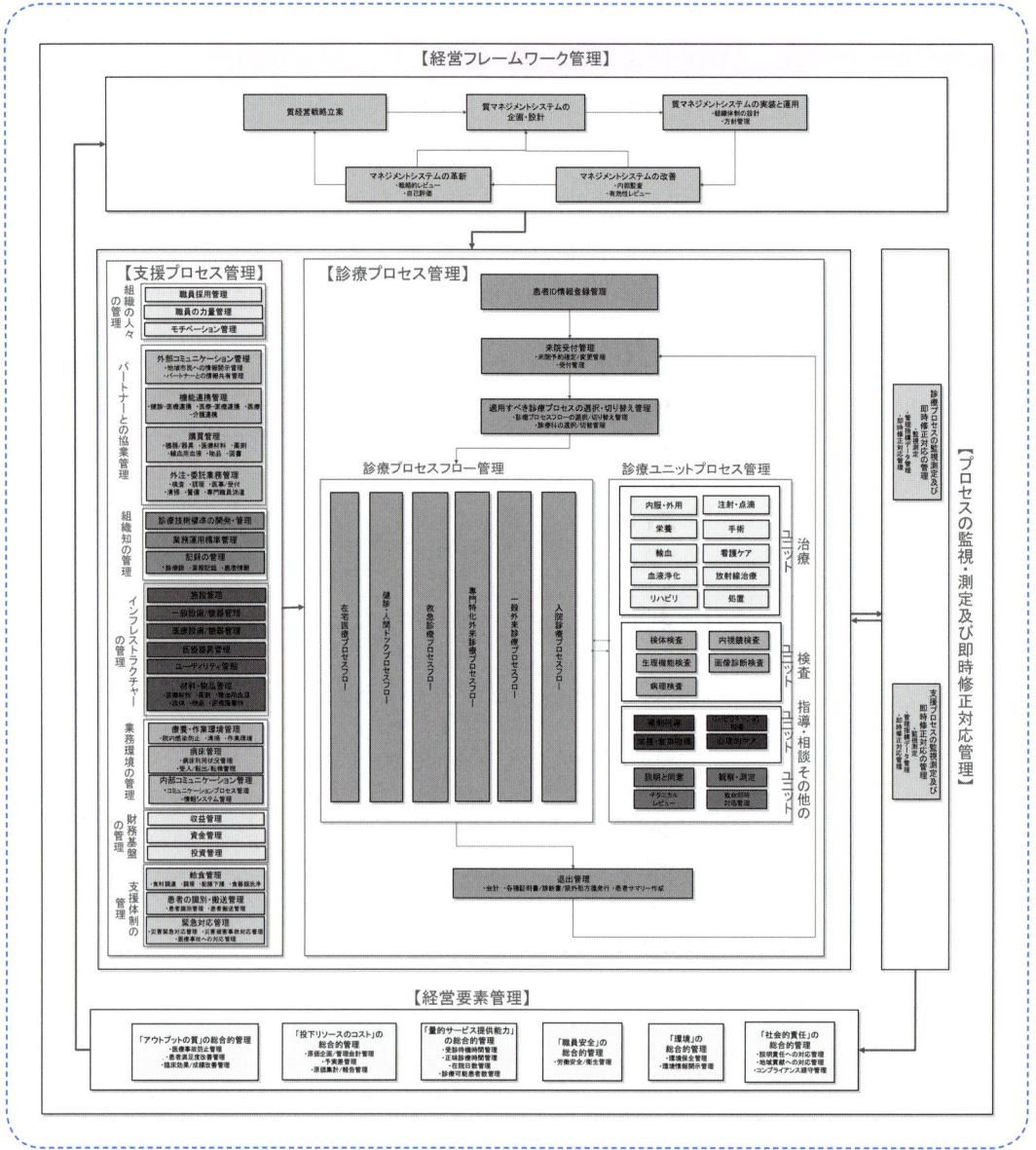

図 3.1.1　QMS-H モデル
この図の詳細は付録 1 (p204〜) を参照

提案している（図 3.1.5）．

　まず，機能図を作成し，実施している活動によって，教育の対象者を層別する．次に，層別した各対象者が身につけるべき能力を明らかにし，対象者と能力を対応づけることで，スキルマップを作成する．最後に，スキルマップに整理した能力を習得するために必要な教育項目を，教育項目一覧表から選定する．詳細は 5 章 5 節を参照してほしい．

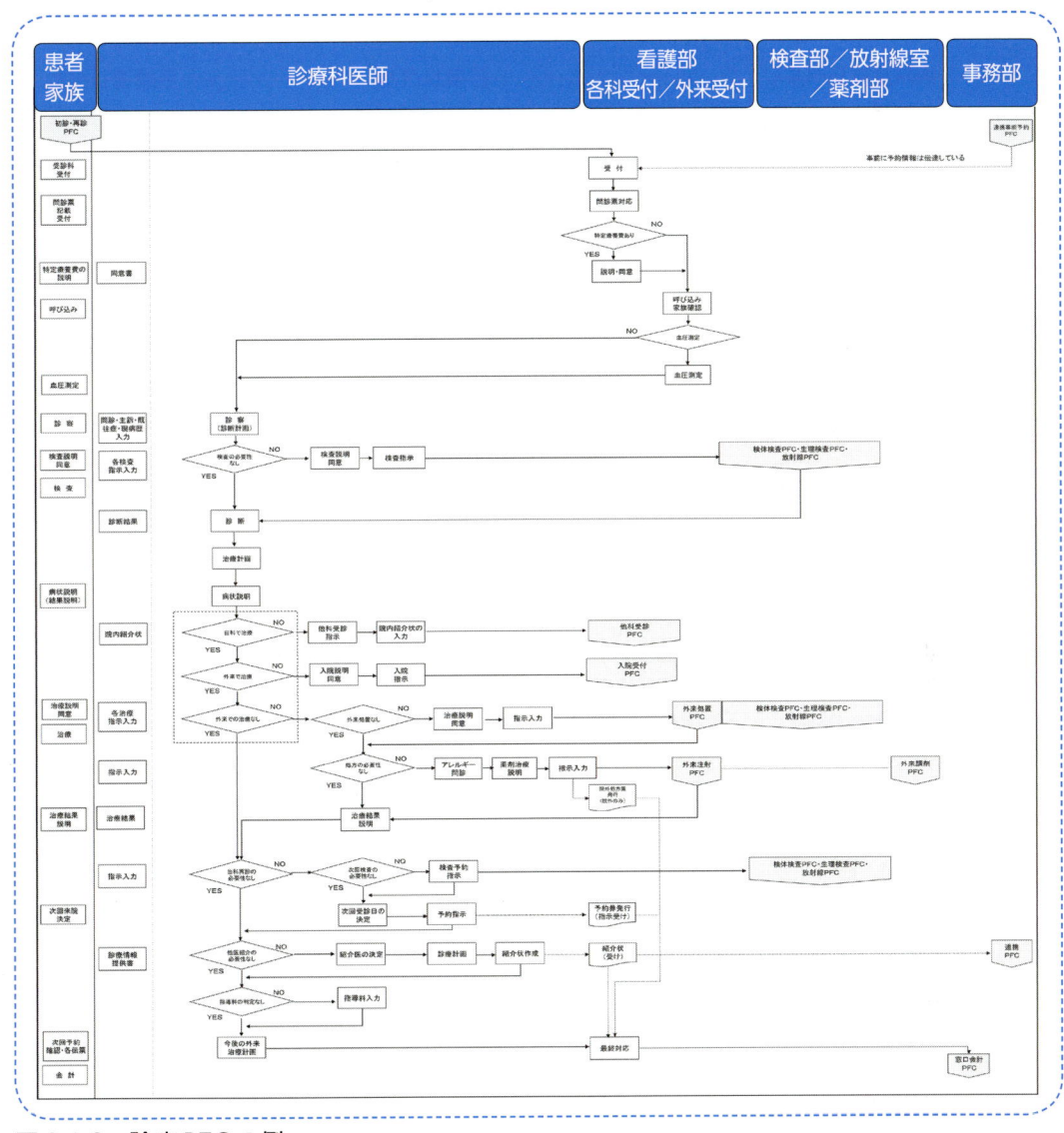

図 3.1.2　診療 PFC の例
この図の詳細は付録 2 (p206〜) を参照

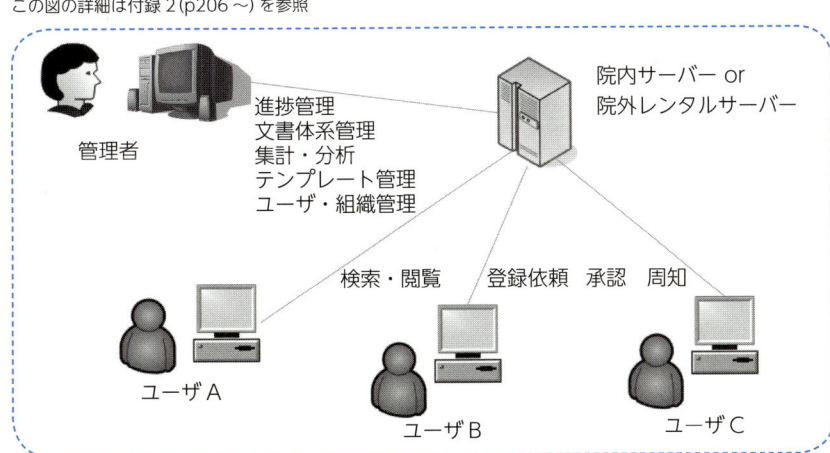

図 3.1.3　文書管理支援システム

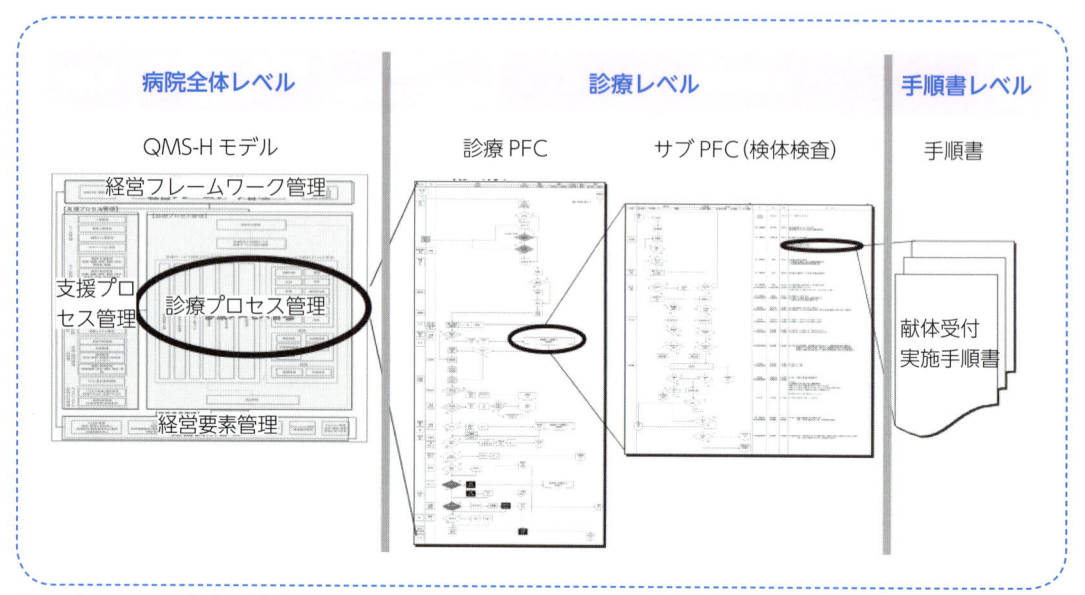

図 3.1.4　医療業務の構造化

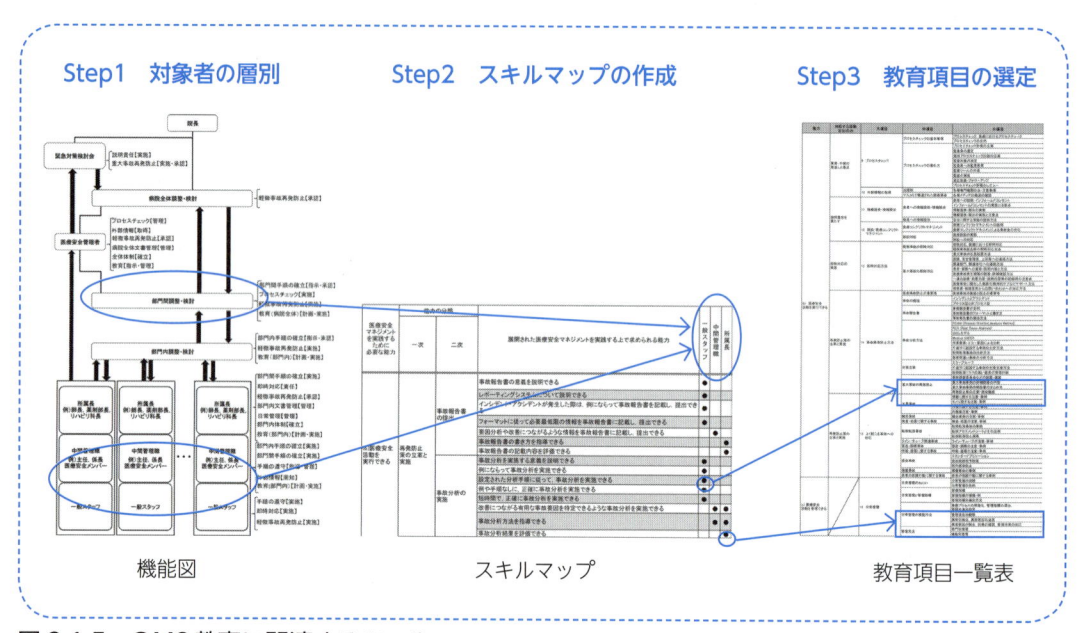

図 3.1.5　QMS 教育に関連するツール

表 3.1.3　医療の質マネジメント基礎講座カリキュラム (各回は3時間)

回	テーマ
第1回	質マネジメントの基礎―基本的考え方と医療の質マネジメントシステム (QMS)―
第2回	KYT (危険予知活動) と 5S 活動―現場の基礎を強化する KYT と 5S の実践方法―
第3回	日常管理の基礎―日常管理とは，プロセス管理，PFC―
第4回	PFC を用いた医療プロセスの可視化―診療 PFC の作成方法とその演習―
第5回	医療の質・安全保証を実現する患者状態適応型パスシステム (PCAPS)
第6回	医療における文書管理―文書体系とその活用方法―
第7回	医療安全管理システムと医療安全にかかわる制度―組織的医療安全の推進―
第8回	転倒・転落事故の防止―転倒・転落事故防止の考え方と実践事例―
第9回	POAM (業務プロセスに注目した与薬事故分析手法) とその他の与薬事故分析手法 ―プロセス指向，レポートの書き方と分析方法―
第10回	インシデント分析と対策立案―エラープルーフの活用，対策立案と実施―
第11回	内部監査による業務プロセスの見直し
第12回	問題解決法と改善の進め方
第13回	院内における質・安全教育
第14回	QMS の導入・推進の実際―導入・推進のステップ，組織的改善・方針管理―

　開発してきた成果は，すべての医療者が活用できるように，論文として雑誌で公表するとともに，表 3.1.2 に示した「医療の質マネジメント基礎講座」(http://www.technofer.co.jp/training/iso9000/tq90.html) で教育を行っている．この基礎講座のカリキュラムを表 3.1.3 に示す．なお，この講座が医療安全管理者養成研修の要件を満たしていることを，厚生労働省が認めている．

　現在研究会では，新たな病院の参加は受け入れていない．それは，表 3.1.2 に示す課題を解決し，より多くの病院が自力で QMS に取り組めるような研究成果を出すことが使命と考えているからである．もちろん，研究会参加病院以外に，QMS 活動を広めることは目標の 1 つである．そのために解決すべき課題が，表 3.1.2 に示した課題「3. 医療界での普及・促進方法の確立」である．研究会がコンサルテーションをすることによって QMS を導入する病院を増やすのではなく，自力で導入・推進するための道具や仕組みを提供することが重要であると考えている．

3-2 QMSの導入・推進ステップ

棟近　雅彦

> **本項の内容**
> - QMSを病院に導入・推進するための道筋は，7つのステップからなる．
> - 4章で紹介する事例の理解が進むように，各ステップで実施すべき事項と，実施するにあたってのキーポイントを解説する．

　本項では，研究会の重要な成果の1つである，病院へQMSを導入・推進するためのステップを説明する．QMSは組織的な活動であり，QMS-Hモデルがあったとしても，それを組織に導入・推進するためには工夫が必要である．それを整理したものが，これらのステップである．

　研究会に参加してから新たにQMSに取り組んだ病院は，概ねこれらのステップを踏んでいる．4章に示す実践事例も，これらのステップに従って書かれているので，事例の理解が進むように，ステップで実施すべき事項と，実施するにあたってのキーポイントを解説しておく．なお，これらのステップは，QMSの基盤づくりのためのものであり，日常管理を導入・推進するまでをメインにしている．

　ステップ6は，QMSの基盤づくりが終わり，継続的に組織的改善を行っていく段階である．このなかには方針管理が含まれているが，一般的にはQMSがかなり浸透してから行う活動であり，導入期から行うことはまずない．ただし，研究会参加病院のなかには，基盤づくりは終わっており，方針管理から取り組み始めたところもあるので，基盤ができている病院の参考になるように，方針管理をこのステップに含め，事例も紹介している．

　表3.2.1に，QMSの導入推進ステップと，各ステップでのキーポイントを示す．以下では，ステップごとに，実施すべきことと活動のポイントを解説する．

1. ステップ1：QMSの目的，位置づけの明確化

1）QMSの理解

　QMSとは何か，およびQMSにかかわる基本的な概念を理解する．もちろん，職員全員が理解するに越したことはないが，この段階では，院長，経営トップ層と，推進責任者やコアメンバーとなりそうな人が理解すればよい．理解すべき内容は，本書では2章に示している．

表 3.2.1　QMS 導入・推進ステップと活動のポイント

QMS 導入・推進ステップ	活動のポイント
ステップ 1：QMS の目的，位置づけの明確化 ① QMS の理解 ② QMS の目的，目標の明確化	□ QMS のすべてを理解しようと思わない □ 目的・目標を定めることは難しい
ステップ 2：導入のコンセンサスの獲得 ① 経営層での目的・目標，方針の共有化 ② 職員への周知	□ 経営層が QMS 活動へ強く関与し，リーダーシップを発揮する □ 継続的に周知し，成功事例を見せる
ステップ 3：推進体制の決定 ① 推進コアメンバーの決定 ② 推進事務局の決定 ③ 責任，権限の範囲の設定	□ 強い権限をもつ推進リーダーと全職種からなるコアメンバーを選任する □ 現場とのコミュニケーションがよくなる推進事務局体制をつくる
ステップ 4：QMS 導入・推進マスタープランの策定 ① QMS 全体像（品質保証体系図）の設計 ② 重点活動領域とテーマの設定 ③ 構築工程スケジュールの作成と展開方法の決定	□ 重点指向により，重点活動領域を絞り込む □ 進捗管理はきめ細かく行う
ステップ 5：QMS の構築・実施・運用 ① 導入教育 ② 業務プロセスの可視化 ③ 業務プロセスの標準化 ④ 文書管理システムの構築 ⑤ 内部監査システムの構築 ⑥ マネジメントレビュー ⑦ 広報	□ 標準要素業務一覧を活用する □ 現状のプロセス，業務方法を可視化する □ すべての文書を洗い出そうと思わない □ すべての文書を事務局が管理するのではない □ 内部監査で QMS 活動を理解する □ 相互監査により抵抗感をなくす □ マネジメントレビューは経営層が集まる機会である
ステップ 6：QMS の継続的改善 ① 内部監査 ② マネジメントレビュー ③ QMS 教育 ④ 方針管理	□ ISO9001 の認証を活用する □ 方針管理，ビジョン経営を参考にする □ QMS 教育を継続する
ステップ 7：これまでの活動のまとめ	□ 進捗状況を職員に見せる

　関連する概念では少なくとも，製品・顧客・質の考え方，改善を行ううえで重要な考え方であるプロセス指向，マネジメント，事実に基づく管理，重点指向，そして標準化はおさえておいたほうがよい．これらを学ぶためのテキストには，「医療の質用語事典」[1]を挙げておく．

　ISO9001 を基盤として QMS の構築を行う，あるいは当面の目標として認証取得を目指す場合は，「ISO9001 とは何か」「認証制度とはどのようなものか」「病院機能評価とは何が違うか」なども，学んでおいたほうがよいだろう．

2）QMS の目的，目標の明確化

　QMS の導入・推進は何のために行うのか，どういう課題を解決するのかを明確にする．QMS 活動は，漠然と文書を整備するといった活動を行うのではなく，「QMS という道具によって問題を解決する」という意識をもつことが大切である．そのためには，現在自院ではどのような課題を

抱えているのかを抽出し，整理する必要がある．

具体的な目的・目標の例は，4章の事例を参照していただきたい．導入当初から明確な目的・目標を定めるのは難しいが，具体的な目的・目標が定まっているほうが，明らかに成功する確率は高い．例えば，「医療の質の向上」というのは設定しやすい目標であるが，実は何をやるべきかは，あまり明確にはなっていない．「注射業務を徹底的に見直して，注射事故を半減する」とか，「病床管理システムを構築して，病床稼働率を90％以上にする」といった，具体的な目標を定めたほうがよい．

■ステップ1の活動のポイント
□QMSのすべてを理解しようと思わない

この段階で，ある程度QMSについて理解しておくことは重要であるが，これまであまり馴染みのない考え方や用語が登場してくるので，すべてを理解しようと思ってはならない．導入・推進しながら徐々に理解が進むものなので，あまりこの段階で勉強会やセミナーに多大な時間をかけるのは得策ではない．ほどほどにして，早めに実践に入ったほうがよい．

2章の内容は理解すべきことであるが，このなかでもQMS活動とは，①なるべくよい仕事のやり方を定めてそれに従って業務を行っていくこと，②不具合が起きたならば再発しないようによりよい仕事のやり方に改善すること，という2つの活動を行うことを，この段階では最低限理解しておけばよい．

これまで病院に導入した際には，内部監査まで進んだときに，「やっていることの意味がようやくわかった」という職員の反応が出ることが非常に多かった．おそらく，改善の機会が見つかるということを経験して，理解が進むものと思われる．したがって，この段階で多少理解されていないと思われても，まずは進めてみることが大切である．

□目的，目標を定めることは難しい

1章において，各病院がQMS活動を取り組むに至った問題意識を紹介しているが，それほど明確な課題が挙がっているわけではない．「このまま続けていくと，重大事故が起こるかもしれないという不安がある」とか，「質を向上させなければならないと思うが，何をどうすればよいかよくわからない」というような問題意識が多い．

導入当初に「QMS活動の目的を明確にせよ」というのが，このステップのポイントなのであるが，実はそれは大変難しいことである．なぜなら病院では，「悪さ」「悪いこと」に関する指標の計測が，日常的にはあまり行われていないからである．管理指標を見てPDCAサイクルを回すことが，QMS活動の基本である．しかし，QMS活動を始める前に，この管理指標が的確に計測されていることは，きわめてまれである．

したがって，QMS活動を通じて管理指標をしっかりと計測する仕組みを整備し，その後適切な目標が定められるようになる，という場合が多いのである．そのような場合には，「悪さ加減を把握できるようになる」「各部門の管理指標を明確にする」といったことを目的にすればよい．的確な目的・目標を定められるようになったら，QMS活動は，かなり進んだ状態である．

このように，当初から明確な目的・目標を設定するのは難しいのであるが，やはり具体的な目的・目標があったほうが，職員の理解は得られやすい．多くの管理指標を計測していることはまれかもしれないが，例えば事故に関しては，事故報告書が収集されている場合がほとんど

であろう．例えば，仙台医療センターの事例（➡4章5節）のように，注射業務の標準化と注射事故の低減といった，ある業務プロセスとそれに関連する事故という問題に絞って活動を開始するのは，1つの方法である．

2. ステップ2：導入のコンセンサスの獲得

1) 経営層での目的・目標，方針の共有化

院長をトップとする経営層で，ステップ1で決めた目的・目標，活動の方針等について共有化を図る．さまざまな方法が考えられる．ステップ1ではQMSの勉強会を開催したり，ワークショップを開催して課題の抽出を行ったり，目的・目標を議論することがよく行われる．このような活動を数回繰り返すことで，これから行う活動への共通認識をもつことができる．そういう意味で，ステップ1とステップ2の1）は，同時並行的に進めていくものと理解すればよい．

とくに大切なのは，目的・目標の共有化である．何のために行うのかについては，全員が納得するまで議論すべきである．

2) 職員への周知

QMS活動は，全員参加で行わなければ意味がない．質の達成には，すべての人がかかわるからである．したがって全職員に対して，これから行う活動についての説明の機会をもつ必要がある．

よく行われるのは，院長によるQMS導入・推進宣言を行う会であり，「キックオフミーティング」と呼ぶこともある．宣言のなかに最低限含めるべきことは，①QMSの目的・目標，②この活動に対する経営層の決意，である．具体的な推進体制や推進計画を説明するとイメージしやすいので，これらを決めるステップ3，ステップ4の後に，この会を開催してもよい．

QMS活動を職員によく知ってもらうことは，このステップだけでなく，継続的に行う必要がある．QMS通信といった広報誌を配布したり，メールやイントラネットで活動を紹介する，目標や進捗状況を掲示板に貼り出すなど，さまざまな方法がありうる．後に作成するPFCを廊下へ掲示して，常に業務の可視化を意識してもらうという方法をとった病院もある．これらの広報は，推進部署の重要な活動である．

■ステップ2の活動のポイント
□経営層がQMS活動へ強く関与し，リーダーシップを発揮する

この活動のポイントは，経営層が十分理解するとともに経営層全体で共通の認識となるように，QMS活動において経営層が何をするかについて，徹底して議論しておくことである．これはステップ2だけでなく，活動全体にかかわるものである．

QMS活動を成功させる必要最小限の条件は，トップがリーダーシップを発揮することである．「病院長が積極的に関与する」ことを，QMS-H研究会へ参加するための唯一の条件としているのは，それがなければ絶対に成功しないからである．

QMS活動でリーダーシップを発揮するには，以下の事柄などを行う必要がある．
①質の向上，そしてQMS活動が重要だと考えていることを，職員に対して繰り返し説明する．

②コミットする．すなわち，積極的に関与し，自らも行動する．
③経営理念，ビジョン，戦略，方針，目標を定める．
④QMS活動が病院の公式活動である宣言をする．
⑤課題を絞る．

　QMS活動，とくに改善活動は，無理に行わなくてもとりあえず業務は進んでいく．したがって，それはある意味，余計な活動ともいえる．ゆえに，何らかの推進力がなければ進まない活動，誰も携わりたくない活動である．このような活動を推進するには，まずトップが，質向上やそのための活動が重要であると考えることが必要である．また，トップ自らも関与し行動することで，「重要である」と思っていることを，職員に示さなければならない．さらに，目標を明確に示さないと，職員は「何のためにやっているのだろう？」と疑問を抱くようになるので，モチベーションを上げるためにも，課題を絞って明確な方向性を示すことが重要となる．

□**継続的に周知し，成功事例を見せる**
　職員への周知で重要なことは，継続性である．改善を推進するには，普段の業務を行っている時に，「今の仕事のやり方に少しでも問題はないか」という意識をもつことが重要であり，病院をあげて組織的改善に取り組んでいることが，常に目や耳から入ってくる状況をつくることが大切である．
　パンフレットやイントラネットなどで活動状況を紹介する際，定期的に院長からメッセージを発信すると効果的である．現状の評価でもよいし，感想でもよい．自ら行った活動を取り上げてもよい．院長のコミットメントを示す重要な機会である．
　活動が進んできたら，適宜成功事例を院内に掲示すると，QMS活動の意義の理解や，モチベーションの維持に効果がある．成功事例としては，「改善を行ってこれだけ効果があった」という事例はもちろん重要であるが，明確な効果があったものだけでなく，「例えばある部署では，PFCの作成や手順書の整理がこれだけ進んだ」といったものでもかまわない．つまり，「QMS活動がどれだけ進んでいるか」を示す事例も成功事例と考えて，積極的に紹介するとよいだろう．

3. ステップ3：推進体制の決定

1) 推進コアメンバーの決定

　院長の指示の下，実際に活動を進める中心メンバーを決める．誰を指名するか，どれくらいの人数にするかは病院の特性によって異なるので，一概に定めることはできないが，副院長，診療部長クラスの人がリーダーとなり，最低限各部門の代表者1名が加わるのが一般的である．どのような推進コアメンバーを選定するかは，各病院の事例を参考にしていただきたい．

2) 推進事務局の決定

　推進事務局とは，導入・推進活動がスムーズになるように，推進リーダーやコアメンバーを補佐して，活動計画の立案，スケジューリング，内部監査・文書管理・教育などの企画立案と実施支援などを行う人のことである．

どのような人が事務局となるかも，病院の特性によってまちまちである．規模の小さい病院であっても，最低1名は必要である．

3）責任，権限の範囲の設定

ここで決める責任，権限とは，QMSを導入・推進するうえでの責任と権限である．日常の業務の責任と権限を明確にしていくことが，QMSを有効に機能させるためには重要であるが，それについては業務の可視化・標準化，文書体系の整備の際に検討するとよい．

QMSを導入・推進するうえでの責任と権限とは，ステップ4以降のさまざまな活動を行うにあたって，体制やメンバーの決定権や任命権を誰がもつか，ということである．とくに推進リーダーに権限委譲をしておくと，活動が早く進む．どのような権限を与えるかを明確にしておくことが大切である．

■ステップ3の活動のポイント

□強い権限をもつ推進リーダーと全職種からなるコアメンバーを選任する

可能であれば，リーダーは医師がなることが推奨される．日常業務も医師の指示の下で行われているものが多いので，その形のほうがスムーズにいきやすい．またどこの病院でも，「医師にいかに積極的に参加してもらうか」が課題になることが多い．医師への関与を促すためにも，医師がリーダーになるのが理想的であり，できれば副院長クラスの権限をもった人がよい．それほど権限がない人をリーダーに指名して，その人にQMSに関しては権限を与えるという方法も考えられるが，権限を有している人を任命することは，「この活動が重要である」ことを職員に示すという意味がある．当然，リーダーには権限があるだけでなく，QMSに対する意気込みが必要である．

QMS活動は，全員参加でないと意味がないので，コアメンバーには各部門から最低1名を加えるべきである．必ずしも部門長である必要はないが，部門長が率先してかかわるようになれば，その部門の人たちが積極的に関与する可能性は高くなる．各部門のトップもまた，トップのリーダーシップを発揮することが必要である．

推進リーダーとコアメンバーは新たに任命してもよいが，それまでに多少なりとも活性化していた活動があるならば，その組織やメンバーを活用する方法もある．例えば，病院機能評価の推進チームや5S推進メンバーを，引き続きQMS推進メンバーとした例がある．一から新しいことを始める場合，抵抗感が生まれる可能性がある．これまでの活動の延長線上の活動として位置づけることは，敷居を低くする1つの方法である．

□現場とのコミュニケーションがよくなる推進事務局体制をつくる

事務局は誰が務めるべきかは，確固たる理論があるわけではないので，「最適な決め方」は存在しない．病院にもさまざまな特徴があるので，例えば「この職種が適している」といった一般論もない．ただ，これまでの研究会での経験から，少なくとも医療職が1名は加わっていたほうがうまくいくようである．

事務局というのは，言い方はあまりよくないが，「自らやる」というよりは，「やらせる」「やってもらう」という立場に立つことが多い．現場に要請する際，「現場のことをよく知らないのに頼みごとばかりする」といった感情が現場側に生まれると，活動は停滞してしまうだろう．実

際，現場の状況をあまり把握しないで依頼を行うのは避けるべきであろう．そのような意味では，現場を経験したことのある医療職のほうが，現場とのコミュニケーションはうまくとることができる．もちろん，現場に頻繁に足を運び，現場のことをよく知っている事務職もいるので，そういうメンバーであれば事務職でも問題ないだろう．いずれにしても重要なことは，「現場をよく知っている」ということである．

　よくある質問として，「専任の事務局が必要か，兼務でもよいか？」というものがあるが，できれば専任をおいたほうがよい．どの規模の病院でも，最低 1 名の専任事務局がいることが望ましい．もし専任の事務局が事務職であるとすれば，医療職を兼任で事務局としたほうがよい．週に 1 日だけの兼任でもかまわない．理由は前述したとおりであり，現場との上手な「つなぎ役」が必要である．

4. ステップ 4：QMS 導入・推進マスタープランの策定

1) QMS 全体像（品質保証体系図）の設計

　これから構築する QMS の全体像を図に表す．これには，研究会が提供している QMS-H モデル (p42) を参考にするとよい．この図で明確にしたいことは，どの業務プロセスをカバーし，どういう活動を行っていくかということである．

　QMS を導入・推進するにあたって，新たに取り組む活動もあるだろう．多くの場合，内部監査やマネジメントレビューなどは，新規の活動である．一方，QMS に取り組むまでに，質・安全にかかわる改善活動をまったく経験していないということは，ほとんどないと思われる．そのような活動で継続すべきものは QMS のなかに含めるべきであり，その位置づけを明確にするとよい．

2) 重点活動領域とテーマの設定

　QMS の構築とは，業務プロセスを可視化・標準化し，それを改善していくことである．病院では，非常に多くの業務プロセスが動いている．この業務プロセスのすべてを，可視化・標準化することは困難である．重要なプロセスから順次進めていくのが現実的であり，有効な進め方である．QMS 全体像から，重点領域を決定していく．

　どの業務プロセスを選ぶかだけでなく，選んだ業務プロセスのうち，どの活動を重点的に進めるかも決める必要がある．例えば，「早めに改善を体験することを重視して，1 つの業務プロセスを決めて，PFC の作成から内部監査までを重点的に行う」といったやり方も考えられるし，「これまでほとんど文書が整理されていなかったので，業務プロセスの可視化と文書体系の整備を重点的に進める」といったやり方もありうる．ステップ 1 で抽出した課題と照らし合わせて，重点活動を何にするのかを決めるとよい．

3) 構築工程スケジュールの作成と展開方法の決定

　重点活動領域を決めたら，それをどのようなスケジュールで実行していくかを計画する．その際，単年度だけでなく，2～3 年先を見据えて具体的な計画を決めておく．年度ごとにどこまで行うかのマイルストーン（目安）も明確にしておく．

　2～3 年先までの計画を記載する QMS 導入・推進マスタープランの書式例を表 3.2.2 に，年度

表 3.2.2 QMS 導入・推進マスタープラン (2〜3年) 書式例

年／月	2015												2016												2017							
	4月	5月	6月	7月	8月	9月	10月	11月	12月	1月	2月	3月	4月	5月	6月	7月	8月	9月	10月	11月	12月	1月	2月	3月	4月	5月	6月	7月	8月	9月	10月

1. QMS の目的，位置づけの明確化
   - QMS の理解
   - QMS の目的，目標
   - QMS 運用の素案，その基本方針

2. 導入のコンセンサスの獲得
   - 経営層の共有化
   - 職員への周知

3. 推進体制の決定
   - 推進コアメンバーの決定
   - 事務局の決定
   - 責任，権限の範囲の設定

4. QMS 導入・推進マスタープランの策定
   - QMS 全体像（品質保証体系図）の設計
   - 重点活動領域とテーマの設定
   - 構築工程スケジュールの作成

5. QMS の構築・実施・運用
   - 導入教育
   - 業務プロセスの可視化
   - 業務プロセスの標準化
   - 文書管理システムの構築
   - 内部監査システムの構築
   - マネジメントレビュー
   - 広報

6. QMS の継続的改善
   - 内部監査
   - マネジメントレビュー
   - QMS 教育
   - 方針管理

3 QMS-H の開発と導入

53

表 3.2.3　導入・推進計画書式例（単年度）

○○○○年度の QMS 導入推進計画（○○病院）

本年度の重点課題	当課題を選んだ背景，問題意識	本年度の目標	実行計画											
			4月	5月	6月	7月	8月	9月	10月	11月	12月	1月	2月	3月

の導入・推進計画を記載する書式例を表 3.2.3 に示す．

　重点活動領域の各活動を進める際には，プロジェクトチームやワーキンググループなどを立ち上げて，いくつかのチームで進めるのが一般的である．例えば PFC を作成する際には，外来チーム，入院チームに分かれて，それぞれ外来診療 PFC，入院診療 PFC を作成する．各活動が確実に進むように，チームリーダー，チームメンバー，チームの役割のほか，活動のより詳細なスケジュールを決める必要がある．チームリーダーは，推進コアメンバーが務めるとよいだろう．

　必要に応じて，チームごとに QMS の勉強会を実施するのも効果的である．例えば，PFC を作成するにあたっては，PFC を作成する目的，改善の進め方，PFC の作成方法を，コアメンバーが指導者となって解説する方法などがある．キックオフミーティングに参加していないメンバーがいれば，活動の目的などを説明することも必要である．

　チーム活動を円滑に進めるには，進捗管理やチーム間の調整を図るための会議体が必要である．これは，QMS 管理会議といった会合や，QMS 推進委員会といった委員会形式で行われることが多い．メンバーは推進コアメンバーで構成するのが一般的であるが，とくに決まりはない．導入・推進当初は，導入・推進活動の進捗管理，発生した問題の処置，内部監査などの必要な活動の企画，QMS に関する学習などが主な機能である．やがて QMS が定常的に動くようになると，QMS 運用にかかわる事項の最高議決会議という役割を担うことになる．

■ステップ 4 の活動のポイント

□重点指向により，重点活動領域を絞り込む

　QMS-H モデルに示したように，病院には多くの業務プロセスがある．QMS の活動要素もまた，文書管理，内部監査，マネジメントレビュー，教育など，多岐にわたる．将来的には，なるべく多くの業務プロセス，活動要素に取り組むべきであるが，いきなり多くのものを取り上げるのは無理がある．文書管理などはとくによい例であるが，すべての業務について手順書を整備するのは到底無理であるし，効果的な進め方とはいえない．重点指向の考え方に則り，重点的に取り組む活動領域を決めるとよい．

　重点活動領域の決め方はさまざまである．4 章の事例を参照していただきたいが，例えば，「業

務プロセスとしては注射業務に絞り，その可視化・標準化を行うとともに，内部監査でも注射業務を中心に監査する」「PFCの作成に重点をおき，PFCを通じて全部門の参画とQMS活動の理解を促す」「医療安全に重点をおき，インシデントが多いプロセスから可視化・標準化を進める」といった重点領域の設定方法がありうる．

　何をもって重要とするかは難しいのであるが，一般的には医療安全に深くかかわるもの，病院収支に大きく影響するもの，業務効率を大きく低下させているものなどが，それに当たる．導入・推進の初期においては，「改善効果が見えやすいもの」というのも，1つの基準になりうる．

□**進捗管理はきめ細かく行う**

　QMS活動は，日常業務と密接にかかわる活動であるので，定常的な活動になればそれほど負荷のかかる活動ではないが，導入当初は新しく始めなければならないこともあるので，それなりの時間をかける必要が出てくる．滑り出しが肝心なので，最初の1年目は少なくとも月次単位の進捗管理が必要である．

　マスタープランを作成して，それに従って進めていくのが原則であるが，導入前にどれくらいの速度で進められるかを見積もることは難しい．活動初期は，きめ細やかに進捗管理を行い，それぞれの作業にどれくらい時間がかかっているかに関するデータを集め，場合によってはマスタープランの見直しを行うとよい．

　マイルストーン（目安）を定めることは必須である．しかも，全PFCの完成のように大きな目標ではなく，診療PFC（外来）の完成，検査サブPFC完成のように，進んでいることが実感できるように，なるべく細分化されたマイルストーンを定めるとよい．

5. ステップ5：QMSの構築・実施・運用

1）導入教育

　これから具体的に構築作業を行う人に対して，ステップ1の1）で示した「QMSの理解」に関する内容と，実際に作業を進めるうえでの知識を教育する．具体的な内容としては，PFC，文書体系と文書管理，内部監査，マネジメントレビュー，QMS-Hモデルなどである．

2）業務プロセスの可視化

　PFCや手順書を用いて，現在の業務プロセスを記述する．どのプロセスから始めるべきという決まりはないが，ステップ4で定めた重点活動領域から始めるとよい．通常は，診療プロセスが最も重視されるべきプロセスなので，診療プロセスをまず記述して，徐々にサブプロセスに広げていくと，理解されやすい．

3）業務プロセスの標準化

　ここでいう「標準化」とは，PFCなどで可視化された手順を，病院の公式の手順として認めるという意味である．つまり，このPFCに則って業務を行わなければならないことを，職員に認識させることである．

　ここでは，統一されているかどうかは，あまり気にしないほうがよい．標準化という観点から，「病

棟間に違いが見つかったので統一した手順に修正する」といったことを行うのはかまわないが，「このような不備をすべて修正してからでないと使わない」という方法をとると，なかなか前に進まない．まずは，現在準備できているものを公式の手順と認めて，運用中に不備が見つかったら改善していく，という進め方がよいだろう．

4) 文書管理システムの構築

このように進めてくると，PFC や手順書などの文書が増えてくる．これらを紙媒体で管理することは難しいので，電子化した文書管理システムが必要となる．研究会では，安価に利用できるように独自に文書管理システムを開発している．もちろん，多くの文書管理システムが市販されているので，それらを用いてもかまわない．

QMS を導入する前から，どの病院においても手順書等の文書は存在する．新たに一から作り直すよりも，既存の文書を整理することから始めるとよい．最初に，文書の構造を決めることが重要である．これは，パソコンにおけるファイルフォルダに相当するもので，中身は空でもかまわない．

5) 内部監査システムの構築

内部監査とは，病院内のある部署を，その部署以外の人が監査員となって行う監査であり，改善の機会を見つけるための重要な活動である．ISO9001 には，定期的に内部監査を行うことが規定されている．

1 回の内部監査は，概ね以下の手順で行われる．
①対象業務を選ぶ．
②監査，被監査チームを決める．
③対象業務に関連する文書を収集・作成する．
④対象業務に関連する文書を確認し，チェックシートを作成する．
⑤事前に現場を視察する．
⑥内部監査を実施する．
⑦監査側が是正処置要求書を作成する．
⑧被監査側が是正処置報告書を作成する．

このような活動を定期的に行うために，組織として仕組みをつくっておく必要がある．具体的には，①～⑧の具体的手順，内部監査員の教育，必要な帳票の整備，スケジューリングなどである．

6) マネジメントレビュー

マネジメントレビューとは，トップマネジメントが行う内部監査であり，QMS の有効性，改善すべき点などをレビューし，必要な処置をとることである．ISO9001 においては，内部監査同様，マネジメントレビューを行うことが義務づけられている．

7) 広報

ここでいう広報とは，各活動を院内職員へ広報することを意味する．QMS 活動は，コアメンバーだけの活動になっては意味がないので，現在病院として何を行っているのか，職員一人ひとりが何を行うべきかを理解してもらうために，現在の活動の目的，意図，内容を常に発信する必要がある．「"QMS だより"などの広報誌を発行する」「メールでのニュースレターを作成する」「QMS のトピッ

クの解説と現在の活動状況を組み合わせて職員に説明する勉強会を行う」などの方法がありうる．

■ステップ5の活動のポイント
□標準要素業務一覧を活用する
　QMS-H 研究会では，業務の可視化に PFC を用いることを推奨している．診療プロセスには多くの業務があるので，診療 PFC を書くのは膨大な作業に思えてしまう．しかし，研究会が提供する標準要素業務一覧を使えば，効率よく作成することができる．

　標準要素業務一覧とは，入院受付，問診，検査，注射，リハビリなど，診療プロセスにおいて一般的に行われる業務を，標準化された用語で表現して一覧表にしたものである．医療の場合，細かい業務手順は病院によって異なるかもしれないが，実施内容は共通している場合が多い．PFC を作成する際に，この一覧表から業務を選んで並べ，矢印で結んでいけば容易に PFC を作成することができる．

　QMS-H 研究会に所属する病院では，PFC を作成する際に，付箋（ポストイット）にあらかじめ標準要素業務を書いておき，それを模造紙に貼り付けていって最後に矢印で結ぶという作業を，グループワークで行う方法を用いることが多かった．概ね1～2時間で診療 PFC はほぼ作成できる．このようなワークショップを，導入初期にコアメンバーで行うことは，教育効果も高く，全員参加による組織的活動の必要性も理解される．QMS 構築活動の「キックオフの会」として実施することも，有効である．トップマネジメントが参加したほうが，士気が高まることはいうまでもない．

□現状のプロセス，業務方法を可視化する
　PFC を書いてみると，決まっていないこと，あいまいなことがかなりあることに気づく場合が多い．また，病棟や人によって方法が異なる場合もある．違ったやり方があると，どの方法を PFC に書けばよいか，迷う場合もある．

　これらの問題は，これまで手順が標準化されていなかったことから生じるものであり，このような問題に気づいて改善することが，PFC を作成する目的でもある．このような問題に気づくと，PFC の作成中に改善が始まってしまうことがある．しかし，「決まっていないから決めましょう」「病棟で違うものを統一しましょう」といった，その場での改善は避けるべきである．まずは，現状がどうなっているかを素直に可視化すべきである．

　改善を行うなら，その場で PFC だけを直しても仕方ないわけで，本気で行うのであれば，直したやり方を周知徹底して，全員に実施してもらうという手続きが必要である．これは時間のかかることであり，下手をすると PFC だけが修正されて，現状と乖離した PFC が作成されかねない．また，改善を始めれば時間もかかり，PFC の第1版がなかなか完成しないことにもなる．

　決まっていないこと，あいまいなことがあれば，それを注記しておけばよい．まずは，現状を可視化することを優先すべきである．

□すべての文書を洗い出そうと思わない
　PFC や手順書などの文書は，QMS の基盤をなすものであり，それらを管理するための文書管理システムを構築することは，QMS を構築する際の最重要課題といってもよい．QMS 活動で改めて院内の文書を調べてみると，いろいろな場所に散在していたり，あると思っていた手

順書がないなど，さまざまな問題に気づくことが多い．

　そこで，院内のすべての文書を洗い出し整理してみたくなるのであるが，これは避けたほうがよい．研究会参加病院で文書の数を調べたことがあるが，細かい手順書や帳票まで含めれば，少なくとも数百，多い場合には数千に及ぶ病院もあった．これだけの数があれば，洗い出しだけで疲弊してしまうし，なかにはまったく使われていないものもあるので，無駄な作業になることもある．まずは注射業務に関する文書，委員会の規定にかかわる文書など，あるプロセスに絞ってどのような文書があるのか，どのように整理すればよいのかを試行してみるとよい．

　文書は，階層構造をつくって管理する必要があるので，どのような階層構造にすればうまく整理できるかも，検討してみるとよい．文書管理の初期の段階では，すべての文書を洗い出すよりも，この階層構造をどのようにするかを決めることのほうが重要である．これは，パソコンのファイルフォルダを作成するイメージに近い．先に述べたように，中身は空でもよいので，最初にどのようなフォルダを用意するかを決定すべきである．研究会では，標準的な文書の構造について提案しているので，参考にしていただきたい．

　当然のことであるが，院内で行われているすべての業務を文書化する必要はない．重要な業務で，皆でその業務手順が適切かを検討すべきと考えた業務から，作成するとよいだろう．

□すべての文書を事務局が管理するのではない

　先に述べたように，院内にある文書は相当数にのぼる．そのすべての文書を，事務局のみで管理するのは困難である．散在しないように，すべての文書を1つのサーバに収納しておくことが望ましいが，それらの制定・改廃・承認等を，すべて病院レベルで行う必要はない．他の部門の業務方法にほとんど影響がない場合は，当該部門が主管部署になって管理していけばよい．

　文書の階層構造を決める際には，ある階層の文書について主管部署をどこにするか，文書管理の責任と権限を明確にしておく必要がある．

□内部監査でQMS活動を理解する

　PFCによる業務の可視化を進めていくと，「どこまで詳細に書けばよいのか？」「こんな書き方でよいのか？」といった疑問の声が上がることがある．これらに対する答えは，PFCを何に使うかに依存するので，標準的な回答は不可能である．

　このような声が出てくるようになったら，内部監査を実施してみることを勧めたい．内部監査で現在の業務手順の不備などを見る場合に，「ここはもっと詳しく書いていないとわからない」「ここは状況によって書き分けるべきだ」といったことがわかってくる．内部監査は，PFCをどのように書けばよいかを学ぶよい機会である．

　また，内部監査によって改善すべき点を発見することにより，「QMS活動でやろうとしているのはこういうことだったのか」と，QMS活動に対する理解が進む人が多い．PFCを書き始めた頃は，何のためにやっているのか，あまり理解していない人が多いのは確かである．研究会参加病院でも，「内部監査を行うことで皆の理解が進んだ」という場合が多かった．上述の疑問の声が上がったら，内部監査をなるべく早く実施するとよいだろう．

□相互監査により，抵抗感をなくす

　「監査」というと，悪いところを探し出すような語感があり，これまであまり監査の経験がな

い人にとっては，他部門の悪いところを指摘することに，抵抗を覚える人が少なくない．「他部門に口出しはできない」と思っている人もいる．

このように考えてしまうのは，内部監査の真の目的を十分理解していないことによるのだが，頭では理解していても，実際に指摘するのは躊躇してしまうこともある．このような誤解を解き，他部門に対して指摘することに対する障壁を低くする工夫を取り入れることが重要である．

研究会参加病院で行われている1つの工夫は，相互監査である．A部署を監査側，B部署を被監査側として内部監査を行ったら，次の監査はA部署が被監査側，B部署が監査側として行う．監査側，被監査側の双方を経験することで，「お互いの気持ちを理解し合う」「あら探しではなく改善の機会を見つけるのが重要である」ということを，理解できるようになる．

「悪いところだけでなく，よい点も指摘する」という方法を用いているところもある．内部監査は，「他部署の仕事のやり方を見て，自分たちのやり方を見直す機会である」と捉えることが大切である．よい点を見つけることができれば，それを自部署で取り入れればよいし，悪い点が見つかれば，それを「他山の石」とすればよい．

□マネジメントレビューは経営層が集まる機会である

マネジメントレビューは，とくに決まった方法があるわけではない．内部監査結果のフォローを行っている場合が多いようであるが，こだわる必要はない．どのような運営を行うかは，組織に任されている．

マネジメントレビューは，経営層が集まって，QMSをチェックできる有用な機会であるから，無駄にすべきではない．さまざまな経営課題を議論し，方向性を見出す場と捉えたほうがよい．研究会参加病院の1つである大久野病院のように，経営層で検討すべきことはマネジメントレビューに集約し，意志決定を素早く行う工夫をしている例もある．経営層でこの機会をどう使うか，まずは議論していただきたい．

6. ステップ6：QMSの継続的改善

1）内部監査

ある程度PFCが作成されてきたら，内部監査を始めるとよい．具体的な進め方はさまざまであり，各病院の実践例を参考にしていただきたい．

通常は，「PFCが現状の業務手順を正しく表しているか」「PFCそのものに不備がないか」といったことから始めて，「あいまいな点や決まっていない点はないか」，さらに「管理指標で評価して，そのプロセスは有効に機能しているか」など，徐々に有効性の観点を取り入れていくとよい．

2）マネジメントレビュー

マネジメントレビューも，定期的に実施していく必要がある．QMSを効果的・効率的に運用することはトップの責任であり，トップ自らがQMSに問題がないかを確認する必要がある．また，トップマネジメントのコミットメントを示す重要な機会でもある．

マネジメントレビューの進め方も，内部監査と同様にさまざまである．病院の実践例に，いくつかの病院でユニークな方法が示されているので，参考にしていただきたい．

3) QMS 教育

ステップ 5 までにおいて，導入・推進に必要な教育は適宜行われているが，質・安全に関する教育は，体系的かつ継続的に行っていく必要がある．医療の場合，QMS の構成要素のうち「人」は，他の業種よりも重みをもつ．また，退職や新入職による人の入れ替わりも激しい．質・安全の教育システムを備え，体系的に実施していくことが，QMS の維持・向上のためには不可欠である．

効果的な教育システムを構築するには，数年はかかるのが一般的である．QMS の導入・推進と同様に，教育システムの導入・推進も綿密な計画が必要である．具体的な進め方については，5 章 5 節を参照していただきたい．

4) 方針管理

方針管理とは，経営方針の実現のために必要な課題を組織の構造に合わせて展開し，PDCA サイクルを組織的に回すためのマネジメント手法である．製造業を中心に，日本で開発された TQM のなかで開発され，発展してきた．組織の持続的成長，人材育成に効果を発揮するとともに，組織的改善のためのマネジメントツールとして定着している．

ステップ 5 までの活動がある程度定着してきたら，方針管理を開始するとよい．「日常管理」は，PFC や手順書により方法がわかっている業務を，決められた方法に従って実施し，問題があれば PFC や手順書などの業務標準にアクションをとるという管理方法である．「方針管理」は，方法がよくわかっていない困難な課題に対して，方法を研究しつつ課題を解決するものである．方法が明らかになれば，それを次年度以降の標準として，日常管理へと移行する．新しい方法を開発することで，組織のレベルアップが可能となる．

方針管理の一般的な進め方については，日本工業規格（管理システム）の「JIS Q 9023：2003 マネジメントシステムのパフォーマンス改善—方針によるマネジメントの指針」[2]や TQM のテキスト等に示されている．また本書においても，方針管理に取り組んでいるいくつかの病院事例を紹介しているので，参照していただきたい．

■ステップ 6 の活動のポイント

□ ISO9001 の認証を活用する

QMS による改善は，急激で革新的な効果を狙っているわけではない．どちらかといえば，毎年少しずつの改善効果を生み，それを継続的に行って積み上げることで，やがて大きな効果を得ることが目的である．したがって，職員のモチベーションが下がらないように，また飽きが来ないように，いろいろな工夫を取り入れることが重要である．先にも触れたように，「日常業務は必ず実施されるが，改善業務は放っておくと実施されない」ということを，常に意識すべきである．

ISO9001 の認証を受けることは，継続性にも寄与する．認証取得が組織の目標となり，職員のモチベーションを上げる．また，この認証のよい点は，認証取得後も定期的に（通常は 1 年に 1 回），サーベイランスと呼ばれる認証機関による監査が行われることである．さらに 3 年が経過すると，改めて更新審査が行われる．「外から見られる」というのは，まったく見られないよりも緊張感を保てるので，継続性には効果がある．

ISO9001 では，内部監査，マネジメントレビューを定期的に行うことが要求事項となってい

る．もちろん，要求事項となっているから行う活動ではないが，継続性という意味ではプラスに働く．

□**方針管理，ビジョン経営を参考にする**

　QMS活動のような組織的活動は，よくマンネリに陥る．同じようなことを同じようにやっていては，必ずマンネリ化する．これは人の本性から来るものであって仕方がないことであり，企業でも病院でも同じである．これを防ぐには，同じようなことを同じようにやらないようにする．つまり，新しい課題，目標を常に示す必要がある．

　そのための1つの有力な方法が，方針管理である．ビジョン経営と呼ばれる経営スタイルが，一部の企業で行われている．これは，何年かおきに数年先のビジョンを示し，絶えずそのビジョン達成に向けての活動を継続するものである．もちろん，ビジョンは数年ごとに変え，それに向かっての活動名称も毎回異なるものを名づけることが多い．これは，目先を変えるための1つの方法である．

　こうした組織の目標や方向性を示すのは，トップの重要な役割である．QMSを導入する際のトップのリーダーシップは非常に大切であるが，QMS活動を継続するうえでは，さらに重要となる．

□**QMS教育を継続する**

　QMS活動に終わりはない．医療を継続する限り，必要なものである．トップのリーダーシップは，職員の全員参加を継続するうえで最も重要なキーポイントであるが，全員参加に近づけるには，継続的にQMS教育を行っていくことが不可欠である．とくに異動の多い組織では，2～3年経過すると，教育を行わなければ白紙に戻ってしまうと認識したほうがよいだろう．

　病院には，QMSと同様，教育の専門部署があるわけではないので，その継続にはさまざまな課題を克服しなければならない．例えば，教育体系の整備，講師の育成，教育効果の評価，教育記録の管理などである．4章の事例では，これらに対する取り組みがいくつか紹介されている．また，5章5節も参考にしていただきたい．

7. ステップ7：これまでの活動のまとめ

　QMS活動は継続的に行うものである．したがってステップ7は，最後のステップではない．定期的に，例えば年度末に，QMS活動が効果的・効率的に進められたかを反省し，改善すべきことを翌年度以降の活動に生かすために行う活動のことである．

　ここでは，活動中に起きた問題点，工夫した点，反省点，今後の課題を整理する．そして，来年度以降の活動計画で修正すべき点を検討し，ステップ4で作成したマスタープランに反映させる．

　マネジメントレビューの際に，このステップの活動を行うのもよいだろう．トップマネジメントが，常にQMS活動の浸透具合を把握しておくことが大切である．

■ステップ7の活動のポイント
□進捗状況を職員に見せる

　成果を見せることが，職員のモチベーションを保つ最良の方法である．改善効果がこれだけあったということを見せるのがよいが，導入後すぐに効果が現れるわけではない．初期の段階では，単なる活動結果でもかまわないので，「何がどれくらい進んだか」を示すとよい．例えば，「PFCがいくつ完成した」「内部監査を行ったら改善項目がこれだけあった」「現存の文書をこれだけ整理できた」といったことである．

　部署によって進み具合に差が出る，あるいはかかわり方に温度差が出るというのは，よく起こる問題である．そのような場合こそ，成果を示していくことが重要である．組織の公式な活動であり，組織的にこれだけ成果が出ているということがわかれば，積極的でない部署も，無視することはできなくなる．

文献
1) 飯田修平，飯塚悦功，棟近雅彦監：医療の質用語事典．日本規格協会，2005．
2) JIS Q 9023:2003　マネジメントシステムのパフォーマンス改善－方針によるマネジメントの指針．日本工業規格，2003．

4

事例
―― 私たちは QMS にどのように取り組んだか

4-1　大久野病院　p64
4-2　飯塚病院　p75
4-3　古賀総合病院　p85
4-4　城東中央病院　p95
4-5　仙台医療センター　p108
4-6　前橋赤十字病院　p117
4-7　武蔵野赤十字病院　p128
4-8　久喜総合病院　p133
4-9　埼玉病院　p142
4-10　川口市立医療センター　p150

4-1 中規模慢性期病院で，QMS活動を院長自らが牽引する

QMSの取り組み事例
大久野病院

1. QMSの目的，位置づけの明確化

「医療事故対策とは何をどうすればよいのか」と，小さい山の中にある療養型の病院において，私たちは長年悩み続けていた．転倒・転落，与薬ミス，患者誤認などのインシデント・アクシデントは発生し続けており，一部の看護師からは「事故防止を行ってほしい」という要求もあったが，どうすれば改善できるのかがわからなかった．

行政からは，インシデント・アクシデントを集めてその対策を行うことが事故防止につながると指導されていた．しかし，「集めたところでどうすればよいのか」「そのなかから同じような事例を探すのか」「対策が見つからないようなインシデント・アクシデントにはどのように対応すればよいのか」など，悶々とするばかりで結果が得られなかった．

2005年頃，飯塚悦功氏から「質マネジメントの手法ではプロセス指向という考え方が事故防止につながる」とうかがった．この時，手順を決めてそれを守ることが事故防止になると理解し，この手法は医療事故にも適用できると直感した．その後，さらに深く話をうかがうことで，医療における質の向上もまた，工業界で用いられた質マネジメントの考え方を医療に置き換えることで可能であるという考えに至った．

また，事故がないことは患者満足度を高める基礎であり，事故防止は病院の質を上げると考えた．そこで，事故防止を中心に据えながら病院全体の質を向上させたいと考えるようになった．こうして私たちは2007年，医療QMSの導入を決意した．

■病院概要
名称：医療法人財団利定会　大久野病院
開設日：1972年7月1日
所在地：東京都西多摩郡日の出町大久野6416
病院長：進藤　晃
病床数：158床（回復期リハビリ病棟50床，医療療養病棟50床，介護療養病棟58床）
標榜科：3科
外来患者数：10人／日
入院患者数：146人／日
病床利用率：92%（2013年度）
平均在院日数：回復期リハビリ97.1日（2013年度）
主な認定・機能：西多摩地域リハビリテーション支援センター・西多摩地域高次脳機能障害者支援センター

2. 導入のコンセンサスの獲得

1) 経営層での意識統一

　QMS導入は，理事長（院長）と常務理事（院長の弟）で決定した．次項で述べるキックオフミーティングと同じ内容を，医師・看護部長・事務長をはじめ，各課長に伝達した．おそらくこの時点では，誰にも理解（賛同）を得られていなかった．

　まずは，手順を書くということだけを依頼した．反対勢力を出現させないよう，最大限の注意を払った．その対策として，簡単で理解しやすいことから開始し，理解が難しいことには触れないまま進めるようにした．その結果，反対する職員はなかったが，医師の協力を得るのはなお難しかった．

2) キックオフミーティング

　2007年7月，全職員を対象として，QMSを導入する目的・効果について院長が説明を行った．「導入の目的は事故を防止する組織体制をつくること」「事故とは患者満足度に影響するすべての出来事を含んでいる」と伝えたつもりだが，あまりうまく伝わらなかった．

　医療事故を防止する方法は，手順を決めてそれらを守る以外にない．この目的に向かって行動すると，結果として「質が高い」と評価される効果が得られると説明した．ただし，単純に事故をなくすのではなく，「提供する技術は一定レベル以上にあって（つまり，教育が行われていて）事故がないこと」が条件となるが，この時点では，そのことを伝えることができなかった．今にして思えば，このキックオフミーティングの時点では，院長自身が「QMSとは具体的に何を行うのか」「何をどうすればQMSがあるといえるのか」について，あまり理解できていなかった．

　QMS導入を決意した時点で院内全体を見渡すと，手順は存在しているものの，見える化（＝明文化）がなされておらず，暗黙の了解になっているものが多かった．さらに，同じ仕事を行うにも，職場が変わると若干手順が異なっており，物品の置き場も異なっていた．もっと詳細に調べてみると，人によっても手順が異なっていた．このような状態では，看護師が一人勤務になる夜間帯では，「今夜は安心，でも明日の夜は不安」というような状態に陥ることが理解できた．

　改善活動は行っていたが，組織的な活動ではなく，明文化されていないルールを各自が変更して，周知徹底がなされていない状態であった．その結果，「私たちはしっかり行っているのに，ほかの人が行ってくれない」と，イライラする職員が出るという状況であった．

　この状態を打破するうえで，QMS導入のキックオフは十分な影響があった．

3. 推進体制の決定

1) 推進コアメンバー

　QMSを導入すると決定し，組織経営層への説明，キックオフミーティングでの説明は行ったが，理事長と常務理事の2人以外に活動できる人はいない．新しい組織をつくるとなると，それだけで負担が増えるので，整理・整頓の5S推進活動をしていた「業務検討委員会」を利用することにした．

　まず，PFCの記載様式を説明し，インシデント・アクシデントレポートから最も事故が発生していると考えられる手順を抜き出して，記載を始めることにした．その後，PFCの記載が各部署においてできるようになったところで，「システム開発委員会」と名称を変更し，その活動内容を

①内部監査の実施，および②PFCに従って仕事が行われるよう周知徹底すること，とした．

2）品質推進部

　QMS導入にあたり，PFCの作成とその精度をコントロールできる人がいなければ，組織全体で異論が唱えられるのみで，浸透することは難しい．当初この責任を負える人は，当院では院長以外に存在せず，院長自らが行っていた．しかし，PFCを作成するだけであれば院長職の空き時間で可能であるが，品質マニュアルをはじめとする文書を管理し，内部監査と外部監査の結果をまとめて是正処置を行うとなると，院長の手だけでは到底足りない．

　そこで，2009年のISO9001認証取得後1年が経過した時点から，品質管理部門である「品質推進部」を設置している．兼任の看護師1名でスタートし，現在は兼任者2名，週2日の勤務体制で取り組み，組織図では院長の直属部署とした．

　主な業務内容は，①内部監査のスケジュール，②人員配置，③監査結果から必要が生じた是正処置の内容確認とフォローアップ，④改善に伴う文書の承認とその管理，⑤品質マニュアルの変更および広報，⑥マネジメントレビューへのインプットとアウトプットの整理と改善の提案およびその広報，⑦QCミーティングの運営，⑧外部監査への対応とその後の是正処置の確認，である．

　開設当初，当然のことながら担当者は，何をどのようにしてよいのかわからないので，院長の指示に従って主に文書の整理を行っているだけだった．しかし，その文書の往復や整理を行うなかで，約1年後から，自主的な活動が行えるようになった．現在，文書の全面改訂や手順の変更は，品質推進部を中心に行えるようになってきている．品質推進部は，病院全体の質を上げるためのマネジメントを行っていると考えている．

4. QMS導入・推進マスタープランの策定

　QMS-H研究会での活動ステップに沿って，当院のQMS活動は開始された．まず，職員全員に対するQMS導入のキックオフ会議を行った．次に，明文化されたものがなければ何もできないので，手順を明文化することから始めることにした．

　この作業は，組織的に行う必要があった．必要な人員を確保すること，および作業の負担を増やすことは難しいので，新たな組織を編成することは行わず，先に述べた5S活動を行っていた業務検討委員会の業務として開始した．

5. QMSの構築・実施・運用

1）導入時に行った教育

　業務検討委員会の委員全員に対して，①PFCの記載方法，②QMS活動の必要性，③全員参加の必要性（全員が同じ手順を使用し，目標を共有すること），を教育した．

2）業務プロセスの可視化・標準化

　手順の記載方法はPFCを利用したが，まずPFCを理解してもらうことに苦労した．「工程順に記載する」「工程は前後しない」「一工程ごとに記載する」などの原則は理解できたが，実際に記載を開始すると，「どこまで詳細に書くべきか」「工程の順番が決められない」といった問題に突き当

たった．

　例えば外来受診において，問診・処置・与薬・検査・診察のどこから開始するかは，患者の有する疾患によって異なるので，順番を一律に決定することはできない．感冒を疑う人であれば，問診→診察→検査→与薬となるが，擦過傷などの外傷であれば，処置から開始して，処置中に診察や問診を行うという順番に変化する．

　工程の順番は，組織運営の質を向上させるためにその順番を決めているのであって，医師という職業上の固有技術による判断で変化する工程とは異なる．この問題に関しては，「固有技術による判断によって変化する工程には踏み込まないで記載する」と判断し，解決した．

　また，「一工程の大きさをどうするか」も課題であったが，当院においては，「事故防止につながる工程は細かくても記載する」とし，インプット・アウトプットを考えることにより，一工程の大きさを決定した．

　PFC だけでは記載できない詳細な工程は，4W1H を同時に記載して，サブ PFC を作成した．最初から院内におけるすべての手順を決めていくことは不可能なので，事故防止を行ううえで最小限必要と考えられる手順に絞って記載した．

3）文書管理システムの構築：文書管理・品質マニュアル・品質保証体系図

　さまざまな手順を記載すると，その数だけ文書ができあがるので，管理を行っていく必要がある．文書間の関連性，文書を使用する部署，文書の階層化によって整理し，文書管理規定によって文書の新規発行手順・変更手順・廃棄手順を決定した．電子化されていなかったので，紙の文書はコピーした．手順書が増えると，その使用方法を記載する必要性が生じる．それらをまとめて「品質マニュアル」とした．

　QMS-H 研究会が提案する，文書の関係性を「見える化」できる様式に従って，品質保証体系図につながる文書体系図を作成した（図 4.1.1）．この品質保証体系図は，病院全体で行われている業務手順の関連性を表している．大枠は①経営フレームワーク，②診療プロセス，③経営要素管理，④支援プロセスから成り立つ．「経営フレームワーク」で経営方針を設定して，「診療プロセス」で実行する．その診療を教育や物流で支援するのが「支援プロセス」で，さらにその結果得られる会計などが，「経営要素管理」である．これらには，PDCA サイクルに似た関連性がある．

　品質保証体系図は，文書管理体系図にもつながっている．例えば，診療プロセスは外来・入院・共通プロセスから成立しているが，共通プロセスの検査プロセスのなかには採血検査の手順が含まれる．採血の依頼伝票が文書であり，これが書き込まれたものが帳票となり，採血結果が記録となる．つまり，院内で使用されている文書類は，文書管理体系図によって管理され，品質保証体系図に従ってすべての関連性が明らかとなっている．

4）内部監査

　手順の記載終了後に，第 1 回内部監査を行った．目的は，記載されている手順が実行されているかを確認することである．内部監査員教育を行うために外部での講習を受けた後，実施した．様式の準備，内部監査の実行手順が不明であったが，内部監査の PFC を作成して文書を関連づけることで，業務の流れや実行方法が認識できた．

　内部監査が組織にとって「嫌なもの」となってしまっては，本末転倒である．その対策として，監査側が横暴に振る舞ったり威圧的な発言を行わないよう，前半に内部監査を行った部署が，後半は被監査側になるようにした．これによって内部監査はスムーズに進んだ．また監査員には，よい

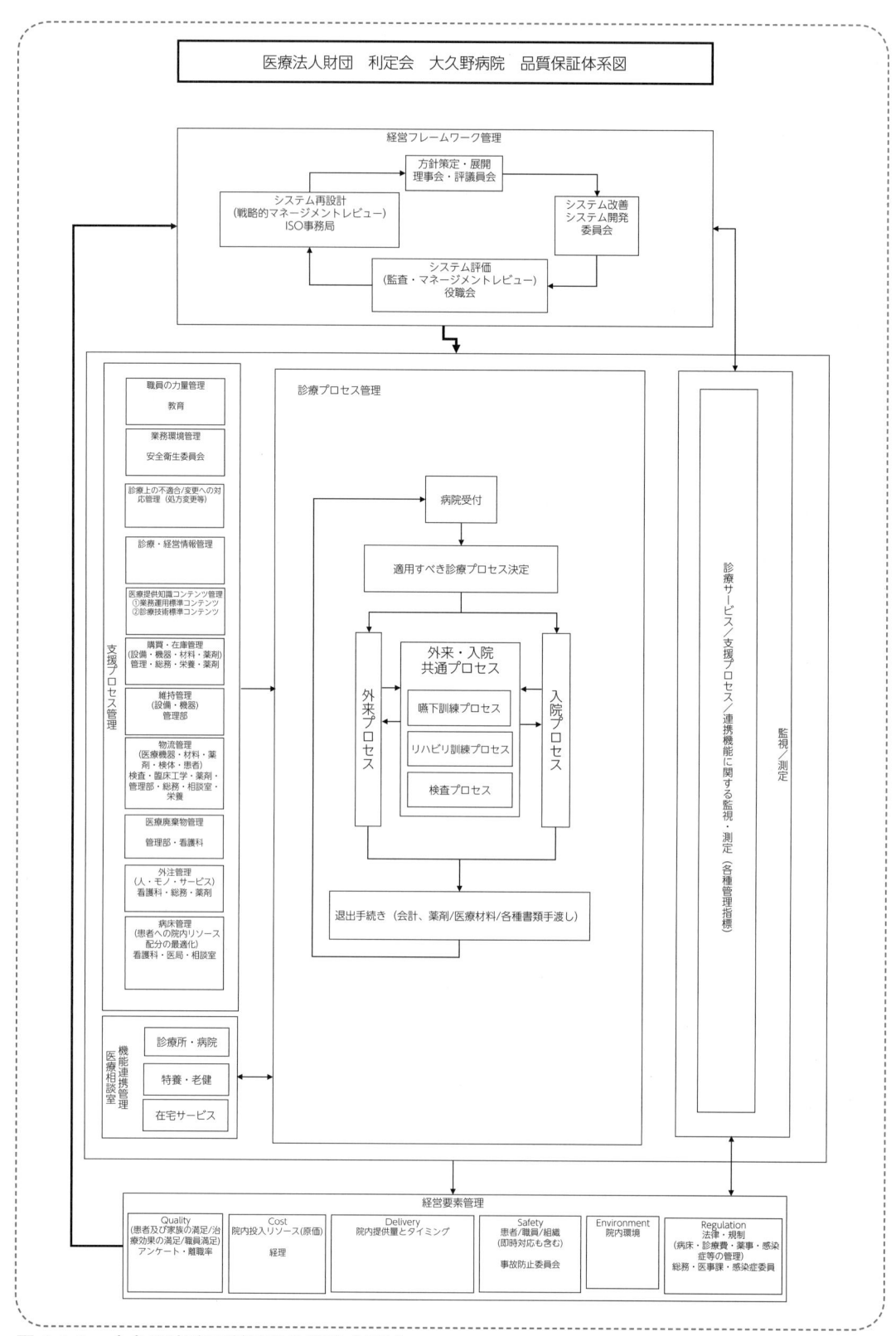

図 4.1.1　大久野病院品質保証体系図 (実物)

点を必ず褒めることと合わせて，指摘も必ず1個以上出すことを求めた．

様式に関しては，工業界で使用されている様式を参考に作成した．チェックリスト，チェックシート，計画書，結果報告書，是正処置要求書，是正処置報告書，内部監査報告書，内部監査最終報告書など，内部監査を行うにはさまざまな様式が必要である．2回目の監査までに，使いにくかった点を振り返り，様式を1枚にまとめる等の改善を行うことで，簡素化を図った．

監査員教育を受け，かつ内部監査の監査員を経験した人を「主任内部監査員」として認定し，2人一組で1年かけて，全部署の内部監査を行える体制を整えた．

5) 第1回マネジメントレビュー

第1回マネジメントレビューは，品質マニュアルに記載されているように，インプットからアウトプットを出そうと考えた．しかし，インプットすべき材料に乏しく，レビューしても改善すべき項目に行きつかず，アウトプットがない状況で終了した．

この時の最大のアウトプットは，内部監査スケジュールと連動したマネジメントレビューの実施に関して，年間スケジュールを取り決めたことだった．品質マニュアルにあるインプット項目の内容をいかに集めるか，その方法を検討する必要があった．この時点ではなお，情報を集中管理できていなかった．

6. QMSの継続的改善

1) マネジメントレビュー

初回以降，情報の集中管理ができるように，品質推進部が積極的に情報を収集するようになり，徐々に組織全体から情報が集まるようになった．現在は院内LANを利用して，サーバーにすべての情報をおき，共有できるようになっている．

現在私たちは，マネジメントレビューを，組織全体の方針を決めていく会議と捉えている．①内部監査の結果，②インシデント・アクシデントレポート，③事故防止委員会の検討結果，④感染症委員会の結果，⑤行政による立ち入り検査の結果，⑥患者アンケートの集計，などをインプットするが，全体として何が問題で，何をどうすれば改善していくのかを，会議参加者全員が把握・判断することは難しい．その原因は，管理会計を組み合わせていないことにあると考えている．

管理会計を組み合わせることによって，組織のどの部署の問題で利益率が低いのかが把握できる．「利益率が低い（赤字である）」という問題点は，経営上最優先されるうえ，解決しなければならないという意識が非常に高く保たれる．もしも赤字が許されるのならば，どんな手法を用いても，改善に対する意識を強く持ち続けることは難しいだろう．少しでも利益が出るように，少しでも仕事が楽になるように，でも提供している質は落とさないようにと考えるのが，改善へ向かわせる原点であろう．

2) QCミーティング

病院の事故防止に限らず品質を向上させるためには，内部監査をはじめとするさまざまな機会から問題点を見出すことができる．そのなかで，順位を付けて問題点を絞ることができればよいのだが，QMS開始当初はなかなか難しかった．現在は中長期目標を定め，その管理指標を定めることで，重み付けが可能になっている．

当院では，さまざまな問題のなかから，解決すべき目標を絞って問題を解決する「QCミーティング」を月に1回，各科担当者数名と品質推進部が参加して行っている．
　このミーティングではQCストーリーを利用し，①テーマの選定，②現状把握，③要因解析1(要因の整理)，④要因解析2(仮説の設定)，⑤要因解析3(検証)，⑥対策の検討，⑦対策の実施，⑧効果の確認，という8段階を確認しながら，問題解決を行っている．
　リハビリテーション科においては，2010年に1年かけて，「リハビリスケジュールの効率化」を目標にQCミーティングを行った．リハビリの提供に関して，そのスケジュールは当日の朝に決定されるので，リハビリ目的の入院患者にもかかわらず，患者のその日のスケジュールがわからないという現象が生じていた．患者にとっては，リハビリのスケジュールがわからないと，自分の体調管理(例：事前にトイレに行きたい)やスケジュール管理(例：面会の予定)などが行えず，患者の不満につながっていた．このような患者の不満をリハビリテーション科と確認し，テーマとして選定した．
　現状把握として，どのような手順でスケジュールを計画するのか，PFCを作成した．PFCによると，スケジュールの計画に際しては，当日患者へ提供されるリハビリ以外のサービスを考慮して計画が行われていることが理解できたので，考慮すべきサービスをすべて提出してもらい，それらを分類した．次に，全リハビリスタッフが計画した1週間のリハビリスケジュールに関して，その実行率，および実行を阻害された要因を計測した．要因を整理した結果，病棟での入浴スケジュールが決まっていないことが，リハビリスケジュールが計画できない要因の1つであることがわかった．
　そこで，QCミーティングに病棟も参加してもらい，入浴スケジュールがリハビリスケジュールに影響があることを説明し，病棟の理解を得て，入浴スケジュールを計画的に組めるように検討してもらった．その結果，病棟において事前に入浴のスケジュールを計画することとなり，変更がある場合，リハビリ科へ情報提供することが手順として定められた．
　この手順をもとに，再び全リハビリスタッフが1週間のリハビリスケジュールを計画し，実行率を計測した．その結果，34%であった実行率が46.8%に改善された．まだ十分な効果が出たとはいえないが，工業界で使用されているQCストーリーは医療界でも十分に利用可能であり，改善に結びつくことがわかった．引き続き，実行率を上げるミーティングを継続中である．

3) 事故防止とQMS活動

　私たちは，事故防止を目的に，QMS活動(ISO9001の導入)を開始した．手順を可視化するだけでは，事故防止活動につながるわけではない．しかし事故を防止するためには，手順を明らかにして，それを守る以外にない．
　手順を明らかにすることは文書の増加につながり，また文書の更新・新設・廃棄という管理も必要で，これら文書に関するマニュアル，つまり品質マニュアルが必要となる．また，実際に手順どおり行われているのかを確認する内部監査や，行われている活動全体を見渡して実行性の検証などを議論するマネジメントレビューが必要になる．さらに，組織全体が事故防止という方針に向かって問題を解決する方針管理も必要となる．
　つまり，手順の可視化を行うことが事故防止につながり，事故防止を行うためには手順の可視化が必須であると考えている．

7. これまでの活動のまとめ

1) 活動中に起きた問題点

　QMS 導入後，最も困難と感じることは，全職員への周知徹底である．手順やプロセスを作成して改善活動を行っているが，手順を遵守すべき全職員がその手順を知り，そのとおりに実行することは，非常に難しいと感じている．手順やプロセスの遵守が事故防止や品質向上につながることを全職員が認識することは，今後も難しいかもしれない．

　しかし，これを少しでも解決するには，教育と訓練を行うほかないと考えている．事故防止委員会の院内勉強会で，出席表の提出を求めた際に，同時に文章の穴埋め問題を行ってみたことがある（図 4.1.2）．勉強会の最後に回答をスライドで示したが，「QMS」という回答を間違える人が複数名いた．「これでも間違えるのか」と，改めて教育の難しさを実感したが，あきらめずに続けることしか解決法はないと考えている．

2) 活動の効果

(1) 手順の標準化とマニュアルの整備

　以前からマニュアル類は存在していたものの，重要なものであるという認識がなく，まったく整理されていなかった．しかし，これらは QMS 活動により，整理が開始された．業務の手順は，それぞれプロフェッショナルとして身に付いており，それらに従って業務は行われていると考えていた．しかし，QMS 活動を通じて，手順には個人差や職場での差が非常に大きく，その場その場で

事故防止委員会　勉強会出席表

20XX 年 X 月 X 日

所属
氏名

1. 本年度の病院の方針を記載してください

2. ISO 9001 と医療事故防止はどのように結びついていますか？　下線の空欄を埋めてください．
　① ISO 9001 は＿＿＿＿＿活動を行っていることとして認証された．
　②＿＿＿＿＿活動はエラーを＿＿＿＿＿＿にする活動なので事故防止になる．
　③本年 11 月に QMS 研究会を予定しています．発表内容は，それぞれの部署がどのように
　　＿＿＿＿＿を達成したかについてです．

3　自由記載

図 4.1.2　勉強会出席表での質問項目

新たな手順を作成しながら対応している状況が確認された．

　手順を決めること，手順を守っていくことが，個人差や職場間の差をなくし，仕事が遅滞なく流れることにつながると認識し，手順書作成から開始した．その結果，現在103個の手順書（PFC：50個，登録待ちPFC：5個，病棟マニュアル：48個）が，公式の文書として登録され，管理されている．

　病院としての正式な仕事の方法が定められたことは，当院にとっては大変大きな収穫であった．

(2) 手順書の改善活動

　現在はPFCを職員が認識しつつある状態で，手順実施の徹底までにはつながってはいないものの，インシデントの分析やデータ収集を行い，PFCや手順を見直そうという活動が始まっている状況である．

　インシデント発生時には，PFCの見直しを行うことが多くなり，PFCがない場合でも手順の見直しを行うことが，当たり前のようになってきている．

(3) 方針に基づいた改善

　方針管理を行うことで，各課において品質方針に沿った問題解決を実行することができている．

(4) 内部監査による問題点の明確化

　内部監査員教育も進み，各課の問題抽出を行い，修正・是正の対応ができるようになっている．

3) まとめと今後の課題

　当院では，どのように事故防止が可能かという疑問から，品質を高めることは，事故防止を基礎におきながらPDCAを回すことであるという考え方に至り，QMS活動は始まった．当初理解者は少なく，「なぜPFCの記載が必要なのかわからない」「もっと先にやるべきことがある」と言われたが，信念を持ち続け，中核となるチームづくり，PFCの作成からスタートし，文書が増えた時点でその発行・廃棄・変更を管理する文書管理と品質マニュアルを作成し，内部監査を行った．さらにマネジメントレビューを行い，問題解決・方針管理を実施した．この過程で，ISO 9001の認証も取得した．

　現在の課題は，全員への周知徹底を図るために，教育と訓練に取り組むことである．QMS活動に取り組み始めて4年後くらいから，PDCAサイクルは回り始めている．改善活動の結果は，「リハビリスケジュールの効率化」にみられるようなものも現れるようになっている．

　今後も，「継続することが最も品質を高める近道である」と考えて，地道なQMS活動を続けたいと考えている．

解説 大久野病院の QMS 活動の特徴

1. 院長主導による推進

　大久野病院の最大の特徴は，院長自らが率先して QMS を学び，学んだことを自らが実践したことである．通常，QMS 活動で院長が行うべきこと，すなわち導入宣言を行ったり，経営層での意識の統一を図ったり，推進体制を整えたりといったことはもちろん，自ら PFC も作成し，手順書も書いた．QC ミーティングも主導し，改善活動の指導も積極的に行った．

　大久野病院は 158 床の慢性期療養型の病院であり，比較的小規模である．他の大規模病院に比べて職員数に余裕があるわけではないので，院長自ら行わざるをえないという側面があるのも事実である．それでも，これほど院長自ら率先垂範して推進していった例はない．QMS 活動を効果的に進めている企業には，質の重要性を理解し，QMS 活動の実質的責任者として強力に推進する「Mr. Quality」と呼ばれる人が必ずいる．大久野病院の場合，それが院長であった．

　院長自らが動けば，当然下の人はついていかざるをえない．これは，「命令に従わせた」ということではなく，成功例を自らがつくり職員に示すことで，「職員の理解が得られた」ということである．

　また，QMS 活動を進めるにあたっては，推進組織をつくる，方針を決める，責任と権限を決めるなどの経営資源に関する決定や経営判断を伴うが，そのスピードが断然速くなる．小規模な病院は，活動に参画できる人が少ないという弱点があるように思われがちである．しかし実は，少人数でこそ機敏に動くことができたり，コミュニケーションが密にとれるといった利点があり，QMS 活動を進めるうえでは有利な組織である．

2. 推進体制

　大久野病院では当初，特別な推進組織はつくらずに，院長が推進役となって進めていった．ISO9001 の認証取得まではこの体制で進めたが，さすがに院長の仕事として，ずっと QMS 活動だけを行えるわけではない．そこで，認証取得後 1 年半が経ってから，品質推進部という推進組織を設置している．

　この間，院長だけが QMS 活動を行っていたわけではない．職員にも参画してもらう必要があるわけで，そこで新たな活動や会議体をつくるのではなく，すでに行っていた 5S 活動とその委員会を活用している．従来の活動の延長線上で進めるというのは，職員の抵抗意識を低減するうえで 1 つの有効な方法である．

　推進組織の設置までは，院長自らが QMS の構築と運用という方針管理の課題に取り組み，その方法がわかった段階で，日常業務として品質推進部に業務を移管したとみなすことができるだろう．

3. 業務手順の可視化の意義，意味

　QMS を導入・推進する際に，QMS-H 研究会で推奨する最初の活動は，PFC を用いた業務手順の可視化である．大久野病院も PFC を徹底して活用・導入している．

　業務を可視化することの意義の 1 つに，皆がそれを見ることができるということがある．

当たり前と思うかもしれないが，これだけでもさまざまな効果をあげていることが，大久野病院の事例から読み取ることができる．

導入前は，手順が暗黙の了解になっているものが多く，事故防止の観点からいえば，非常に不安な状態であった．PFCによって，この不安を解消できた．インシデントやアクシデントが起こった場合には，手順の何が悪かったのかを皆で検討できるからである．

せっかく手順を決めたならば，それに従って仕事が行われるようにしたい．それを周知徹底することは，大久野病院でも苦労していたことであるが，PFCを見せることで口頭で説明するよりもはるかに容易に周知徹底できる．

全員が同じ手順を使用することを徹底し，全員参加の考え方を意識づけることにもPFCを活用している．組織に共通のツールをもつことは，組織的活動を進めるうえで，きわめて重要なことである．コミュニケーションがスムーズに行えるようになるし，皆を同じ方向に向かせることができる．

4. 内部監査における相互監査

内部監査は改善の機会を見つける活動であるから，QMS活動の目的を実感する最初の活動になることが多い．表現を変えると，他部署の行っている活動の悪いところを見つける活動であるから，場合によっては「抵抗のある活動」になってしまう場合も少なくない．相手の非を見つける活動ではなく，あくまでも仕事の仕方の改善のために行うということを理解してもらうとともに，監査員になって偉そうな態度をとる人が出ないよう配慮することが必要である．

そのためには，まずは内部監査員の教育において，監査の目的を十分理解させることが必要である．それに加えて大久野病院では，前半に内部監査を行った部署が，後半で被監査側になるという相互監査を行うことで，これらの問題の発生を防いでいる．この方法はQMS-H研究会の他の病院でも取り入れられていて，有効に機能している．

さらに大久野病院では，よい点と悪い点を必ず1つ以上指摘するようにしている．内部監査は，「人の振り見てわが振り直す」絶好の学習の機会であり，よい点を考えさせることは重要である．悪い点も必ず指摘させるということは，相手に遠慮して何も言わないことを防げるし，改善の機会は必ずあることを理解させるうえでも有効である．

5. マネジメントレビューの位置づけ

マネジメントレビューは，ISO9001に必須の要求事項として規定されている．しかしISO9001の認証を取得している企業などでも，「定期的に行うことが規定されている」から行っている場合が多く，有効な活動になっている場合は少ない．認証維持のためだけに，形式的にマネジメントレビューを行うことは，一言でいえば無駄である．

大久野病院ではマネジメントレビューの場を，組織全体の方針を決定する会議体と位置づけ，質に限らず，さまざまな問題が上がってくる場としている．大規模な組織になると，さまざまな会議体ができてしまうことが多いが，このような形でマネジメントレビューに複数の機能を集中させる方法は，実効性を上げる1つの方法であるといえる．QMS活動と経営活動を，一体化して進めることができるという効果もある．

(棟近　雅彦)

4-2

QMSの取り組み事例
飯塚病院

超大規模病院で，一診療科によるパイロット活動から病院全体に展開する

　飯塚病院は，福岡県の中央部にあたる筑豊地区40万人を2次医療圏とする急性期総合病院である．1918年，創設者の「郡民のために良医を招き，治療投薬の万全を計らんとする」という開設の精神の下に設立され，今もこの精神を受け継ぎ，「日本一のまごころ病院」を目標に掲げている．

　病床数は1,116床（一般978床，精神138床）で，職員数2,432人（医師279人，看護師1,104人，医療技術者524人，事務ほか525人）を有している．早くから臨床研修制度の拡充に取り組み，全国から研修医が集まる臨床研修指定病院である．また救命救急にも力を入れており，年間7,000を超える救急車搬送に対応している．さらに，がん診療連携拠点，災害拠点，周産期母子医療センターを兼ね備え，この地域の医療を支えている．

1. 以前からの取り組み

1）TQM（QCサークル活動）

　TQM（QCサークル活動）は1992年に，オーナーからの働きかけで導入された．毎年20サークル前後が半年間かけて，病院内の業務について，QCストーリーに則って改善を行う．この活動は，PDCAを教えていく「改善」教育の場でもあり，手法の研修に加え，各サークルはTQM指導者からレビューを受けていくことで，実践のなかで学びながら成長していくという仕組みとなっている．

　毎年9月の発表大会には，各チームが成果を発表しているが，全国から500名を超える参加者を集める一大イベントとなっている．2015年に24回目の大会を迎え，「PDCA」や「後工程はお

■病院概要
- 名称：株式会社麻生　飯塚病院
- 開設日：1918年8月
- 所在地：福岡県飯塚市芳雄町3番83号
- 病院長：増本　陽秀
- 病床数：1,116床（一般978床，精神138床）
- 標榜科：34科
- 外来患者数：46万4,990人（1,890人/日）
- 入院患者数：33万3,062人（912人/日）
- 病床利用率：91.0%
- 平均在院日数：14.6日
- 主な認定・機能：地域医療支援病院，開放型病院，地域災害拠点病院，臨床研修指定病院，地域がん診療連携拠点病院，救命救急センター，総合周産期母子医療センター，臓器移植提供施設

客様」といった言葉を誰もが理解しているということからも，当院での改善の DNA は，この活動を通して受け継がれてきたといえる．

2) ISO14001

ISO14001（環境マネジメントシステムの国際規格）は，地球温暖化など環境問題がクローズアップされはじめた 2000 年，医療活動の実施に伴って発生する環境問題に，病院で働く私たちの自己責任において対処しようという目的で始められ，事務局として環境マネジメント室が発足した．

2001 年に認証を取得したが，この時，九州の医療機関としては初で（全国で 9 番目），認証病院としては最大規模であった．このように当院は，環境への影響を考慮した事業体として認証を受け，毎年外部審査を受けている．

3) 目標管理

このほかにも，目標管理を 2003 年から導入しており，医師を含むすべての職員に適用されている．半期ごとに目標を立て，評価を行っている．

2. ISO9001 導入のきっかけ：当時の院長の思考から

当時の田中二郎院長は，ISO9001 導入のきっかけとして，以下のようなことを考えていた．

1) 縦割り組織の弊害

医療の質マネジメントに関しては，飯塚病院は日本病院界における TQM 活動の草分け的活動拠点として現在も活発な活動を行い，病院機能評価も率先して受審し，すでに更新も済ませている．ヒヤリ・ハット報告制度も比較的早く立ち上げ，リスクマネジメント委員会を中心に分析・対策実施を行ってきた．フェイルセーフやフールプルーフの考えも取り入れて物品購入に当たっており，ダブルチェック，指差し呼称など，現場は二重三重の安全装置が仕掛けられてきた．

しかし，それでもインシデントが絶えない．転倒・転落が最も多く，誤薬がこれに次ぐ頻度を占める．まれに，あっと驚くような初歩的ミスで，患者さんの尊い命が存亡の淵に立たされる．「これではいけない，イタチごっこだ．病院中の医療サービスの業務システム全体をカバーした安全対策がないと，この先も果てしなく"もぐらたたき"をやっていくしかない」と危惧していた．

病院は古くから縦割りの組織で，医師や看護師といった資格がものをいう．縦割りの弊害は，隣の部署の内実がよく見えないことである．科ごと，病棟ごとに手順が異なる処置も多くあり，極端にいえば一人ひとり，手順が異なるとさえいえる．独創性の美名の下に，また業務の効率性を優先するあまりローカルルールとなり，そこに働く者独特の世界となっていることに気づかない場合もある．

質の高い医療サービスを 1 つの部署だけで提供しても，全体的な患者満足度にはつながらない．すべての部署が標準化された高い質のサービスを提供してこそ，21 世紀の病院であろう．

2) 組織横断的チームの限界

最近，感染対策の ICT，栄養管理の NST，褥瘡管理チーム，呼吸管理の RST など院内多職種からなる混成チームを組み，標準化が図られるようになったが，このような組織横断的チームの設置にも，限度があることは明らかである．

すなわち，何か問題が起きてから対策チームを立ち上げる後追い方式では，急速に進歩・変化する現代医療に，組織の安全管理が追いつくことはできない．小手先の改革ではなく，原点に返って病院組織の医療安全体制を見直す必要があるのではないだろうか？

3) チーム医療におけるルール

　現代の病院における医療はチーム医療であり，チームワークにおける医療過誤の防止を図らねばならない．チームメンバー間の意思伝達に齟齬をきたすと，医療過誤が誘発される．個人的な医療知識不足のほかに，うっかりミス，思い込み，勘違い，物忘れ，記憶違い，早とちり，聞き違い，読み違いなど，単純なミスも見逃せない．同じ部署内でも伝達ミスが起こるのであれば，異なる職種間の伝達では，よほどしっかりしたルールがないとうまく伝わらない．
　部署ごとの業務手順書（マニュアル）はどこの病院にもあり，スタッフはマニュアルを確認しながら業務に従事している．例えば，処方箋や検査依頼書などの伝票連絡方式では，伝票が存在する．これにより私たちは，他部署の業務内容を知らなくても，患者診療に必要な院内業務全般を手に入れている．言い換えれば，チームワークのなかで，他のメンバーの業務内容を知ることなく，働いている．これらの他部署の業務マニュアルを，チームメンバーが常時読めるようにしておく必要はないのだろうか？

4) ISO9001 の意味

　院長には，病院の業務全般を統括する責任がある．しかしながら，各部門，各部署で行われる業務手順すべてを見ているわけではない．そこは各部門，各部署の長に責任を委譲している．
　しかし，医療安全がこれほど声高に叫ばれるなかで，各業務手順書をいつでも手に取り，読みたいと思うようになった．病院で行われている医療行為の手順が標準化されているのかいないのか，知りたいと思うようになった．この希望に適うのが ISO9001 で，その要求する医療サービスにおける業務体系の文書化が，実はマニュアル整備にほかならない．つまり，QMS を構築することによって全部署で業務の可視化が行われ，関係者全員が業務プロセスを見ることができるようになるだろう．

5) 医療における標準化

　クリニカルパスなどの医療行為の標準化とは，ある意味で，医療の規格化である．しかし，人は物と違い，感情がある．だから，患者一人ひとりにきめ細やかな対応を行わなければ，十分な満足感を得ていただくことはできない．そのうえで，サービスとして絶対に外すことのできない最低限の要件を決めておくことが重要であり，それが真の意味での標準化ではないだろうか？
　病院における医療安全の最終目標は，患者が退院する際の，満足感溢れる笑顔である．そのためにできることは何でもやってみようと思ったことが，私たちが ISO9001 に正面から取り組むことになったきっかけである．

3. ISO9001 導入への取り組み

　2005 年，ISO9001 導入のためのキーパーソンとして，当時 TQM を担当していた副院長（安藤廣美心臓血管外科部長）を室長，TQM 担当と ISO14001 担当の事務職員を室員とする ISO 管理室が設立された．同年 6 月，当時の社長，院長，副院長で構成される経営会議にて，クオリティ

マネジメント室 TQM 担当より，ISO9001 の概念，導入の意義，負担などが提示され，導入への活動が承認された．

さらに病院全体の取り組みとするため，ISO9001 認証取得準備委員会を発足し，早稲田大学棟近研究室，東京大学飯塚研究室の支援を受けて活動を開始した．メンバーには，委員長に ISO 管理室長，副委員長に技術系副院長（薬剤長），ほかにマネージャークラスの 19 名を任命し，6 月キックオフし，同時に早稲田大学棟近研究室と東京大学飯塚研究室による ISO9001 研修会も行った．

4. 医療安全体制の再構築

医療事故は，医療において最も重要な不具合である．ISO 導入の動機でもあった「事故をなくしたい」というトップの考えを実現するためにも，ISO9001 に規定される是正処置・予防処置を行ううえでも，医療安全体制を見直す必要があった．

それまでの医療安全体制では，月に 1 度のメディカルリスクマネジメント委員会のみの活動であり，安全に関するさまざまな問題について，現場を支援することができていなかった．しかもインシデントのほとんどは，看護部からの報告だけに偏っていた．

そのため東京大学飯塚研究室の支援のもと，ISO9001 導入と並行して，TQM 活動を利用した医療安全管理体制の再構築を行った．医療安全管理に必要とされる即時対応管理，分析管理，変更管理，構成管理の項目を整理して，管理体制はデザインされた．

まず医療安全推進室を設立し，全部署からセーフティマネジャーを選出し，分析や対策立案の実行・支援部隊として動くことのできる組織をつくった．それまで主に看護部内にとどまっていたインシデントレポート提出を，PC 入力とすることで院内全部署へ広げ，即時フィードバックを行うことで，情報共有に努めると同時に是正を行っていくこととし，これらを医療安全管理システムとして，医療安全管理基準をまとめた．

安全文化の醸成を目標に掲げ，その後も病院全体に情報共有する仕組みと，不具合から改善を行っていく仕組みを強化していった．

5. 業務マニュアルと PFC 作成

まず試験的運用として，投薬（外来，入院），検査（検体，画像），手術，リハビリ，病床管理，健康管理センターに関して，業務マニュアルと PFC 作成を開始した．さらに，病院として製品実現部門，すなわち診療科部門が欠落しているという指摘を受けたことから，製品実現部門の代表として心臓血管外科をモデルに選び，マニュアルと PFC の整備も行った．

2007 年，心臓血管外科単科で ISO9001 の審査を受審し，認証取得することができた．これを全診療科（病院全体）に広げるため，各診療科の医師，および診療を支援する看護部・コメディカル・事務部門を巻き込んだ活動へと展開させた．「医師は診療プロセスのリーダーである」を合言葉に，2007 年の全診療科の事業目標に組み込むことで，確実に全部署が実行できるよう配慮した．その際には，全診療科が一同に会して，準備委員会メンバーの支援を受けながらそれぞれの診療 PFC を，心臓血管外科のマニュアルと PFC を参考にして，作成する方式をとった．

2008 年，病院全体として ISO9001 の審査を受け，認証取得にこぎつけた．2010 年からは ISO14001 と統合して，審査を受けるようにした．

6. 文書管理

　ISO 導入以前の TQM 活動においても，マニュアルや手順などの文書が必要であるという意識はあった．ただし，各ローカルで作成された文書は多数あったものの，それらを管理するという概念やルールはなく，院内のマニュアルや手順書は雑然とした状況にあった．

　ISO 導入とともに，文書管理規定，記録管理規定を作成し，運用を開始した．これによって文書の作成・改訂手順などのルールが定着し，職員の間に「文書は管理すべきもの」という意識が広がった．また，各部署に文書・記録一覧表を作成してもらい，文書に対する意識づけ，および見直しの実施記録として利用することとした．現在，年に一度，文書の見直し時期を設け，所属長にメール配信することを数年にわたって続けているが，なお適切な文書レベルは定まっておらず，管理文書にどこまで盛り込むかは，作成する現場に判断を委ねている．

　文書は，それを必要とする現場にしかわからないところがあり，またその現場のレベルによっても左右される．マニュアルは増える一方であり，逆に探しにくい状況になっているのも事実で，これらを利用しやすいように管理することは，今後の課題である．

7. 内部監査

　ISO9001 を継続していくうえで最も苦心したことは，内部監査をどのように行っていくかという問題である．診療科が 32，病棟が 26，外来，技術部門，事務部門などと多くの部署が存在しており，毎年これらすべてに内部監査を行うことは難しく，また内部監査の監査員をどう確保するかという問題もある．これらについては何度も話し合った．

　当初，内部監査は当時の ISO 管理室および ISO 委員会メンバーが行う予定であった．しかし，診療をマネジメントしているリーダーは医師が中心であり，さらに外来看護師長，病棟看護師長がいて，さらにはその業務をサポートする各事務系課長，コメディカル各部署の部署長がいる．とくに診療科部長には，診療チームのマネジメントを行ううえで，クオリティマネジメントを率先して理解し，実行してもらう必要がある．

　そこで ISO 担当副院長の発案により，診療科部長を主任監査員とし，診療科チームによる相互内部監査を行うこととした．外科系と内科系で分け，双方が 1 年交代で監査と被監査を行うこととした．例えば，脳神経外科部長と病棟・外来を含めたチームで，消化器内科・病棟・外来・内視鏡センターの診療チームを監査し，次年度はこれを裏返して監査を行う．中央検査部・放射線部・リハビリテーション部などの技術系部署と，医事課・総務課などの事務系部署は，診療科に分配して監査を受けることとした．これらを通じて，主任監査員である診療科部長が ISO のマネジメントの考え方を理解でき，内部監査自体が教育的な役割も果たすことができると考えたのである．さらに，他の診療科のプロセスを知り，コミュニケーションをとることで，院内融和にも一役買えると考えた．

　監査員には前もって，外部から ISO 内部監査の講師を招き，レクチャーを行った．各診療科の病棟・外来などの関連部署がチームとして監査に臨むことで，診療プロセスを俯瞰して見ることができるように工夫した．さらに次の年には，病院の重要な横断的組織である委員会活動（常設として 32 委員会が存在）の内部監査も行った．

　診療科部長も，当初は主任監査員という役割に戸惑いがあったと思われる．しかし ISO 委員などのサポートメンバーの働きもあり，回を重ねるごとに積極的に参加するようになり，監査内容

も充実しつつある．現在，ISO9001 は当院において，診療科部長をはじめ看護師長や事務系課長，その他各部署のリーダーが基本的に身に付けるべきリーダーシップの素養であると考えられている．

8. マネジメントレビュー

当院のマネジメントレビューは主に，幹部会（週1回），経営会議（月1回），目標管理面談（半期1回），内部監査報告（年1回）と規定されている．経営指標，医療事故，顧客からのクレーム，不適合プロセスなどをインプットし，トップリーダーからそれぞれへの指示がアウトプットされる仕組みである（表 4.2.1）．半期ごとの目標・評価面談では，各部門，各診療科，各フィールド長に対して，院長による直接ヒアリングを通して，目標，計画の進捗状況や評価・問題点の報告が行われている．

また，年1回行われる内部監査報告では，内部監査終了後に品質管理責任者と事務局がその年の監査方針，是正要求事項の件数と内容，改善推奨事項の件数と内容，および総評を報告している．文書管理について重点的に行われた最初の内部監査終了後の報告では，品質管理責任者から，まだISO の要求事項に慣れていない状況や，文書管理の重点改善事項（不適合）の数と内容などが報告された．院長から，アウトプットとして文書管理の仕組みの確立，ISO9001 の理解を深めるための教育とそれを支援する組織づくりについて，指示があった．

9. 品質保証体系図の設計

QMS-H 研究会で示されていた品質保証体系図を参考にして，当院の品質保証体系はいかにあるべきかを検討・作成した品質保証体系図を，図 4.2.1 に示す．

表 4.2.1　マネジメントレビュー

項目	時期	会議体等
a) 経営指標	月1回	院内報告会 経営会議
b) 内部監査の結果	年1回	内部監査報告
c) 品質および環境目標の達成状況	年2回	目標管理面談
d) 法規制およびその他の要求事項における順法性評価結果	年1回	内部監査報告
e) 不具合・不適合の是正処置および予防処置に関する情報	月1回 または緊急時	部長会議その他
f) 顧客からの苦情・クレームおよび利害関係者からの見解	月1回 または緊急時	CSES 委員会議事録回覧他
g) 前回のマネジメントレビューの結果に対するフォローアップ	随時	各会議体
h) 運営システムに影響を及ぼす可能性のあるプロセスの変更	週1回 または緊急時	幹部会その他
i) 改善のための提案	週1回 または緊急時	幹部会その他

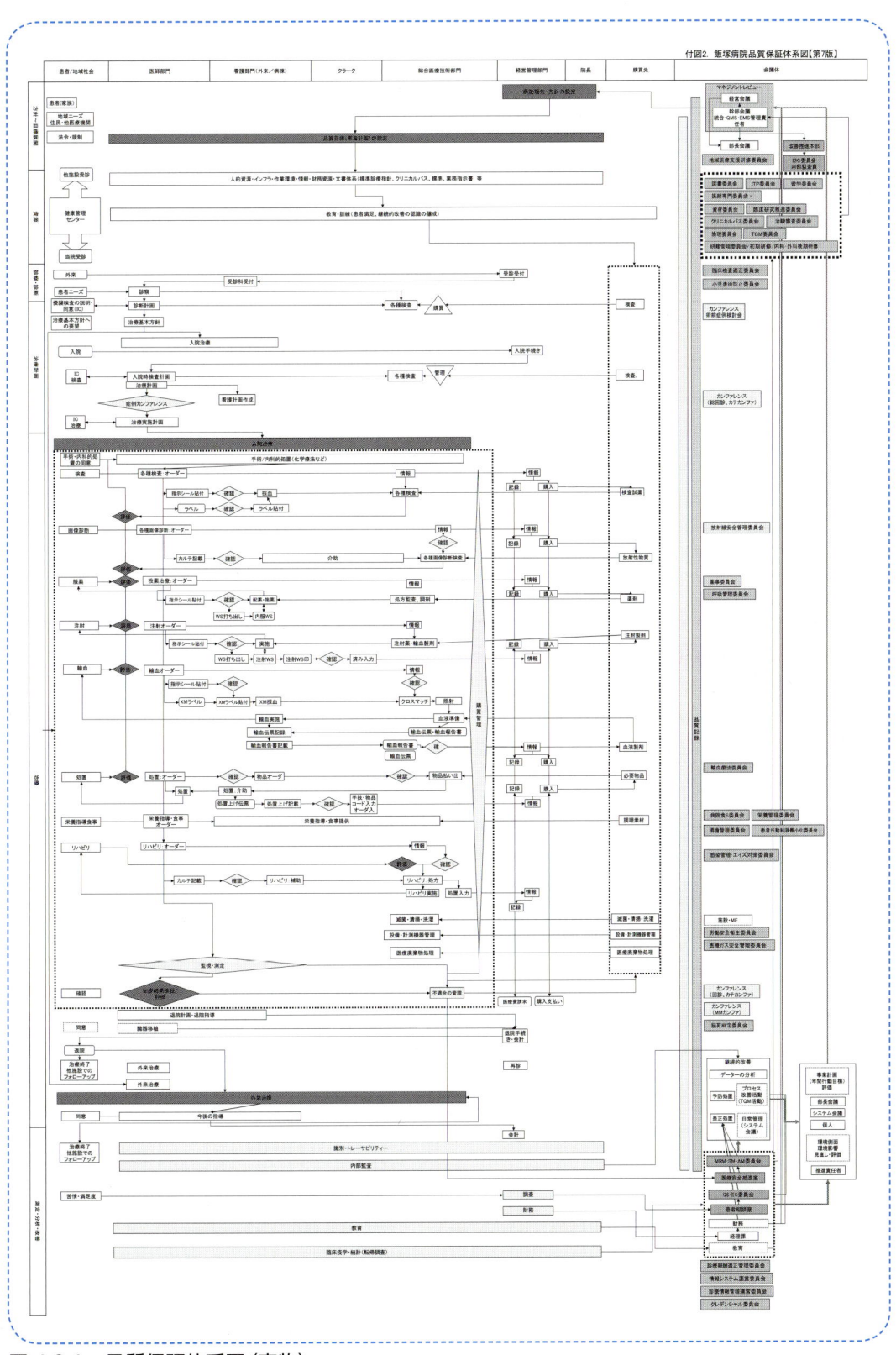

図 4.2.1　品質保証体系図（実物）

10. 現在の体制と課題

　2010年から，TQM・ISO室と医療安全推進室を統合し，新たにトヨタ生産方式に基づくリーン・マネジメント（Lean management）の役割を追加する形で，改善推進本部が設立された．そのなかでISOデスク，TQMデスク，安全デスク，リーンデスクとして活動を続けている．どの活動も重要であり，それぞれが大きな役割を担っているが，まだ相互の歯車がうまく噛み合っているとはいえず，今後はより一体感を増した活動としていく必要がある．

　インシデントレポート数は年間約6,000件で，そこから多くの是正処置が生まれているが，事故ゼロにはまだまだ遠い．高齢化と医学の進歩に伴い，患者状況や医療技術・制度は絶えず変化していることから，これからも新たな事故が起きてくることは間違いないだろう．コツコツと地道に，全員参加で改善を続けていくことが最良の方法と信じている．

　ISO9001の概念は，「飯塚病院マネジメントシステム」としての全活動の基礎になる方法論として位置づけられている．これを具現化した仕組みとして組織に定着させて，病院運営にかかわるすべてのスタッフが，それを基準として行動ができるよう活動を発展させていかなければならないと考えている．

解説　飯塚病院のQMS活動の特徴

1. QMSの段階的な導入と展開

　飯塚病院は病床数1,000床以上，標榜科も30を超える超大規模の総合病院である．QMSの重要な考え方の1つに「全員参加」があるが，良質な医療サービスを日常的に確実に提供していくためには，すべての医療スタッフが自らの役割を認識し，その責務を果たさなければならない．しかし，言葉にするのは簡単であるが，推進体制もまだ脆弱なときに全員参加を組織の末端まで徹底させることは容易ではなく，まして超大規模病院であれば，より一層困難になることが予想された．

　そのために行った工夫は，診療科のうち，QMS推進リーダーであり当時TQM担当の副院長が所属していた心臓血管外科に対象を絞り，患者が来院してから退院するまでの一連の業務の流れを記述した診療PFCを作成することだった．さらに，この診療PFCのなかで繰り返し実施されるサブルーチン業務として，投薬（外来・入院），検査（検体，画像），手術，リハビリなどを取り上げ，その業務プロセスを標準化してISO9001審査に臨み，認証取得に至った．その後，この成果をテコにして全診療科，全部門業務へと展開した．

　一般的にQMSの考え方や活動は，医療者にとって馴染みがないものであり，ただでさえ業務が繁忙な医療現場へのQMS導入・推進に関しては，現場がアレルギー反応を示すことが多い．QMSの目的は，「日常業務の繁忙さを低減して業務の質を向上させることである」と言い続けても，なかなか納得してくれない．ではどのように実行するか？　一番の方法は，「やってみせること」である．その意味で，飯塚病院では心臓血管外科とそれに関連するサブルーチン業務に絞って活動を始め，その成果をISO9001認証取得によって「やってみせた」のである．

ただ，QMSに目に見える成果を性急に求めることには，注意が必要である．例えば，QMSを行えば1年後に医療事故やヒヤリ・ハット発生件数が半減するということにはならない．というのも，まず医療事故はそれほど頻繁に起こっているわけではないし，またQMSの重要な考え方であるプロセス指向や改善が浸透することで，報告書がより積極的に提出されるようになって，件数としてみればむしろ増えることもあるからである．

それよりも定性的ではあるが，「事故が起こったらまず業務手順を見るようになった」「個人への注意喚起やダブルチェック・トリプルチェックなどのような対策が減ってきた」「何らかの仕事を始めるときに，"とりあえずPFCを書いてみよう"という雰囲気になる」「PFCの目的(＝業務の目的)を考えられるようになってきた」「QCサークル発表で，最後の歯止めと標準化までしっかりと指摘されるようになった」といった側面のほうが重要である．これらがきちんと行われていれば，自ずと(時間をかけて)医療の質は向上する．

2. 診療科部長を主任監査員とする相互内部監査

QMS導入・推進において，医師の参画は必須である．看護師やコメディカルが一生懸命に取り組む一方で，医師は「われ関せず」という状況はきわめて悲劇的で，回避すべき重要事態である．飯塚病院ではそのような事態に陥らず，医師の積極的な参画に成功している．その主因の1つは，同院が企業立病院であり，一般企業同様に目標管理・方針管理がすでに導入され，それが人事考課に反映されているからであろう．

換言すれば，①院長と各診療科部長が向かうべき方向性を合わせ，相互のコミュニケーションが円滑化していること，②各診療科部長には「担当診療科全体の管理＝診療プロセスのリーダー」が期待され，各診療科部長もその役割を受け入れていたこと，③指揮命令系統が明確であったこと，が背景にあったと思われる．

このような仕組みがすでに定着しているうえに，2007年の全診療科の事業目標にQMS構築(主に診療PFC作成と内部監査の実施)を組み込むことで，各診療科部長である医師の参画をうまく引き出しているようであった．

また，他の病院でもみられることであるが，医師に対して他職種が意見を言うことには抵抗感があるが，医師同士(または医師を介して)であれば話も通じやすい．したがって内部監査において，監査側も被監査側も医師を主任監査員(または監査員)として，相互監査(監査側と被監査側が入れ替わる)を実施することは，医師の参画を促す有効な方法である．

医師は多くの場合，指示(オーダー)を出す側であり，その指示によってどのような手順や流れを経て最後に患者に医療が提供されるかについて，その詳細を把握していないことが多い．内部監査に医師が参画すれば，このような業務プロセスフロー全体の共通理解を促すことにつながり，病院全体での業務改善のための力強い基盤となる．

3. 業務プロセス単位でのPFC作成

業務を可視化する際によく挙がる質問の1つは，「どのような業務単位で作成するか」ということである．それを行うには，まず自分の病院にそもそもどのような業務があるかを列挙して，それぞれの業務の関係性を明確にする必要がある．

それらを明確にする図が，「品質保証体系図」である．現在，病院が標準的にもつべき業務

機能とそれらの関係性を整理したQMS-HモデルがQMS-H研究会で開発され，各病院はこれに基づいて自院の品質保証体系図を作成できるが，飯塚病院のQMS導入当時には，まだそれがなかった．しかも，いきなり全診療科に展開することは困難であることも踏まえて，「心臓血管外科」という医療サービスに絞って，業務のスタート地点を「心臓血管外科に来た患者の来院（診療科受付）」，ゴールを「退院」とした業務単位で，診療PFCを作成した．

　PFCは，プロセスの流れ（フロー）を図示したものである．例えば，与薬業務には医師のオーダーから，薬剤師の調剤，看護師による与薬実施という業務の流れがあり，個々の業務だけでなく，このような流れがすべて順調でなければ，医療の質を保証することはできない．薬剤部は調剤や鑑査の詳細な手順を有しているであろうし，看護師も患者確認や与薬実施のための手順を有している．重要なことは，与薬業務という一連のプロセスの流れで見たときに，すべて順調に進むかどうかの検討である．そのために，業務プロセス単位でのPFC作成が勧められるのである．

　このことを十分に理解しなければ，「何でもPFCにすればよい」という間違った考えが横行しかねない．部門内の少数者だけで実施するような，非常に細かい作業指示書レベルのものまでPFCで作成してしまうことは，避けなければならない．

〈金子　雅明〉

4-3

QMSの取り組み事例
古賀総合病院

ISO認証によるQMSの維持・改善から，経営方針と結びついた方針管理で，組織改革を進める

1. ISO9001からTQMへ

1）従来の取り組み：ISO9001の導入と維持

　高齢化社会に伴う医療費の増加，医療事故の問題など，病院の信用・信頼性が問われる時代を迎え，2000年11月，「安全に，効率よく，ムダのない医療」の提供をさらにステップアップさせるために，理事長がISO9001認証取得を提案した．

　ISO9001取得の意義として，①有効なリスクマネジメントができる，②資源を効率よく無駄なく使える医療が行える，③病院の評価が上がる，④コミュニケーションが良好になる，などを挙げ，28名のプロジェクトメンバーを中心に準備を始めた．

　すでに看護部組織においては，長年の積み重ねのなかで充実した教育や医療安全研修などが行われており，計画的な改善にも取り組んでいた．一方，診療部・診療支援部門・事務職における教育の仕組みは明確ではなく，部門長に任されているのが現状であり，組織的に改善を行うような体制はできていなかった．

　インシデント・アクシデント報告に関しては，報告によってペナルティを課されるという意識が強く，有効に機能しているとはいえなかった．ISO9001の是正・予防処置が定着することにより，医療の質向上につながることが期待されていた．

　ISO9001取得のプロジェクトメンバーに任命された中間管理職たちは，「ISOって何？」「取りあえず言われたことをやってみようか？」と，操作に不慣れなパソコンにかじりついて，試行錯誤

■病院概要
名称：社会医療法人同心会　古賀総合病院
開設日：1951年1月
所在地：宮崎県宮崎市池内町数太木1749-1
理事長：古賀　和美
病院長：今村　卓郎
病床数：363床（一般271床，精神科92床）
標榜科：25科

外来患者数：550人／日（精神科25人／日）
入院患者数：220人／日（精神科80人／日）
病床利用率：87％（2014年度実績）
平均在院日数：14日（2014年度実績）
主な認定・機能：社会医療法人，地域医療支援病院，臨床研修指定病院，DPC対象病院，宮崎県地域周産期母子医療センター，日本医療機能評価認定病院

を繰り返しながら，業務規定や業務マニュアルなどの文書作成に取り組んだ．

2001年4月に準備を開始し，約1年の準備期間を経て2002年4月，無事ISO9001認証取得に至り，メンバーもまた，一定の達成感を得ることができた．

2) QMS活動のブラッシュアップ：QMS-H研究会参加までの経過

ISO9001認証取得後は毎年，品質方針・品質目標の下，部門目標を掲げ，実行・評価・修正のPDCAサイクルを繰り返し，教育に関しても計画・実施報告・評価を行ってきた．また，部門ごとに内部監査を実施して継続的改善に取り組むなど，地道にQMSを維持してきた．その一方で，「果たして成果が上がっているのだろうか？」「質の向上が図れたのだろうか？」「安全かつ効率的で，無駄のない医療が実施され，経営的な安定につながったのだろうか？」といった疑問を抱くようになっていた．

ISO9001認証取得から約7年後の2009年秋，理事長から「ISOからTQMへブラッシュアップする」という提案があった．「ブラッシュアップする」という理事長の言葉は，一定のレベルに達した状態からさらに磨きをかけ，現状維持からもう一度勉強し直すことで，成果につなげることを意味していた．

職員の間では，「TQMとは？」「ISOと何が違うの？」などの戸惑いの声が上がった．7年前に一丸となって活動したメンバーに余力は残っておらず，中核となって活動するメンバーの確保ができず，推進体制はなかなか構築できなかった．

そのような時に手にしたのが，飯塚悦功氏の著書[1]だった．この本を読んで，組織の方針・目標として捉えていたものが，経営的視点に立ったものではなく，単に部門ごとの行動目標になっていたこと，また，それに対する職員の認識や理解もバラバラであったことがわかった．

さらに，2009年11月に開催された医療の質・安全学会にて，棟近雅彦氏の講演を聞き，QMS-H研究会の存在を知った．「われわれに足りないものは何か」「今後ISOの継続をどう考えるのか」「TQMをどのように進めていくのか」などの方向性を再検討するうえで，研究会への参加が糸口になるのではないかと考え，TQM推進室の当時の室長と主任とともに，2009年度QMS-H研究会最終成果報告シンポジウムに参加した．

その後，研究会への参加を申請し，棟近雅彦氏と理事長の面談を経て，2010年度から参加することとなった．

3) 具体的な問題

ISO9001に基づくQMSは存在していたものの，TQMへの移行という観点では，以下の課題が挙げられた．

(1) 経営者・管理職・スタッフ間におけるQMSへの認識の相違

経営や運営に関する会議が上層部で行われているため，管理職の意見がどのように反映されているのかが明確でない．財務や人事に関するルールが明確にされず，直談判（直接交渉）で結論が出されることが多い．

また，管理職の教育が組織的に行われていなかったため，管理職の能力や仕事の内容に個人差がある．これにより，スタッフへの伝達事項が正しく伝わらないといったことが発生している．

(2) 日常業務の方針と組織の方針が整理できていない

本来業務（日常業務）における方針や目標と，方針管理における方針が整理できていない．基本的な理解ができていないまま，方針管理が行えていると思い込んでいる．

(3) TQM の推進部署と人材の量・質の不足

推進部署の役割を整理できていない状態で，役割・業務を増やしたため，ますます混乱をきたすようになった．また，過去の取り組みや，ISO 取得後の事務作業を理解している人材を活用できていなかった．

これは，上層部・職員ともに，推進部署の位置づけを理解していなかったことによるところが大きかった．

2. 活動の内容

1) これまでの活動の概要

先にも触れたように，ISO9001 認証取得後は毎年，品質方針・品質目標の下，部門目標を掲げ，実行・評価・修正の PDCA サイクルを回してきた．本項ではそれらの活動内容について，簡単に紹介する．

(1) 品質目標に基づいた部門の目標管理

ISO9001 の導入後から毎年，品質目標として掲げた5つの項目（①リスクマネジメント，②設備・環境改善，③人材育成，④チーム医療，⑤接遇）に沿って，各部門の特性と過去の実績をもとに，具体的な取り組みと指標を掲げて活動してきた．

(2) 四半期ごとの目標達成の評価

部門における目標達成の評価は，3カ月ごとに進捗状況を振り返り，部門長が達成度を評価・報告してきた．

(3) 最終評価と次年度部門目標の立案

目標達成に関連して掲げた指標に対する達成度を，部門長が最終評価し，管理責任者に報告するとともに，次年度の部門目標の立案へとつなげた．

(4) QMS の有効性確認のため，マネジメントレビューを年2回実施

QMS の有効性確認のため，マネジメントレビューを年2回実施していた．ただし，年度後期には次年度の目標につながる方針を検討するが，ほとんど変更することなく継続していた．マネジメントレビューにおいてインプット事項の情報は整えているが，本来の評価につながっていない実態があった．

また，顧客満足度アンケート，インシデント・アクシデント報告，是正処置，内部品質監査の改善提案，効果確認などに関してはデータ数の報告にとどまり，分析や課題の抽出などに至らず，対策につながっていなかった．

(5) 定期的な内部品質監査の実施

定期的に内部品質監査を実施してきた．しかし，内部品質監査員の力量や理解度の差異により，監査の範囲や指摘事項にバラつきがみられ，内部品質監査員の教育が課題となっていた．

2) 方針管理の再構築

従来は，品質目標から部門目標への展開という方法により，「目標管理」と呼んで活動を行っていた．目標管理で目指していたのは，TQMでの「方針管理」と同様であったが，①ビジョン・中長期計画・年度方針が示されていない，②経営課題に関連づけて目標を設定する教育が不十分である，③日常管理として管理すべき事柄が挙がってしまう，といった問題点を抱えていた．

(1) 2010年度の取り組み

これらの問題を解消するため，2010年度は従来の品質方針を見直し，病院の理念や方針・目標達成のため，経営方針に基づいた指標を見直すことを，重点課題として挙げた．具体的に行った活動は以下のとおりである．

- 2010年3月　QMS-H研究会成果シンポジウム見学
- 2010年5月　QMS-H研究会メンバーによる病院視察
- 2010年7月　QMS-H研究会へ参加決定 [以後，定期的に研究会へ参加するとともに基礎講座を受講(医師や研究会メンバーから選任)]
- 2010年7月　内部品質監査員スキルアップ研修(100名)
- 2010年9月6日〜10月7日　内部品質監査実施
- 2011年1月　マネジメントレビュー(品質目標の見直し．「健全な経営管理」を追加)
- 2011年3月　新年度目標設定に向けて，重点目標に関する説明や帳票の改定

まず部門目標については，従来の5つの品質目標の1つに挙げられている「チーム医療の推進」にかかわるものとして，各部門が自部署における経営的視点で問題を明確にし，目標を設定することとした．しかし，目標設定の時期に準備体制が整わないまま取りかかったため，説明が不十分であり，部門長の理解不足や部門間の温度差が生じてしまった．

また，年1回の内部品質監査時に，方針管理についてどの程度理解が進んでいるかを確認するため，方針管理に関する活動のチェックを行い，整合性を図ることにした．さらに，内部品質監査員教育の一環として，ISO導入時のコンサルタントに講師を依頼してスキルアップ研修を行い，講義だけでなく，内部品質監査のロールプレイなどを経験した．

内部品質監査で方針管理活動を確認した結果，経営的視点からの目標や指標を具体的に設定できる部署は限られていること，多くの部署は四半期ごとの評価に頭を悩ませていることがわかった．そこで，年2回のマネジメントレビューにおいて「品質目標」を見直し，医療サービスのさらなる充実を実現するために，「健全な経営管理」を6つ目の品質目標として追加することが決定した．

これらの取り組みから，当院の方針管理における課題は明確になっていった．すなわち，①職員間での認識の相違，②不適切な目標設定，③不明瞭な重点課題，であった．

「職員間での認識の相違」については，経営方針や経営者の考えに関する説明が不十分であったことが，職員間での認識の相違につながっていた．「不適切な目標設定」については，日常業務に関する目標が立てられていたり，結果ではなく勉強会の実施など，活動自体が目標になっている場

合がみられた．「不明瞭な重点課題」については，品質目標の項目が多く，本来の重点目標が統一されていないことから，重点課題が明らかになっていなかった．

(2) 2011・2012年度の取り組み

2011年度は前年度の課題を解決すべく，中長期計画と目標設定の考え方を見直すために，部門との面談を計画した．しかし，計画どおり活動が行われたのかどうかを把握できず，担当者間の情報共有は十分できないままだった．

また管理者研修として，自施設のデータをもとにした分析・管理手法を4回コースで実施し，次年度に向けた目標管理に活用してもらうことを期待した．さらに，職員間のTQMへの理解度を深め，温度差を是正するため，用語の定義を明確化・統一した．

2012年1月のマネジメントレビューでは，理念・方針を見直し，重点目標に絞った方向での新年度の目標を設定することができた．ただし，管理職に対しては中長期計画の説明が行われていたが，具体化していない項目もあり，具体的な取り組みにはなおつながらなかった．

続く2012年度に行った主な活動には，棟近雅彦氏による講演(5月)，マネジメントレビュー(7・1月)，内部品質監査(8月)などがあった．

2012年度の部門目標設定時(4月)には，目標の重点化に合わせた帳票の改訂や評価方法の検討などが追いついておらず，各部門の目標設定は大幅に遅れた．しかし，前年度に引き続いて各部門の面談を行い，QMS-H研究会のメンバーに介入・助言を行ってもらった．その結果，各部門の現状および問題点を明確にして2012年度の重点目標を設定することができ，進捗管理を行いながら，方針管理に対する理解を深めることができた．

(3) 2013年度以降の活動

2013年度，TQM推進室の管理者・担当者が入れ替わり，新メンバーが方針管理に取り組むこととなった．帳票類もようやく整備され，方針管理の面談はTQM推進室のメンバーが主体的に行う方向にシフトしていった．QMS-H研究会メンバーからは，適宜アドバイスを受けていた．こうして2013年度以降，経営課題に結びつくテーマが取り上げられるようになり，ビジョン，中長期計画，年度方針への展開が行われるようになった．

部門別の実行計画・実績報告書の推移を図4.3.1〜4に示す．当院での方針管理の活動の変遷が，帳票の変化から理解できるだろう．

図4.3.1(2001〜2010年度)はISOをベースにしたQMSであり，品質方針に基づく品質目標から年度の部門目標を決定していた．品質目標は長年固定化されており，部門目標は日常管理において実施すべき内容がほとんどであった．

図4.3.2(2011年度)では，経営課題に結びついた活動が必要であると認識され，「⑥健全な経営管理」が品質目標に加えられた．これにより，上位の経営課題が意識されるようになった．しかし，数年後にどのような病院になるべきかが明確にされておらず，「健全な経営管理とは何か」を十分理解できないまま，活動は進んでしまった．

図4.3.3(2012〜2013年度)では，ビジョンと中長期計画が経営層から示されるようになり，より経営課題を意識して部門目標を設定できるようになった．

図4.3.4(2014年度以降)は，方針管理面談における帳票への職員の意見を反映しながら，ビジョン・中長期計画・年度方針への展開を意識して部門目標が設定できるよう，さらに実行計画・実績報告が効率的に記載できるように，勘案・作成した形式となった．

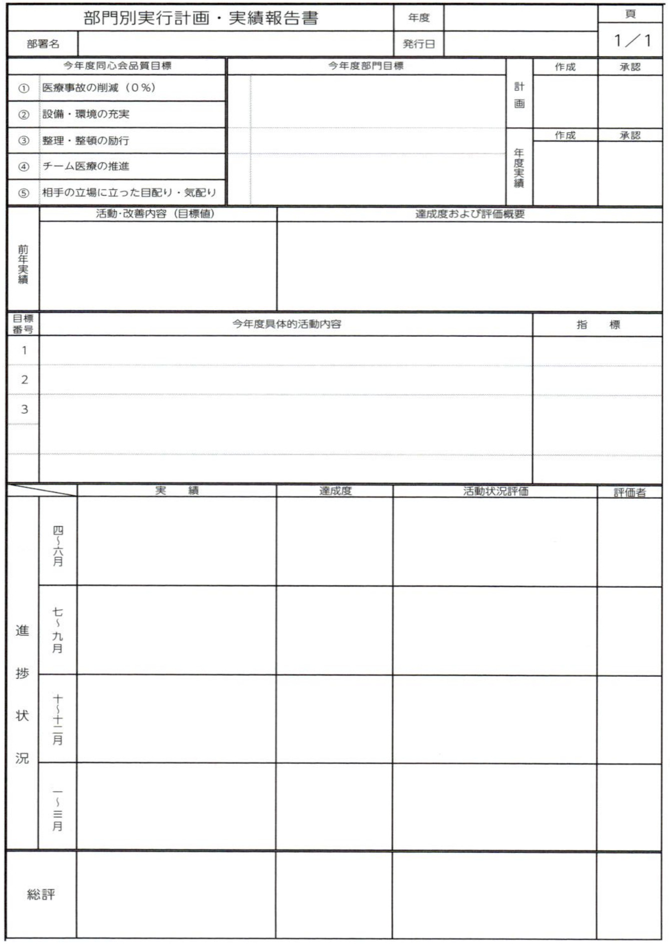

図 4.3.2 2011 年度実行計画・実績報告書（実物）
「⑥健全な経営管理」を追加した．

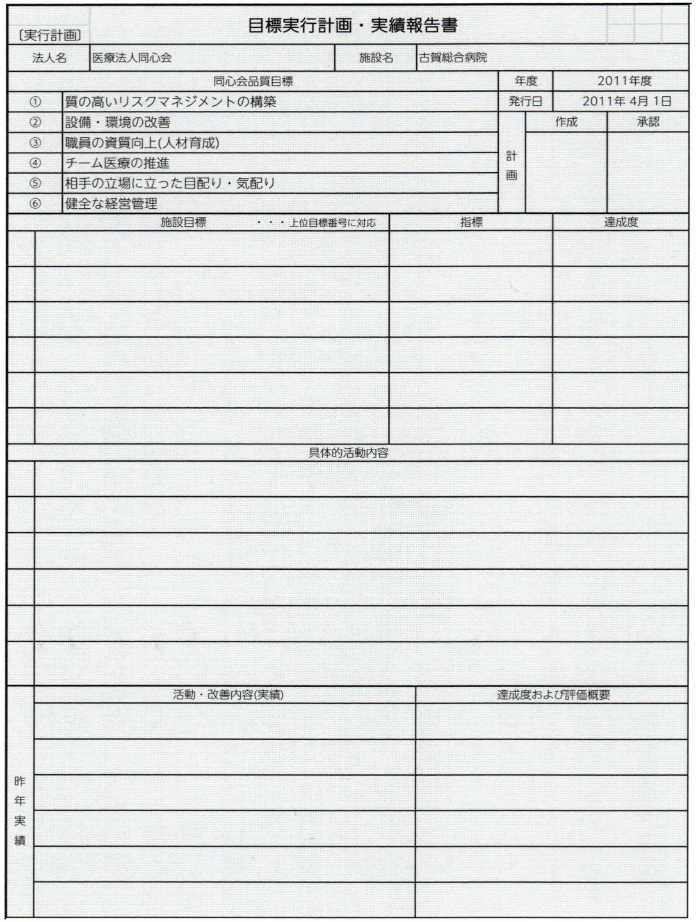

図 4.3.1 2001～2010 年度の実行計画・実績報告書（実物）

図4.3.3 2012〜2013年度の実行計画・実績報告書（実物）

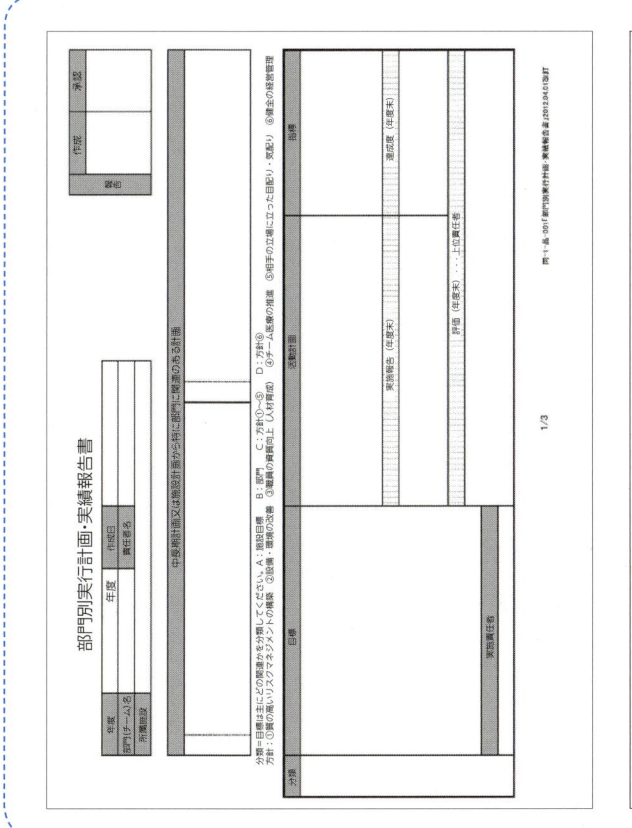

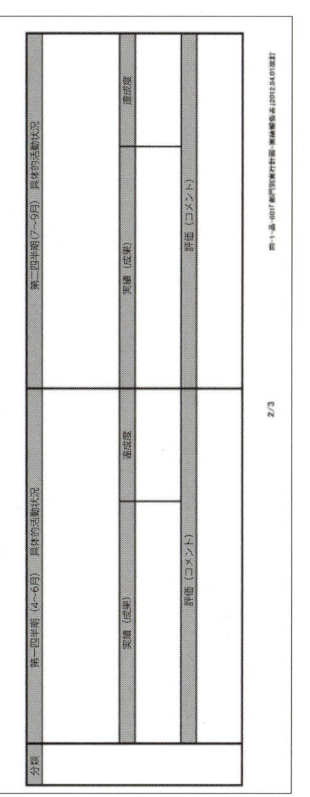

　目標の達成度に関してはまだ十分とはいえないものの，方針管理面談において職員とTQM推進室メンバーが議論するなかで，帳票形式も固まり，その進め方も定着してきた．2014年度には，経営層も参加した改善事例の成果発表会を，初めて開催することができた．この発表会を通じて，ここ数年の活動が実を結んでいることを実感することができた．

3. まとめ

　ISO9001の認証取得後，約10年にわたりPDCAサイクルを実践してきた．真面目にコツコツと同じ作業を繰り返してきたが，職員に浸透したという実感に乏しく，また部門や人によって温度差があり，形骸化が否めない状況であった．
　経営方針が明確に伝わらない従来の方法では，目指すべきステップアップに近づくことはできなかった．管理者教育も組織として一貫した仕組みがなく，個人の能力に委ねられている現状もあった．
　しかし当院の職員は，地域に根ざした医療を60年余も提供してきた自負を，誰もがもっていた．「よい病院」「選ばれる病院」としてこれからも生き残っていくことは，職員すべての共通認識であった．現在，紆余曲折はあったものの，ようやく方針管理が定着しつつあり，今後の効果が期待されるところである．
　QMSを推進していく最低限の条件は，「トップの思い」と，その思いに応える推進者の組織・体

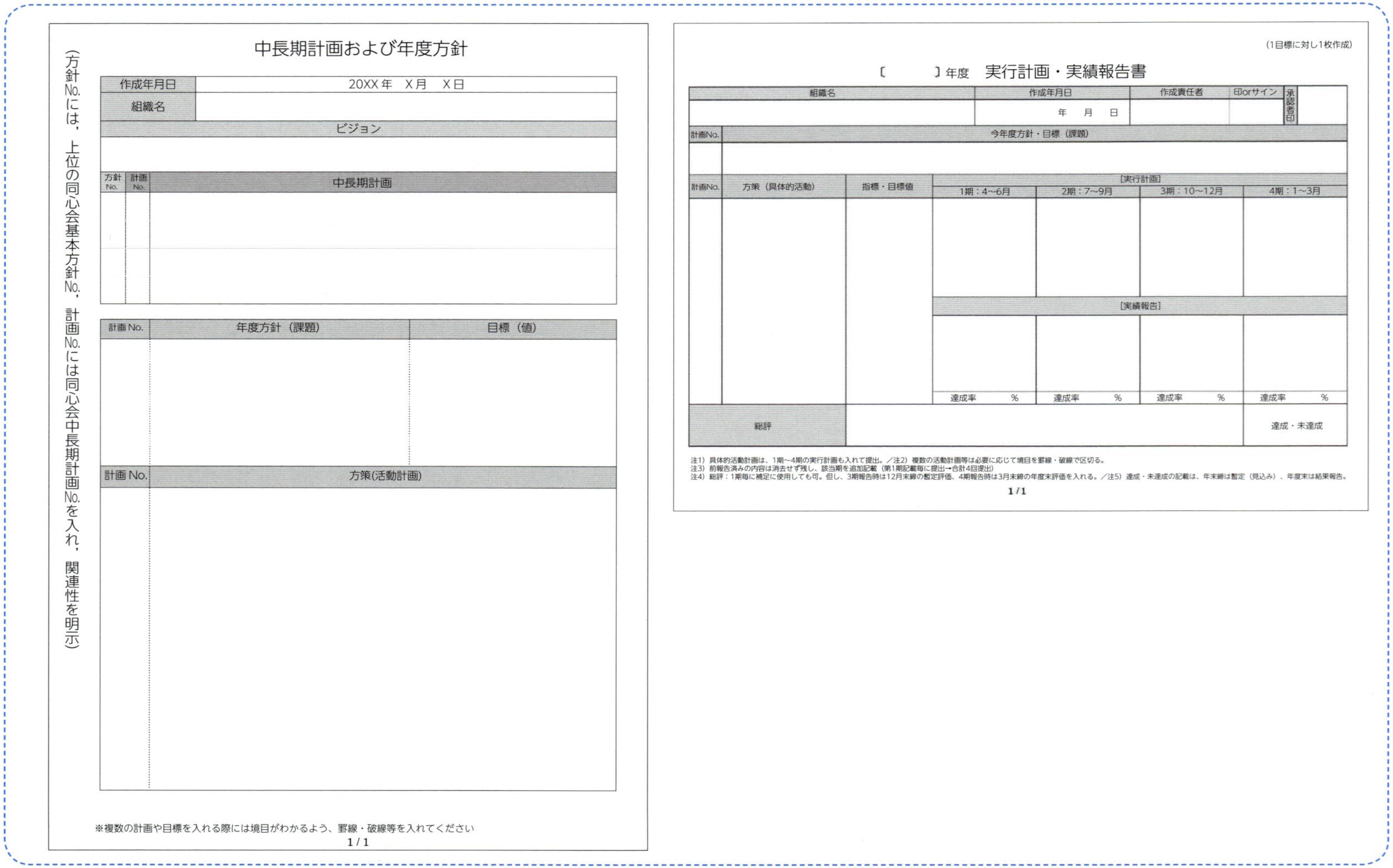

（方針No.には，上位の同心会基本方針No.，計画No.には同心会中長期計画No.を入れ，関連性を明示）

中長期計画および年度方針

作成年月日	20XX年　X月　X日
組織名	

ビジョン

方針 No.	計画 No.	中長期計画

計画 No.	年度方針（課題）	目標（値）

計画 No.	方策(活動計画)

※複数の計画や目標を入れる際には境目がわかるよう、罫線・破線等を入れてください

1 / 1

（1目標に対し1枚作成）

【　　　】年度　実行計画・実績報告書

組織名	作成年月日	作成責任者	印orサイン	承認者印
	年　月　日			

計画No.	今年度方針・目標（課題）

計画No.	方策（具体的活動）	指標・目標値	[実行計画] 1期：4~6月	2期：7~9月	3期：10~12月	4期：1~3月
			[実績報告]			
			達成率　%	達成率　%	達成率　%	達成率　%
総評						達成・未達成

注1）具体的活動計画は、1期~4期の実行計画も入れて提出。／注2）複数の活動計画等は必要に応じて境目を罫線・破線で区切る。
注3）前報告済みの内容は消去せず残し、該当期を追加記載（第1期記載毎に提出→合計4回提出）
注4）総評：1期毎に補足に使用しても可。但し、3期報告時は12月末締の暫定評価、4期報告時は3月末締の年度末評価を入れる。／注5）達成・未達成の記載は、年末締は暫定（見込み）、年度末は結果報告。

1 / 1

図 4.3.4　2014 年度以降の帳票（中長期計画・年度方針と実行計画・実績報告書）（実物）

制づくりである．職員全員が参画するTQM推進には，その教育・運営・評価・改善に多くの時間と労力を要する．そのための人材育成は必須であることから，現在，推進者の組織・体制づくりを重点課題として，組織改革を進めているところである．

　目指すビジョンに近づくために，日常管理と方針管理を有機的に組み合わせて問題を継続的に改善することが，個々のモチベーションの維持，ひいては施設の安全管理を含む基盤強化となり，QMS体制の柱へとつながっていくものと考えている．

文献
1）　飯塚悦功監：ISOからTQM総合質経営へ；ISOからの成長モデル．日本規格協会．2007．

解説　古賀総合病院のQMS活動の特徴

1. 目標管理から方針管理へ

　古賀総合病院では，10年以上にわたってISO9001に基づくQMSの維持・改善が行われてきた．一般的に，長期間にわたってQMSの維持だけを目的に活動していると，導入当初の情熱を維持することが難しくなりがちである．古賀総合病院では，理事長の「QMSのブラッシュアップ」というキーワードに基づき，TQMへの移行を開始している．

　TQMの活動要素としてはさまざまなものがあるが，古賀総合病院では「方針管理」の導入に取り組んだ．これまで目標管理と呼ばれる活動のなかで，年度の目標を立てて改善活動を実施していたが，期待されるほどには成果が上がっていなかった．その理由の1つとして，立案される目標自体が達成容易なものであったり，結果の状態を表す目標ではなく，活動すること自体が目標であったことなどが挙げられている．

　このような事態に陥った要因として，目標を年度内に達成することのみに焦点が当てられていたことがあると思われる．例えば「医療の質向上」という目標は，単年度のみで強調されるような目標ではなく，理念やビジョンといったものに相当する．医療の質向上を目標に掲げた場合，何をもって目標達成とみるかは難しいため，各部門での具体的な目標としては，「安全に関する勉強会に何人参加する」「院外の活動として学会発表を何回行う」といったことが挙げられてしまう．そして，年度末にあわてて勉強会を開催し，ノルマを達成したのでよしとしてしまうことがあるのではないだろうか？

2. 方針管理における継続的な活動の必要性

　方針管理を導入する際には，組織全体の方針を示したうえで，方策と合わせて各部門へと展開することが重要である．そこには，「すり合わせ」と呼ばれる活動を通じて，トップと現場の認識を合わせることも重要である．

　また，単年度の活動だけで方針管理を確立するのは困難であり，同院の場合，3年間にわたって活動を進めることで，徐々に職員の参加意識が上がってきたように思われる．どのように問

題を定義するか，どのように問題解決するかは，座学だけで習得できるものではなく，実際の活動を通じて習得されるものであるため，ある程度の期間，根気強く取り組むことが重要であろう．

　2014年度の活動では，理事長や病院長が参加して，病院全体の発表会を実施している．各部門の発表の機会を設けることが，全員参加につながり，TQMの推進へと役立つ，今後も継続的な活動によって，ブラッシュアップを図ることが期待される．　　　　　　　　　　（佐野　雅隆）

4-4 形骸化したISO認証から脱却し，人材育成を中核に据えて，真に有効なQMSを再構築する

QMSの取り組み事例
城東中央病院

1. QMSの目的，位置づけの明確化

　当院は2003年，ISO9001の認証を取得した．しかし認証取得後も，ISO9001を医療の質向上のためのツールとして活用できておらず，徐々に維持することを目的に活動するようになっていた．本来のQMS導入の目的である全員参加型の医療安全と質向上，ならびに経営的危機の脱却を目指した業務改善活動を行うためには，推進リーダーを組織的に明確化する必要があった．

　そこで，2006年にTQM推進室を設置し，改善活動を行うべくBSC(Balanced Scored Card)なども取り入れて現場教育を行ったが，結局はISO9001を維持するための活動としか認識されず，QMSの活動が浸透しなかった．

　TQM推進室の推進担当者にとっても，QMSが有効に機能していないことから，「ISO9001は本当に必要なのか？」「現状の取り組みはISO9001を生かしているのか？」など，組織活動に疑問をもつ毎日であった．

　QMSが定着していなかった理由としては，①ISO9001認証取得決定から取得まで半年間しかなく，すべての職員に意義が理解されないままだったこと，②現場でQMSが理解されないままコンサルタントが入り医療業務に即していない文書が導入されたこと，③医師にかかわる業務がコンサルタントとの契約に入っていなかったこと，④審査でも診療業務は対象にしていなかったこと，などがあった．職員には，実務とISO9001はまったく別物と認識されていた．つまり，医療業務に適した形でISO9001を活用することはできていなかった．

■病院概要
名称：医療法人医誠会　城東中央病院
開設日：1962年7月10日
所在地：大阪市城東区鴫野西5-13-47
病院長：土増　聡
病床数：233床（一般病棟115床・障がい者病棟118床）
標榜科：13科
外来患者数：217名/日
入院患者数：4.7名/日
病床利用率：90.7%(2013年度実績)
平均在院日数：20.4日(2013年度実績)
主な認定・機能：肝炎専門医療機関，日本静脈経腸栄養学会NST稼働施設，日本栄養療法推進協議会認定NST稼働施設，JIS Q 9001：2008(ISO9001：2008)

このように ISO9001 認証取得を第一目標として活動を始めたために，いつの間にか当院の ISO9001 に基づくシステムは風化し，維持することが目的となってモチベーションが欠落する負のサイクルが回っていた．

医療が高度化・複雑化し，チーム医療の重要性が増すなか，質保証への取り組みには変革が求められている．「安全で安心な医療の提供」「患者・職員満足度の向上」を図るためには，個人の資質に頼らず，システムとして医療の質と安全の向上を目指すことが重要である．さらに，全職員が一丸となって，組織的に QMS の推進に努力する活動が不可欠である．そこで院長，推進担当者が中心となり，新たに QMS の再構築に取り組むことになった．

2. 導入のコンセンサスの獲得

1) 経営層での共有化

ISO9001 認証取得から 4 年が経過して，経営層（院長，事務長，看護部長）のなかで，ISO 認証維持に対する活動や当時の認証機関について，不満がたまっていた．その不満とは以下のようなものであった．

- 患者に対する診療計画を策定し，患者の病態変化に応じてこれを随時変更していくことは，医療の質・安全に最も重要と思われるが，要求事項 7.3 の設計・開発が適用除外されており，医療従事者の目から見て納得のいく審査になっていない．
- 品質マニュアルが形式的に記述されているのみで，これで適切な医療を提供できるとは思えず，真摯に取り組む気がしない．

要は，ISO9001 は単に認証されているだけで，病院の質・安全レベルの向上，病院職員の士気向上には役立てられていないことが，大きな不満の要因となっていたのである．そんな折，推進リーダーである TQM 推進室担当者が，2006 年 10 月に参加した「医療の質マネジメントシステム；医療機関必携　質向上につながる ISO 導入ガイド」[1]出版記念講演会で，QMS-H 研究会の飯塚悦功氏と棟近雅彦氏に出会い，QMS-H 研究会を紹介された．研究会に 2007 年 5 月より参加したことが，経営層が QMS を知り，自組織での QMS の再構築を決断するきっかけとなった．

再構築にあたり，研究会で提示されていた QMS 導入・推進のステップ 1 に立ち戻り，院内の推進体制の見直しを検討した．その時に発足したのが，QMS 再構築会議である．この会議は，院長，事務長，看護部長，TQM 推進室，およびコメディカル部門の活動に協力的な 3 名の役職者で構成された．会議は隔週で実施し，QMS 推進のための戦略立案を行った．このようにして，経営層での意思統一を図った．

2) 職員への周知

全員参加型の活動を推進するためには，職員へ周知することが不可欠である．しかし，職員数の変化，患者層の変化，在院日数の長期化，職員のモチベーションの低下といった状況のなかで，さらに負荷や疲弊感を感じることを恐れるあまり，職員をなかなか巻き込むことができずにいた．そこで，毎年行われていた各部署の目標管理の実績報告を，紙媒体での報告形式から発表形式に変更し，その発表会の際に再キックオフ宣言をすることで，職員への周知を図ることとした．

目標管理の成果発表会を初めて開催するにあたり，不満の声がまったくなかったわけではない．

しかしその目的は，当院の ISO9001 が形骸化していることを認め，本来の QMS 活動の目的である「安全で安心な医療の提供」「患者・職員満足度の向上」を目指し，QMS 再構築を行うことを院内職員に周知することであった．

成果発表会では，全部署からの目標達成度の発表に加え，TQM 推進室から ISO 取得後の活動報告，棟近氏から QMS の講義，そして院長から再キックオフ宣言を行った．「個人の資質に頼らず，システムとして医療の質と安全の向上を目指すことが重要であり，そのために全職員が一丸となり QMS の推進に努力する必要がある」という院長の宣言から，当院の QMS 推進活動は再始動したのである．

3. 推進体制の決定

再キックオフ後，全部門に QMS 推進活動を広げるために，QMS 再構築会議の下部組織として，全部門所属長（または部署内推進者）からなる QMS 推進委員会を立ち上げた．当院では QMS 再構築にあたり，QMS-H 研究会で提示された QMS 導入・推進ステップに基づいて推進計画を作成・実行していた．そのなかで，医療業務に即していない文書からの脱却，および業務の可視化と改善を図るために，文書整備，業務の可視化，内部監査を重点課題とした．まずは文書管理システムの整備，PFC の作成と検証，内部監査員養成のための教育実施を中心に，委員会活動を開始した．

QMS 推進委員会のリーダーは TQM 推進室担当者であり，QMS 再構築会議との連携調整役も担っていた．委員のなかで QMS の理解度や活動内容に差はあったが，活動が軌道に乗り出した段階で，QMS 再構築会議での QMS 推進計画の企画・運営も，QMS 推進委員会の役割に移行した．その結果，QMS 推進委員会は，QMS 推進の実働部隊から，TQM 推進室の管理の下で文書管理，内部監査，目標管理，標準化推進を全般的に管理・推進する立場となった．

TQM 推進室は専従者 1 名であったが，さらに専従者 1 名と兼任者 1 名が増員され，推進体制の基盤が整備された．推進リーダーである専従者 1 名は，医療安全管理者も兼務しており，医療安全にかかわる委員会との活動範囲や責任・権限を明確にすることで，各委員会の役割の明確化と連携強化につながった．

4. QMS 導入・推進マスタープランの策定

推進体制を整備した後，業務の可視化を開始し，年度方針を定めた．さらに展開方法を決定し，可視化する業務プロセスの優先度を決定した．

1) 方針

① SWOT 分析に基づく経営戦略の推進：特定健診・特定保健指導の構築と運用
② コスト意識の向上とムダの排除：医療材料，アウトソース，機器管理
③ QMS の構築・質の向上：PFC による業務の可視化，改善

2) 重点活動内容と選定理由

当院の品質保証体系図のなかから，院長方針に基づいて 3 つの分野を重点的に選択し，強化・推進を行うこととした．それぞれに対象範囲と担当者を明確にし，可視化やシステム構築に取り組んだ．

(1) 医療機器管理

医療法改正に伴い，医療機器管理責任者の設置ならびに医療機器管理体制の構築が早急に必要であった．

(2) 医療連携

当院の品質方針である地域連携ならびにチーム医療の充実のためには，医療連携が必須である．そのなかでも，当院の特徴である脳卒中診療ならびに栄養管理について，診療業務を明確化することにより，病・病連携，病・診連携，さらには病院・介護連携を充実させ，患者獲得ならびに経営向上を目指す必要があった．また栄養管理については，その業務内容を明確化することにより，管理栄養士の病棟業務を効率化させる必要があった．

(3) 看護プロセス (標準化と改善／日常管理の整備)

これまで看護研究と ISO9001 上の部門目標が別形態で稼動しており，看護部の業務上の負担が多く，これが看護部に QMS が浸透しなかった原因であったと考えた．また，看護部の業務手順はあるものの，業務改善につなげるための根拠となる業務プロセスが可視化されておらず，業務のどこにムリ・ムダが存在しているのかも不明瞭であった．

3) 展開方法の決定

再構築の意思決定後，推進体制が整備されたが，医師の協力は不足していたため，QMS 再構築会議のメンバーが中心となって，できる業務から可視化に取り組んだ．また，可視化するプロセスは成功事例が提示できるよう，積極的に取り組んでくれる部門が単独で作成できるものを優先し，活動に非協力的な部門との調整が必要な業務は，時間をかけて取り組めるように後回しとした．

(1) サブプロセスの明確化

サブ PFC の作成により，業務の可視化，管理指標の明確化，用語統一，検証，改善を行った．

可視化するプロセスとして，① ME 機器管理プロセス，検査プロセス，放射線プロセス，② 脳卒中診療プロセス，PEG 診療プロセス，栄養管理プロセス，地域連携プロセス，食事提供プロセス，リハビリプロセス，③ 看護業務プロセス，を設定した．

可視化の順番は，ME 機器管理プロセス，看護業務プロセスから実施し，地域連携については品質保証体系図をベースに城東中央病院が目指すべき姿を検討し，病院内で同意が得られた段階で実施することとした．

(2) 診療プロセスの明確化

「サブプロセスの明確化」の作業終了後，小児科外来 PFC，他外来診療科 PFC，入院 PFC の作成に着手することとした．

5. QMSの構築・実施・運用

1) 業務プロセスの可視化

　再キックオフ後，TQM推進室から各部門に対して，経営課題であり改善が必要な業務や，医療安全上標準化が必要な業務に関して，重点的にPFCを作成するよう依頼した．作成にあたっては，全職員対象研修と部門単位での研修を，繰り返し実施した．内容はPFCの意義，目的，活用，作成方法であった．また，QMS推進委員には委員会にて教育を行い，いくつかのPFCを作成して理解を深めた後，自部門での作成を指導してもらうようにした．

　依頼から約半年で，68のPFCが作成された．しかし，単一部門で業務手順書を作成していたため，複数部門にまたがる業務も個別に作成したり理想の業務を記載したりと，実際の業務に即していないPFCも多数作成されていた．さらに，標準化を正しく理解せずに，標準化と画一化を誤認して，作成が滞る部門が出てきた．とくに看護部では，「患者の個別性を重視するためには，業務を画一的に決めることはできない」といった意見が聞かれ，作成に取り組むまでに時間を要した．また，業務をプロセスで考えることも理解されにくく，4W1H・インプットとアウトプットの記載でつまずき，フローができあがるまでに数カ月を要した．PFCが完成しないため，業務の分析や見直しが進まないといったことも生じた．

　そこでPFCの検証を，QMS推進委員会で行うことにした．作成されたPFCを持ち寄り，記述に関する悩みの共有と記述方法や範囲に関して検討することで，PFCの精度を高めようとした．

　当初は「やらされている感」があり，自主的な作成は進まなかった．文書を活用するという習慣がなかったため，なぜ必要なのかも理解されずにいた．そんななか，医療安全に関する委員会の運営を見直したことで，QMS推進委員会だけではなく，各委員会の改善活動が活発になった．その結果，既存の手順の見直しや業務の可視化・標準化の重要性が理解されるようになった．また，医療安全教育を工夫し，標準化の意義や利点，PFCを使った事例分析，周知徹底という一連の流れをカリキュラムに組み込むことで，現場スタッフにも身近に感じてもらえるようになった．

　このようにして，PFCを用いれば関係職種との共同作業と情報共有がしやすいことや，業務改善への活用方法を提示することで改善ツールになることを，イメージしてもらえるようになった．さらに，内部監査や医療安全上の改善時にも，PFCを用いて現状の可視化を行うことからスタートすることが当然であるという風土が醸成されるようになった．このようにして，PFC作成に現場スタッフもかかわるようになっていった．

2) 文書管理システムの構築

　院内には，2003年のISO9001認証取得に携わったコンサルティング会社や，認証取得後に認証機関から命じられるままに作成した文書（規定，手順書，記録）が氾濫していた．これらの文書は審査のための見直ししか行われておらず，実務に活用されていなかった．

　「手順が見直されても文書が改訂されない」「文書間の整合性がない」「部門横断的な業務手順がない」といった問題が発生しており，電子カルテの共有フォルダ内にも同一名の文書ファイルが複数存在し，最新版管理もできない状況になっていた．また，文書の作成から承認までの流れも規定されていたはずだが，いつの間にかあいまいになっており，各部門の文書が把握できていなかった．

　そこで，2008年度から文書管理システムの構築を開始した．文書を管理しやすく，かつ使いやすいように体系化を試みた．まず，組織運営に必要な要素（経営フレーム管理，診療プロセス管理，

支援プロセス管理，プロセスの監視・測定および即時対応管理，経営要素管理）を定め，文書の階層（一次，二次，三次）を決定し，新規作成したPFCから体系化していった．

　これらは院内ホームページ内で管理するようにしたものの，PFCの認識が低いこと，文書管理への理解が乏しいこともあり，ごく一部の職員にしか活用されなかった．職員には，文書の制定や改廃に文書管理責任者の承認が必要であるという認識がなく，審議・決裁ルールはうやむやになり，文書の作成から保管・管理までを各部門で独自に行うようになっていた．複数部門間の文書も部門内の文書も，院内全体で保管・管理できていなかった．

　これらを踏まえて，2010年度から文書管理システムの再構築を開始した．品質保証体系図に則り，文書の階層（一次，二次，三次）を決定したうえで文書体系を確立し，洗い出した院内すべての文書を対応させた．文書作成から周知までの流れを決定し，そのなかでの役割と責任を明確にするために，文書管理責任者の選任と各部門の文書管理推進者および承認者を選定した．さらに文書のフォーマットを統一した．これらはWebアプリケーションの文書管理システムを活用し，管理することとした．

　院内全体の文書数は，提出された文書と電子カルテのアプリケーションを含め，約1,400種類存在した．それらを文書体系に当てはめた結果，明らかになったことは以下のとおりであった．
①病院運営上必要な要素を盛り込んでいない文書がある．
②一次→二次→三次へと展開される文書が存在しない．
③同一業務に対して複数部門で個別に文書を作成していて，整合性がない．
④改訂されていないため，現状の業務に即していない文書が存在する．
⑤手順書がなく，帳票や記録のみが存在する．
⑥教育に活用できる文書体系になっていない．

　この体系化により，重要な文書の重複・抜け・漏れの把握が容易になり，統廃合が可能になった．また，文書改訂で影響を受ける関連文書を特定できるため，変更管理も確実に行え，文書間の関係性や，どの業務でどの文書を使うべきかが明確になった．さらに，文書管理責任者と文書管理推進者をおくことにより，文書の作成・改訂から承認，周知までの流れがスムーズになった．

　システム再構築の一環として，文書管理に関する対象別教育を実施した．全職員に対しては，医療の質・安全教育と方針管理発表会にて，文書化の意義・活用方法について教育し，数回に分けてWebアプリケーションの操作説明も行った．承認者・推進者対象には，役割と責任，文書管理システム運用に関する教育を実施した．その結果，日常業務や事故発生時に文書がどのように関係するかが認知されるようになり，推進者を筆頭に，各部門での文書化の意義，および作成・活用方法への理解が深まった．

　文書管理システムでは，文書作成・改訂，承認，周知だけではなく，統廃合や新規作成の推進，共有化の促進，有効活用されるための支援なども必要である．これらを滞りなく運用するためには，ハードシステムの導入だけでは十分ではなく，職員への啓発と，全職員で活用する仕組みが重要である．今後も全職員に定期的に，意義・活用方法，およびWebアプリケーションの操作説明を実施する予定である．

3）内部監査システムの再構築（初期）

　再構築までは，TQM推進室職員を監査員とし，ISO9001:2000の要求事項に基づいて，1日1～2部門，各部門3時間，全部門を1カ月かけて内部監査を実施していた．これは，認証機関

からの指摘の改善として行っていたが，非効率であるうえ，「あり」「なし」でチェックするのみで，具体的な改善につながっていなかった．

そこで診療 PFC の標準要素に基づいて，チェックリストを作成し直した．ここでは，診療ならびに診療に関連するプロセスの可視化の確認を目的に，PFC に基づいて内部監査を実施した．ISO9001:2000 の要求事項に基づき，定めた業務（PFC）どおりに業務を実施しているか，その仕組みがあるか，PFC の作成（業務の可視化，標準化）が進んでいるか，記述に問題がないかなどについてチェックした．

しかし，監査員の視点が PFC の記述方法に偏ってしまい，PFC の記述や作成の有無に関することばかりが不適合として検出される結果になった．また，実際の業務上の不適合を検出しても，自部門で解決できることは少なく，他部門との連携による改善が必要となるものがほとんどであった．部門間調整は被監査部門に依存していたため，応急処置にとどまる傾向にあり，内部監査計画は見直さざるを得なかった．

6. QMS の継続的改善

1) 内部監査

再構築初期の課題を受け，内部監査の目的と方針の見直しを行い，監査計画を新たに検討した．

監査対象は部門単独の監査から，関係部門で改善を行えるように業務単位に変更した．さらに，監査視点を明確にして改善に積極的に取り組んでもらうために，業務の選定を行うことにした．業務の選定基準は，①インシデント・アクシデントの発生頻度が高い業務，②重大事故につながりそうな改善が必要な業務，③日常業務内では改善が進みにくい業務，④他部門に対して問題提起したい業務，⑤入退院調整など経営に影響する業務で改善が必要な業務，とした．

そのための情報提供として，事前に対象業務に関連する文書，およびインシデント・アクシデントレポートを監査員に配布した．これは，自部門および他部門に対して改善してほしい業務などの問題提起につながり，該当業務の関連部門すべてで連携して改善するきっかけとなった．

また，本監査までに現場で聴き取りも兼ねて視察を行い（1 時間程度），TQM 推進室とともに事前レビューを実施した（30 分程度）．質問内容を整備して机上監査に臨む形式にすることで，監査員の力量のばらつきに対するサポートを行い，監査目的を統一することができた．さらに，監査終了後の是正のフォローを，それまでの TQM 推進室が単独で行う形式から，担当監査員が対応する形式に変更することで，是正完了までが一連の監査計画に組み込まれるようになった．

内部監査での一番の課題は，医師の不参加であった．対象業務に関係する全職種で受審するよう設定していたが，医師の参加がなかったため，医師がかかわる業務の不適合事項の是正が進まないという問題が発生し，そのまま放置される事例も散見した．院長，品質管理責任者（院長補佐）と検討した結果，対象業務ごとに担当医師を決定し，医局内でのトップダウンにより準備・監査・是正に医師を巻き込むことにした．

内部監査計画は，毎年監査終了後に QMS 推進委員会で評価を行い，改善を繰り返すことで確立した．この計画は，これまでの内部監査の形式的なマイナスイメージを払拭することにつながった．現在内部監査は，「できていないことを指摘される場」から「第三者に客観的な視点で業務改善の提案をしてもらえる場」へ，「困っていることを率直に関係者で協議できる場」へと，ポジティブなものに変わりつつある．

監査員自身にとっても，指示されるままチェックリストを棒読みしていただけの活動から，意義を感じられる活動となり，積極的に取り組めるようになっている．その結果，以前の内部監査に比べて，文書の有無，手順の遵守状況，教育実施状況といった一般的な指摘内容にとどまらず，業務改善につながる監査が実施できるようになっている．しかし，現在の方法では，なお監査員によって指摘できるレベルにばらつきが生じるため，レベルアップを目的に監査内容の評価も行い，さらに有効性を検証していきたいと考えている．

2) マネジメントレビュー

年度末に，品質管理責任者とTQM推進室担当者が作成した統合管理体制報告書をもとに，院長がマネジメントレビューを行い，結果指示書を作成している．

報告書のインプット情報は，各部門の方針管理の結果，委員会（医療安全に関する委員会およびCS委員会）活動の状況，内部監査・外部審査結果，医療トラブルの有無，予防処置・是正処置の状況，前回までのマネジメントレビューの結果に対するフォローアップ，TQMに影響を及ぼす可能性のある変更，顧客ならびに利害関係者からのフィードバック，などである．

院長から指示された是正処置は，品質管理責任者が主体となって速やかに対応する．マネジメントレビューの結果，院長と品質管理責任者，TQM推進担当者が協議し，次年度方針を策定する．方針策定後に，院内職員に向けて，レビュー結果と次年度方針の発表を行う．

3) 質・安全教育

2008年度までは，医療の質および医療安全に関する教育に関する病院内全体の研修は，院内各種委員会が主催で，年2回程度の実施にとどまっていた．その内容は各委員会に一任されており，院内全体で体系的に実施できておらず，全体的な教育の評価や次年度への展開はできていなかった．

そこで教育の体系化を目的として，TQM推進室で企画・運営を行うことになった．QMS-H研究会で整理された医療の質・安全に関する教育内容の構成要素，すなわち①基本概念，②質マネジメント，③医療安全，④運用・推進技術，⑤手法・技法をもとに，医療の質・安全における基礎教育項目（KYT，事故報告書の書き方，事故分析手法，エラープルーフ化）に絞り込んだ．1年目はこの項目で全6回コースとし，1回60分以内で講義と演習を行い，また参加しやすいように，同じ内容を2日間で2回ずつ，計4回を業務時間内に開催した．

2年目以降は段階的教育の取り組みとして，前年度までの実施内容（Step1：個人対策レベルの基礎教育）を全6回受講した者は，組織的改善ツールの応用教育［Step2：チーム医療とコミュニケーション，業務の可視化・標準化（PFC），事故分析手法（POAM），文書活用方法］の受講資格を得られるようにし，スキルアップを図った．

教育対象者は，任意にすると参加者に偏りが出てしまうため，必須参加者を選定し，出席者管理を行った．また，段階的教育の一環として，Step1とStep2の対象者を分けて，Step2に関しては看護補助者や非常勤職員は必ずしも参加しなくてよいこととした．必須参加者の出席率は，毎年93～95％を維持している．

初年度は，TQM推進室で企画・運営，講師も担当していたが，翌年からは企画はTQM推進室，運営は院内事故防止委員会，QMS推進委員会主体に移行し，運営担当委員を各回の講師担当とした．また，他の安全に関する委員会の研修も一元的に管理することにした．医療の質・安全教育だけではなく，院内各委員会の研修をTQM推進室が企画・管理するようにしたことで，効率的な計画が可能になり，参加者が増加した．

2年目以降は，Step1において宿題として個人演習を行ってもらい，受講者の理解度，講師の評価，演習のグループ編成などの他者評価を行えるようにした．結果としては，グループ演習終了後の自己評価よりも，一定の視点に基づいた他者評価のほうが，達成度は低くなる傾向にあった．また，教育受講から時間が経過すると，点数が下がる傾向にあった．これらの結果は医療安全委員会で報告し，個別に模範解答と評価結果をフィードバックしている．研修内容は以前に比べて充実しつつあるものの，継続的に教育できる仕組みや現場での指導者の育成等の課題が残っている．

　教育を勤務時間内に行うことは，勤務調整等において所属長の協力も必要である．そこでの理解が得られていれば，導入は困難ではないが，そうではない場合は参加率にも影響してくる．今後は看護部のラダー教育や，人事考課項目にも反映できる教育システム構築が必要と考えている．

4) 方針管理

　ISO9001取得以降，院長から年間目標が提示された後，部門目標を策定し，それを達成するための実行計画を立案・実施し，年度末に報告とマネジメントレビューを行っていた．しかし，「方針は形式的で出しっぱなしとなる」「院内目標と部門目標の整合性がない」「提出されれば内容は問わなかったため部門目標の重要性の評価が不十分である」といった問題が生じていた．さらに，半期ごとに報告書を提出するのみで進捗管理が不十分であり，部門内でのモチベーション・主体性を保ちにくい状態であった．ほかにも，「目標達成率のばらつきが大きい」「達成度を評価しないため次につながらない」「改善策が定着しない」など，さまざまな問題が発生していた．

　これらの改善策として，前年度のマネジメントレビュー結果に基づき，病院での年間目標を品質管理責任者と院長が協議・立案することとした．2009年度以降「病院方針に基づく改善」として，病院の経営方針から部門へ目標展開する形で方針管理を開始した．問題解決の進め方としては，基本的にQCストーリーに従って進めることとし，全部門対象に，面談担当者と各部門担当者が月1回，計6回のQCストーリーに沿った報告と面接担当者による指導を，面接形式で実施した．当初は，大学の講師による指導を受けていたが，継続的改善に向けて，2010年度から院内職員を指導者の主体とし，さらに2011年度からは次の指導者の育成を目的に，QMS推進委員がサブ指導者として各回の面談に参加するようにした．現在，QMS推進担当者が一人一部門の担当となり，指導者の育成を図りながら進めている．

　当初は重点指向に基づくテーマの絞り込みに時間を要し，現状把握や要因解析が不十分なまま，対策を立案してしまう傾向にあった．しかし，毎月の進捗管理面談で次回までの課題を明らかにしてそれらに取り組んでいくうちに，部門内全員で取り組むようになった部門や，データ収集がスムーズにできるようになった部門などが，少しずつ現れるようになった．これらの部門では，改善効果を実感するという成功体験から意識が向上し，基盤が固まったのだと考えられる．また，部門内改善から部門横断的改善へと視野が広がり，さらに委員会を対象とした方針管理も開始されたことで，組織的な改善へと歩み出しつつある．

　毎年度末に，改善活動の院内発表会を開催し，方針管理の活動結果を報告してもらっている．当初は，少しでも多くの職員に聴いてもらうことを目的に院内で開催してきたが，業務の合間に自部署の発表しか聴かない職員がほとんどになってしまった．院内全体の取り組みとして他部門の活動を共有する場とするために，2010年度からは休日に勤務扱いで，院外会場で開催し，各部署からの参加も必須とした．そのアンケート結果では，自部門の活動すら把握していない職員も少なくないことがわかった．部門の課題への取り組みを全員で行えるようにすることが，今後の課題である．

7. これまでの活動のまとめ

　再構築に至るまでの期間，また再構築開始からの1年間は，推進者の思いと組織トップの思いをうまくすり合わせることができていなかった．再構築とはいいつつも，当初は病院長からの積極的な発信はなく，推進リーダーの考えを代弁しているような状態であり，再構築のねらいが現場には伝わりにくく，「TQM推進室が勝手にやっていること」と認識されている節もあった．その結果，①部門間での改善の意識の差が大きい，②機能別管理の意識が乏しい，③自立的な改善活動ではない，といった問題点が生じていた．

　現在，病院長のリーダーシップが徐々に発揮されるようになり，それが各部門長のリーダーシップへとつながりつつある．ただ，医師の参加が少ないことは，なお課題として残っている．

　長年，改善活動がシステム化されていなかったため，「○○さんがいないと進まない，わからない」という風土もできあがっていた．現在は，組織横断的活動に展開できる人材の選出・育成や，活動を推進できる環境の整備など，さまざまな取り組みをシステム化できるように進めている．

　QMSの再構築に取り組み，その本来の目的である業務改善を推進したことで，さまざまな効果が得られた．例えば，CS委員会が実施している外来患者に対する満足度アンケートでは，病院に対する総合評価に「満足」「やや満足」と回答された患者が，2007年は43%であったのに対し，2011年は72%へと向上した．これは，方針管理，プロセスの可視化・標準化，文書の整備，内部監査などの活動によって，各部門の業務を継続的に改善してきたからこそ得られた結果であると考えている．

　QMSの再構築から約6年が経過し，ISO9001はQMSを推進するツールであることなどの理解が深まり，共に活動してくれる仲間が増えている．これは，事あるごとにさまざまな人を巻き込み，実際の活動を通してQMSの必要性やメリット，改善につなげる楽しさを実感してもらえたためではないかと考える．それぞれの活動は関連していることを理解できれば，連鎖式に推進していくことができるだろう．そのための体制づくりと環境整備を行い，今後も継続的改善に努めていきたいと考えている．

文献
1) 飯塚悦功，棟近雅彦，上原鳴夫：医療の質マネジメントシステム；医療機関必携　質向上につながるISO導入ガイド．日本規格協会，2006．

解説　城東中央病院のQMS活動の特徴

1. 2006年以前の活動の反省

　城東中央病院は，2003年にISO9001を取得していたが，真の意味で医療の質向上を目指すために，一からQMSの再構築を始めた．ISO9001の認証を受けているということは，最低限の文書がそろっており，改善する仕組みができているはずである．しかし，使えない文書ばかりがそろっていたのでは意味がない．

QMS活動のマイルストーンとして，ISO9001認証取得を挙げることは悪いことではない．しかし，認証を受け，それを維持することだけが目的となってしまうと，2006年以前の城東中央病院のように，「実務とISO9001はまったく別物」と認識されてしまい，質向上にはつながらない．

城東中央病院の反省から見えてくることは，職員へQMSの活動の意義，必要性を十分に理解させることの重要性である．時間をかけて職員に理解してもらい，QMS活動に参加してもらうことができる体制が整っていなければ，ISO9001の認証を受けていても，真の意味で医療の質向上につなげるのは難しいということを，城東中央病院の事例から読み取ることができるだろう．

2. TQM推進室，QMS推進委員会の役割

QMS活動を進めるうえで，トップのリーダーシップは必要不可欠である．ただし，院長がQMS活動のすべてを管理することは困難である．院長と現場スタッフをつなぎ，QMS活動を推進する環境を整え，主体的にQMS活動を推進したのが城東中央病院のTQM推進室であった．TQM推進室が担った重要な役割として，下記のようなことが挙げられる．

1) 経営層への理解の促進

ISO9001認証取得後の問題点を説明し，QMSを再構築する必要性を伝えたことで，経営層が再構築に取り組むことを決意できた．また，経営層との議論を重ねたことで，QMS活動にかかわる重要事項をスムーズに決定することができた．

2) 推進体制の確立

QMS推進委員会を発足させたことはもちろんであるが，QMS推進委員の役割を明示し，積極的に活動に参加してもらう工夫を行ったことが大きい．さらに，徐々にQMS再構築会議やTQM推進室の機能をQMS推進委員会へ移行していったことで，委員会が無理なく活動の運営，管理までを担えるようになった．

3) マスタープランの策定と各活動の推進

QMS活動でも業務の可視化，文書管理，内部監査に絞り，さらに作成する文書も重点指向で選定することで活動計画を立案した．その際，PFCを用いた内部監査を取り入れるなど，活動間の関係性を考慮したことで，QMSの理解が深まるような計画となった．

4) 職員を巻き込む工夫

後述する改善活動の発表会や教育の実施により，現場スタッフを徐々にQMS活動へ巻き込んでいった．

TQM推進室だけでなくQMS推進委員会の力も大きい．全部門の所属長・推進者から構成されるため，院内全体での決定事項を各部門へ下ろすことができた．さらに，TQM推進室と協力し，実際にQMS活動を実行・運営・管理したことで，短期間で活動を進めることができ

た．TQM 推進室担当者だけではすべての活動を実施することは困難であり，推進体制を整備しておくことが成功の鍵であった．

3. PFC を中心に据えた推進，文書管理

　QMS-H 研究会では，業務の可視化を QMS のはじめの一歩と捉えている．業務を可視化・標準化し，これを基盤として改善を進めることが有効だからである．城東中央病院も PFC による業務の可視化を重点課題の 1 つに設定し，徹底的に PFC を作成した．

　業務を可視化する意義は多々あるが，城東中央病院の場合は，① PFC を作成することで標準化する必要性が認識された点，②何か問題があれば PFC に立ち戻る，すなわちプロセス指向が習慣化された点，③ PFC に基づいた内部監査を実施でき，他部門との情報共有や業務改善が進んだ点，などが効果として挙げられる．

　PFC のような文書を作成したならば，それらをきちんと管理しなければ意味がない．再構築する前，ISO9001 認証取得後にうまくいかなかったことの 1 つに，「文書が使えない」ことがあった．飾っておくだけの文書は意味がない．文書を使えるように，かつ，改訂等の管理が適切にできるようにしておかなければならない．城東中央病院では，QMS-H モデルを活用して文書の体系化を図り，Web アプリケーションを活用した文書管理システムを導入した．その際，職員への周知を繰り返して理解を深めているが，これが文書を効果的に活用できるようになった理由の 1 つである．ハードシステムの導入だけでは不十分であり，システムや活動の意義，活用方法を職員へ理解させなければ，効果的に推進することはできないのである．

4. 病院方針に基づく改善，改善成果発表会の開催

　方針管理に取り組む際，方針を出しっぱなしで，その後は年数回の面談のみ実施し，何もフォローしないという機関もある．城東中央病院も以前はそうであったため，病院方針が各部門へ適切に展開されていなかった．

　再構築後は，病院方針から各部門へ目標展開し，各部門が QC ストーリーに基づいた活動を実施した．城東中央病院の方針管理がうまくいった要因は，何といっても月 1 回の面談の実施だろう．この面談によって，病院方針に基づいた目標を立案できているか，活動の進捗状況は好ましいかといった点を確認できた．さらに，目標達成に向けて次月までの課題を課すことができ，1 年間で目標を達成できる部門が増えていった．たくさんの課題を与えるのではなく，業務をしながら達成できる課題を課すことで，各部門も積極的に取り組むようになり，徐々に改善の達成感を得られるようになったのだと考えられる．また，改善活動を進めていると，悩み，不安が生じることが多々あるが，月に 1 回相談に乗ってもらうことで，各部門の担当者も積極的に活動に取り組むことができた．

　さらに，改善の成果報告会を休日，しかも，外部会場で実施した．これにより，多くの職員が他部門の取り組みを聞くことができ，情報共有の場となったことは容易に想像できる．他部門の業務を知る，また，他部門の改善活動の取り組みを聞くことで，自部門の反省や部門間連携が進むことが多い．

5. 充実した院内教育

　QMS活動は，全員参加が鉄則である．しかし，全職員をQMS活動に巻き込むことは容易ではなく，さまざまな工夫を行う必要がある．教育は，職員へ新しい知識・スキルを教え，新たな活動を実施する意義を伝える機会であり，全員参加へもっていくための有効な手段の1つである．

　城東中央病院は，文書管理や内部監査といったQMS活動を進めるのと同時に，医療の質・安全教育の体系化を図った．これにより，現在取り組んでいるQMS活動の意義やそれらを実施するために必要な知識・スキルを職員へ身につけてもらうことができ，効果的に活動を推進することにつながった．例えば，標準化の意義，PFCを用いた事例分析，手順見直し後の周知徹底方法など，一連の業務改善の流れを教育したことで，PFCで業務を可視化する必要性，および文書管理や内部監査の意義が理解された．

　固有技術の教育と異なり，医療の質・安全に関する教育は，実施しなくても普段の業務を行うことができる．そのため，教育の体系化が遅れている組織もあるが，質向上のためには，教育は不可欠な活動である．また，医療機関は職員の入れ替わりも多く，毎年新人職員が入職するため，一度教育を実施すれば済むわけではない．いつ，誰に，何を教えるかという教育カリキュラムを構築し，それに基づいて教育を継続することが重要である．城東中央病院は，カリキュラムを立案しただけでなく，事故防止委員会やQMS推進委員会へ運営を移行し，院内講師を育成する仕組みを構築したことが，教育を継続できているポイントである．　　　　（梶原　千里）

4-5

QMSの取り組み事例
仙台医療センター

大規模国立病院において，課題を絞り，医師主導で，効率的にQMSを推進する

1. QMSの目的，位置づけの明確化

　国立仙台病院（2004年，独立行政法人国立病院機構仙台医療センターと名称変更）は長きにわたり，東北地方の国立病院における中核的存在であった．しかし経営状況は不良で，1990年代の後半には当時の厚生省から経営改善の指導を受け，存続の危機にさらされていた．

　危機感を感じた当時の院長のリーダーシップの下，経営改善に取り組んだ．経営状況は次第に上向き，何とか存続が可能となったが，この頃は患者から，「役所的で親しみを感じない病院」という評価を受けていた．患者満足度調査においては評価は低く，今後病院が生き残っていくためには，患者からの支持を得ることが必要であると思われた．そのためには第三者による評価を受け，問題を明らかにして，改善に取り組む必要があると考えた．

　まず，当時活動が始まっていた日本医療機能評価機構による病院機能評価を受審することが有効と思われた．1997年より準備を始め，2度目の受審の1999年に認定を受けた．この頃は全国的に患者取り違えなどの医療事故が頻発した時期でもあった．病院機能評価の認定を通してハード面の整備は進んだものの，改善活動が必ずしも全病院的な取り組みとはなっておらず，次の更新までの5年間，継続的な改善活動を行うことは困難であると感じていた．職員の意識改革のためにも，別な角度から取り組むことも必要と思われた．

　PDCAサイクルがうまく回せていないとの観点から，2003年よりQCサークル活動による職

■病院概要

名称：独立行政法人国立病院機構　仙台医療センター
開設日：1937年4月
所在地：宮城県仙台市宮城野区宮城野2-8-8
病院長：田所　慶一
病床数：698床（一般650床，精神48床）
標榜科：31科
外来患者数：944.2名／日
入院患者数：559.6名／日
病床利用率：81.1％
平均在院日数：14.1日
主な認定・機能：日本医療機能評価機構「一般病院2　機能種別版評価項目　3rdG：Ver. 1.0」認定病院，日本医療機能評価機構「付加機能（救急医療機能Ver. 2.0）」認定病院，地域医療支援病院，基幹災害医療センター，地域がん診療連携拠点病院，東北ブロックエイズ拠点病院，卒後臨床研修評価機構認定病院，ユニセフ　WHO　赤ちゃんに優しい病院認定，救命救急センター

場からの改善活動に取り組むことにした．年を重ねるごとに，QCサークル活動大会における発表内容はよくなっていて進歩が感じられたが，医師の参加が少なく，病院全体の活動にはならなかった．一方，看護部門を中心とした現場では，長年にわたり多くのローカルルールができ，また，医療の進歩に伴い業務も複雑になり，医療事故の当事者になる危険性を多くの職員が感じていた．

2007年，新たに就任した菊地秀院長は，病院全体で継続的に取り組める質改善活動を探すなか，以前の赴任地であった福島県郡山市の総合病院が，ISO9001の認証取得を通じて病院全体で質の改善に取り組んでいる姿に，ヒントを見出した．とくに，ISO9001において定期的に実施することが定められている内部監査は，PDCAのCの機能を有し，これにすべての診療科が参加することで，全病院的活動とすることが可能になると考えた．

さらに，多くのローカルルールで運用されていた業務を，後述のQMS-H研究会で学んだPFCとして整理することにより，標準化できることを期待していた．さらに，インシデント・アクシデントの分析と対策立案が部門を超えて可能となり，医療安全の面でも意義があると思われた．こうして，多くの困難が予想されたが，職員の能力を信じ，ISO9001を基盤とした質マネジメントシステムの構築を決意・開始した．

2. 導入のコンセンサスの獲得

まず2007年度の病院目標として，「1年でISO9001の認証を取得する」が掲げられた．当初は，商業コンサルタントを導入して進めていくことを前提としていたので，事務局の専任体制は準備していなかった．商業コンサルタント数社から応募があり，プレゼンテーションも行われた．同時期にQMS-H研究会へ参加する機会を得て，他施設のQMS活動の報告を聞き，その内容に刺激を受けた．研究会では飯塚悦功氏，棟近雅彦氏より，「他人任せにしてはいけない」「自分たちでつくらないと肝心なところがおろそかになる」と助言を受けたことや，コンサルタントが診療部門の改善に対して消極的であったこともあり，コンサルタントの導入は見送られることになった．

しかし，いざ始めてみると，規定や手順書の見本がなく，何から手をつければよいのか，何を作成しなければならないのか，わからないことだらけであった．そこで，すでにISO9001認証を取得していたA病院のISO課長を講師として招き，全職員対象の認証取得に関する講演会を開催し，ISO導入・認証までの作業のステップをわかりやすく説明していただいた．これによって，導入への具体的なイメージをもつことができた．

全病院的な取り組みを行うためには，医師の参加が不可欠である．病院機能評価にしてもQCサークル活動にしても，これまで医師の参加は不十分であったが，キックオフを前にしたこの講演会には医師の出席者も多く，全病院的な活動となることが期待された．

講演会によって導入までの流れを理解することができたが，マネジメントレビューや内部監査といった初めて聞く用語や概念が，多々存在した．そこで参考書として，「医療の質マネジメントシステム；医療機関必携　質向上につながるISO導入ガイド」[1)]「医療の質マネジメントシステム；医療機関におけるISO9001の活用」[2)]を各部署に配布した．ただし，導入ガイドだけでは，全職員へ理解してもらうことは困難であったため，イラストを使った小冊子「ISOってなぁに」を作成した（図4.5.1）．これは，「ISO9001」「QMS」「品質」といった重要な概念や用語の意味を，イラストとともに解説したものである．さらに，ニュースレター「ISO便り」（図4.5.2）が定期的に発行されるようになり，全病院的に取り組んでいくことが示された．

QMS活動を進めていると，医療現場では聞き慣れない言葉を耳にすることがたびたびある．そ

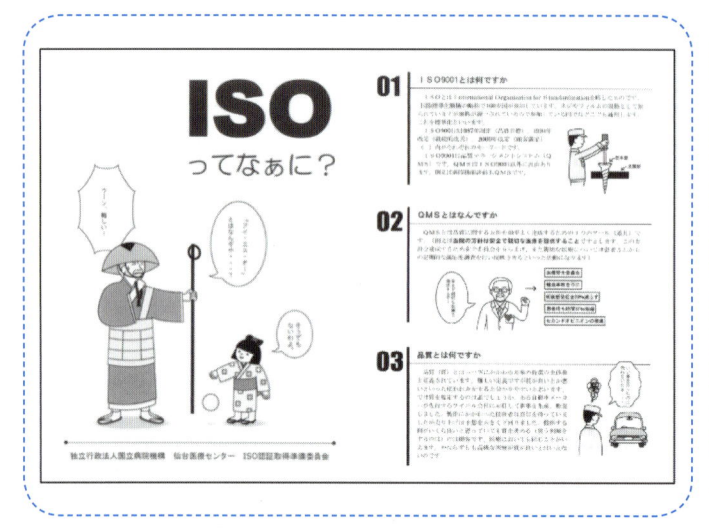

図 4.5.1　小冊子「ISO ってなぁに？」（抜粋）　　　図 4.5.2　ニュースレター「ISO便り」（抜粋）

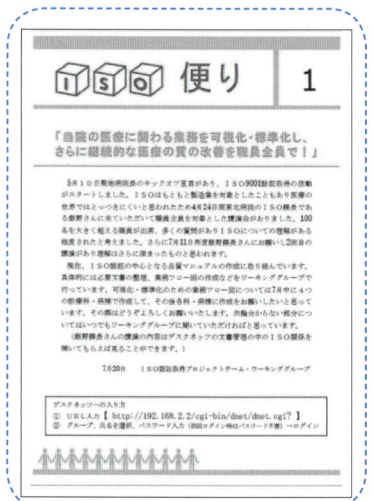

の結果，「何だか難しそう」と嫌悪感を抱いてしまう職員が出てしまう．読みやすくかつ理解しやすい広報を行うことで，少しずつ職員の理解度を深めていった．

3. 推進体制の決定

2007 年 5 月，院長により，キックオフ宣言「全員参加で年度内取得」が示された．同時に ISO 管理責任者が任命され，ISO プロジェクトチームが結成された．メンバーは各部門代表者を中心とした 20 名で，医師 5 名，看護師 4 名，薬剤科，検査科，放射線科，リハビリ科，栄養科など，多職種で構成された．プロジェクトチームの結成時は，専任スタッフはおかなかった．ISO プロジェクト委員会は毎月 1 回，定期的に開催された．委員会には文書管理（作成），内部監査，PFC の各ワーキンググループが発足し，活動が始まった．

事務局は広報企画室と併任体制であったが，2008 年度より ISO 専任の事務員が配置された．2009 年度より TQM 推進室が設置され，TQM 推進室長，TQM 推進係長のポストが新設されたが，それぞれ兼務であった．

その後，認証取得を契機にプロジェクトチームは解散し，代わって発足した ISO 推進委員会が決議していく形となっている．

4. QMS 導入・推進マスタープランの策定

QMS-H 研究会では PFC 作成の重要性を示していたため，まず，業務の可視化・標準化から始めることにした．2007 年 7 月，QMS-H 研究会における PFC 作成の勉強会に，当院から 6 ～ 7 名が参加した．この勉強会をもとに，フローチャートのフォーマットや作成時の基本的考え方を決定した．

当院では，PFC ワーキンググループが PFC 作成に取り組むことになった．他人任せにせず，自

分たちで行う PFC の作成は，異なる職種の業務とのつながりが明確となって，認識があいまいであった業務の整理につながった．

また，ISO 講演会の内容や A 病院の見学を受けて，品質マニュアルの作成，内部監査も重点活動とした．品質マニュアルの作成については，事務局と ISO 管理者を中心とした主要メンバーが担当することになった．A 病院の品質マニュアルや規定文書の見本を拝見させていただき，それらを参考にしながら作成した．作成した品質マニュアルに対しては，A 病院の職員から助言をいただき，見直しを進めた．

内部監査についても，A 病院から見学や教育に関して協力していただけることになり，プロジェクトメンバーが実際に目で見て体験し，大きな刺激を受けた．A 病院では，内部監査への医師の参加は少なかったものの，各部署で行われていた内部監査は指摘を目的とするのではなく，「よりよくしていきたい」という姿勢がうかがえるものだった．このようにしてプロジェクトメンバーは，内部監査を「自分たちが行っている業務の健康診断でもある」と認識することができた．

QMS 活動を進めていくなかで残念だったのは，すでに活動していた QC サークル活動を主管する QC 委員会と協力して活動を展開できなかったことである．また，2009 年度に日本医療機能評価機構による病院機能評価 Ver. 5.0 の受審が控えていたが，QC にしても病院機能評価にしても同じ QMS 活動であるはずなのに，別々のメンバーがそれぞれ活動する形になっていて，それは現在も課題となっている．

5. QMS の構築

1) 業務プロセスの可視化，標準化

業務プロセスを可視化するにあたり，2007 年 8 月にまず全職員に対して，PFC 作成説明会を開催し，PFC 作成の基本だけでなく，ISO9001 の基本的な考え方についても説明した．その後，全部門・全診療科で主要業務の PFC の作成を決定し，各部門に PFC 作成と 1 カ月以内の提出を依頼した．

PFC は部門ごとで作成することを前提としたが，さまざまな職種がかかわる業務の PFC 作成は医師 3 名，看護師長 2 名のほか，関係部署の職員からなる PFC ワーキンググループが行うことになり，週 1 回のペースで議論と作業を進めた．

次に，作成された PFC について検証を実施した．PFC で現在の業務の姿が記載されているかを確認することとし，「あるべき姿」とは区別して検証を進めた．重要な業務で部門をまたがるものについては，科長会議，看護師長会議，ISO プロジェクト委員会で承認を得て，サブ PFC として標準化した．作成された PFC を検証するなかで，標準化の不十分な点や問題点が明らかになってきた．

PFC の作成が進んできた段階で，重要と考えられるサブ PFC の標準化を開始した．とくに着目したプロセスは，「投薬の標準化」であった．投薬は，インシデント報告で占める割合が高く，医師をはじめとする多くの職種が関与している業務でありながら，ローカルルールが多く，問題となっていた．週 1 回ワーキンググループを開催し，どのように業務を標準化するかについて議論を重ねるなかで，投薬カートの全病棟への配置運用を決定した．このようにして投薬サブ PFC，持参薬サブ PFC，定時注射サブ PFC，臨時注射サブ PFC，投薬の標準化の要点，注射標準化の要点，投薬管理票・指示表の記載法と記載例，処方入力の原則などについて，標準化・文書化を図っていった．

これらの文書類は，科長会議，看護師長会議，ISOプロジェクト委員会の承認を得た後，院内LANのグループウェアに順次掲載し，どの部署からでも閲覧可能にした．また，「投薬標準化の運用について」という通知を全職員に伝達し，周知を図った．その後，投薬カートを購入し，試運転を開始するとともに，全医師にメールや文書で協力を依頼し，標準化の運用が始まった．

　このように，十分に時間をかけて標準化とその周知を行ったことで，効果的に手順を定着させることができたと考えている．その後，麻薬・向精神薬の投薬・注射，緊急検査，輸血など，他のサブPFCの標準化も進めていった．

　問題点としては，職種間での標準化に対する認識の差が大きかったことと，文書や記録等の整理もプロジェクトメンバーが兼任していたので，メンバーの負担が大きかったことが挙げられる．

2) 品質マニュアル制定と文書管理システムの構築

　PFCの作成とともに，品質マニュアルも作成した．A病院のISO課長に来院していただき，院長をはじめとする主要メンバーに対して，品質マニュアルに関する検討会・勉強会が開催された．そのまま活用できるようなひな形は存在しなかったため，A病院のマニュアルを参考に，当院の素案を検討した．さらにA病院のISO課長には，2007年7～10月の間の3回にわたり，作成した品質マニュアルに対して助言をいただいた．

　品質マニュアルは，ISO9001への対応を意識して作成した．ISO9001の「7章　製品実現」，とくに「7.1 製品実現の計画」「7.3 設計・開発」「7.5 製造及びサービス提供」に関しては，いかに記述すべきかと悩み，多くの議論を重ねた．医療では，診断・治療の一連のプロセスがこの7章に相当する．したがって，診療の質向上のためには，7.3等の適用を除外することはできない．すなわち，品質マニュアルの診療部分をきちんと策定し，「診療の質」「医師の参加」を中心に据えたQMSを構築することに決めたのである．

　まず，標準診療指針を策定した．これは医師を対象に，医療の質保証のために行うべきことを，箇条書きで簡単にまとめたものである．策定した標準診療指針は，2007年11月の科長会議にて提示された．次に，各科診療科の診療指針および診療マニュアルの作成を進めた．このように診療指針と診療マニュアルを作成・整備することで，医師を巻き込んでいった．

　看護部門については，看護管理基準，看護記録記載基準，看護業務基準・手順が，看護部諮問委員会で検討され，文書化された．

　文書の枠組みについては，二次文書を規程類，三次文書を他部門にまたがるサブPFC，四次文書を各部門の手順書，と位置づけた．

3) 内部監査システムの構築

　これまで，「内部監査」という言葉自体に慣れていなかったため，導入は段階的に進められた．内部監査の準備として，2007年9月にA病院の内部監査を見学した．その様子を報告するため，全職員を対象に，A病院内部監査見学の報告会を開催した．実際の内部監査の様子を画像で示し，どのように内部監査が進められていたかについて，見学者から報告を行った．さらに，日本規格協会主催の「内部監査員基礎コース」に2名が参加し，その後，伝達講習会を開催した．

　本格的な内部監査の前に，標準化した投薬のプロセスについて，内部監査を実施することになった．事前の説明会では，全職員を対象に「内部監査の考え方，方法」「投薬・注射のPFC・マニュアル」を解説し，「ビデオによる実演」を行った．説明会は全病棟の医長と看護師長を対象とし，監査を受ける側と監査を行う側に分けて実施された．監査を行う側には，投薬・注射に関与しない他

部門の責任者も加わった．これにより，「投薬の標準化」は，多職種がかかわる全員参加の活動であることを認識してもらうことができた．

効率よく内部監査を実施する目的で，プロジェクトチームがあらかじめ内部監査チェックリストを作成し，それをもとに監査を行った．チェックリストには，①何を確認するために（目的），②何で確認し（証拠），③どのように聞くか，ということが整理されていた．具体的には，「処方の原則に沿った指示の記載がされているか」「持参薬の管理方法」等が示されており，これに基づいて，各病棟の医師と看護師に確認が行われた．

「投薬のプロセス」の内部監査実施期間は3週間と設定し，日程は各部門間で調整してもらった．この内部監査では，標準化された手順を読む必要があったことから，手順を知らない職員への教育にもなった．

この監査の半年後に本格的な内部監査を実施することになり，内部監査員養成研修が実施された．講師は，内部監査の見学でもお世話になったA病院のISO課長に依頼した．内容は，内部監査の目的，チェックリストの作成，内部監査報告書の記載等であり，演習も交えて行われた．対象者は73名で，内訳は全医長，全看護師長，各部門長等であった．ゴールデンウィークの狭間で，患者数が少ない2日間（2008年4月30日，5月1日）を選んで実施した．出席率は良好で，全員に内部監査員の認定証を授与できた．

2008年5月中旬から3週間かけて，全診療科，全部門，主要委員会の内部監査を実施した．監査員は養成研修受講者のなかから選定され，診療科の監査員は医師2名，看護師長1名，他部門1名の計4名（主任監査員は医師），診療科以外の監査員は医師1名，看護師長1名，他部門2名の計4名（主任監査員は医師以外）とした．診療科は，所属看護単位とともに監査を実施した．事務局がチェックリストを作成したが，この時の監査方針は，ISO外部審査の方針をそのまま踏襲することにした．具体的には，①診療録記載状況（基本的記載，説明と同意など）の確認，②ヒヤリ・ハット／アクシデント事例への対応の確認，③文書や記録の確認，④新人等の教育・訓練の確認，を行った．

診療録記載状況の監査のために，事前に対象となるカルテを選択し，それをもとに内部監査を実施した．カルテの選択にはかなりの時間を要するため，事務局もこの作業にかかわった．カルテを用いた監査の実施や，医師を含めた監査員チームの構成により，医師の参加を促した．内部監査実施後のアンケートでは，「自分たちの仕事を見直すよいきっかけになった」「自分では気づかない仕事の問題点を見つけてもらえた」「問題意識をもって日常業務をチェックすることの重要性がわかった」などの声が挙がった．

その後も医師，看護師，コメディカルを監査メンバーとして，前期・後期に分けて，全部署の内部監査を行っている．内部監査の養成教育については，外部機関での「内部監査員養成研修」に2〜3名ずつ出席するとともに，院内での養成研修は1日単位で計画している．しかし，中間管理者の転勤者が多いという施設の事情から，内部監査員を養成しても転出してしまう問題が出てきた．また転入者に関しても，「ISO9001」「QMS」「TQM」のオリエンテーションを実施しても，普段使い慣れていない言葉を理解して実際の業務につなげていくことに，時間を要している．

内部監査は今年で7年目になり，この間，チェックリストの工夫などさまざまな改善を試みている．当初は「医師の協力が得られないのでは？」と危惧していたが，次第に当たり前のこととして受け入れてもらえるようになった．内部監査の実施により，「決められていることを当たり前に行う」というPDCAの実施につながっているのではないかと考えている．

6. QMS の継続的な実施・運用

　継続的な QMS 勉強会として，年度初めに「TQM について」の講演会を開催している．また 2010 年度からは，QMS に関するランチョンセミナーを毎月 1 回定期的に開催している．内容は「内部監査とは？」「ISO9001 とは？」「5S とは？」等のテーマで，TQM 推進室メンバーが主に講師となって，TQM に対する理解を深めている．

　また，日常管理と目標管理に関しては，内部・外部監査，さらに TQM 推進室を中心としたヒアリングを通じて各部署の目標について検討し，数値化できる目標設定を進めている．

　マネジメントレビューは，PDCA の C と A に相当し，QMS を改善していくうえで重要とされているが，初回は準備不足もあり，トップからの十分なアウトプットを引き出すことができなかった．その後，年々進め方を修正するなか，現在は病院目標に沿って「医療安全」「情報管理」「内部監査・外部監査報告」「患者からのご意見」等について 1 年の総括報告を行い，評価・検討を行っている．形式的であった場が 1 年の活動の総括の場となり，次年度の目標設定に大きくかかわりをもつものに変わりつつあると考えている．

7. これまでの活動のまとめ

　以前は質改善活動に対して，診療部門の協力を得ることは困難であったが，現在は内部監査の実施や外部審査の受審についても協力が得られている．医師が自ら積極的に改善活動を実施するまでには至ってはいないが，医師部門のインシデント報告数の増加，記録記載の順守などの効果が現れている．

　当院の QMS は，ISO9001 認証取得という活動を通して構築されてきたが，質マネジメントに心を注ぐ風土もまた，構築されつつあると考えている．

文献
1) 飯塚悦功，棟近雅彦，上原鳴夫：医療の質マネジメントシステム；医療機関必携　質向上につながる ISO 導入ガイド．日本規格協会，2006．
2) 上原鳴夫，黒田幸清，飯塚悦功，棟近雅彦，小柳津正彦：医療の質マネジメントシステム；医療機関における ISO9001 の活用．日本規格協会，2003．

解説　仙台医療センターの QMS 活動の特徴

1. 大規模国立病院における QMS 導入・推進事例

　仙台医療センターは，東北地域における国立病院機構の中核病院である．このような病院が医療の質向上を図るために，ISO9001 の認証取得を通して QMS 活動を実践し，先駆的な例となった意義は大きい．

　国立病院機構は機構内での異動も多く，仙台医療センターでも QMS 活動に携わった職員が別の病院へ異動となるケースもあった．そのようななかで継続的に活動できたのは，① ISO 認証取得の準備段階からトップのリーダーシップが発揮されたこと，②医師を QMS 活動に巻き込む工夫が数多く行われていたこと（この点は後述する），③ 2009 年度より TQM 推進室が設置されて活動を継続できる体制が整っていたこと，などが挙げられる．

　また，仙台医療センターはコンサルタントの導入を見送り，自分たちで活動を進めることを選択した．そのような選択をすることに悩みもあっただろうし，活動を推進する際に苦労もあったと思われる．しかし，自分たちの手で作り上げたことで，ISO や QMS に対する職員の理解も深まり，形式的なものではない QMS の構築につながったのだといえる．

2. 医師の参加を促す工夫

　医師を QMS 活動に巻き込むことに苦労している病院は多い．本書の他病院の事例からも，そのことを読み取ることができるだろう．しかし，医療の質を向上するには，診療の質を向上させる必要があり，そのためには医師の参加が不可欠である．仙台医療センターは医師を参加させる数多くの工夫を行い，「診療の質向上」「医師の参加」を中心に据えた QMS の構築に成功した．仙台医療センターが行った工夫の一例を下記に示す．

1) 医師による主導

　第一に，医師，しかも経営層自らが主導し，QMS 活動を推進した点である．ISO 管理責任者は当時の副院長の医師であり，ISO プロジェクトチームには 5 名の医師が参加していた．このように，医師主導で QMS 活動を推進した事例はあまりみられず，仙台医療センターの特徴の 1 つであるといえる．

2) 品質マニュアルの診療部分

　第二に，品質マニュアルの診療部分に力を入れた点である．医療機関が ISO9001 の認証を取得する場合，以前は，「7.3 設計・開発」の適用を除外する場合もあった．しかし，仙台医療センターはあえてそこに立ち向かい，「診療の質」「医師の参加」を中心に据えた QMS の構築を決意した．そのために，標準診療指針や各診療科のマニュアルを整備することに力を入れ，その作成と見直しを医師に依頼することで，QMS 活動に巻き込んでいった．医師にしかできないことを依頼することで，徐々に QMS 活動へ参加してもらえるようになったと考えられる．

3) カルテを用いた内部監査

　第三に，カルテを用いた内部監査を実施した点である．PFC や手順書の確認だけでなく，

診療録記載状況の確認等を組み込むことで，内部監査への医師の参加を促した．カルテを用いた監査は診療の質向上へ直接貢献するため，効果も大きい．

病院全体の活動にもっていくためには医師の参加が不可欠であるが，多くの病院で医師を巻き込むことを課題としている．そのような病院にとって，仙台医療センターの取り組みは大いに参考になるのではないだろうか？

3. 投薬業務に絞った業務の標準化

TQMの基本的な考え方の1つに重点指向がある．仙台医療センターは投薬プロセスに絞って標準化したが，これはまさに重点指向の実践である．重点指向の意義は，多くのことに手をつけても，結局どれも中途半端になってしまうため，最重要なものに絞ることで効果的・効率的に改善を進めることにある．

仙台医療センターの場合も投薬プロセスに焦点を絞り，標準とする手順の決定，ルールの周知，標準手順の評価を徹底して行ったことで，中途半端な結果に終わることなく，標準化を進めることができた．また，1つの成功例をつくったことで，別の業務を標準化する際の参考になっただけでなく，モチベーションのアップにもつながったと考えられる．

標準化するときの基本は，明文化することである．仙台医療センターの場合も，明文化することで現状の問題が明らかになり，現時点で最良と思われる方法に改善することができた．

また，標準化した際に重要なことは，周知を怠らないことである．せっかく標準化しても，誰も守らないようであれば意味がない．仙台医療センターはさまざまな方法で周知を図ったことで，全員参加の活動であることを理解してもらい，現場へ標準が浸透したものと思われる．

4. 他病院の事例から学び，効率化を図る

ISO9001の要求事項や文献だけでは，ISO認証取得に向けて，具体的に何をすべきかがわからないこともあるだろう．そのような場合に，他病院の事例は大いに参考になる．

仙台医療センターも，A病院やQMS-H研究会参加病院の活動を参考にすることで，効果的・効率的にQMS活動を推進することができた．A病院からは導入時の教育，品質マニュアル等の文書の見本の提供，内部監査見学など，数多くの支援を受けている．また，QMS-H研究会のPFC勉強会への参加や，QMS-H研究会参加病院の内部監査方法を参考にして自院の内部監査を実施するなど，研究会のアウトプットを効果的に活用し，活動を進めてきた．他病院の事例をそのまま適用するのではなく，よいところを取り入れながら仙台医療センターの特徴を追加していくことで，診療の質を中心とした，独自のQMSを構築することができたのだと考えられる．

(梶原　千里)

4-6

QMSの取り組み事例
前橋赤十字病院

医師の主導により，時間をかけて，活動の浸透・理解を進める

　前橋赤十字病院は，日本のほぼ中央に位置する関東平野北部，群馬県の県庁所在地前橋市にある病床数592床の急性期病院である．高度救命救急センターを併設し，2009年2月からはドクターヘリの運航も開始した．

　1913年3月23日に日本赤十字社群馬支部病院として病床数80床で開設，1943年1月1日から前橋赤十字病院と名称を変更，「私たちは人道・博愛の赤十字精神にのっとり，人間の尊厳を重んじ，生命と健康を守ります」の理念の下，災害医療，救急医療，急性期医療を行うことによって地域医療に貢献し，安全で高度な医療を提供することを基本方針としている．

　2011年に発生した東日本大震災においても，発生直後から多くの病院職員が現地において救護班として活動した．

1. 活動へのきっかけ

　医療の質向上に向けた取り組みは，第8代・塩崎秀郎病院長が1995年頃より開始し，第9代・宮﨑瑞穂病院長が2001年に就任すると，本格的にその活動を展開した．医療の質向上に向けたこれまでの歩みは表4.6.1のとおりである．

　医療や病院を取り巻く環境が変化するなかで，患者側の欲求と医療者側の問題点を病院長自らが認識し，改善する手段を模索していた．患者側の欲求とは，「権利意識の昂揚による医療の透明性

■病院概要
- 名称：日本赤十字社　前橋赤十字病院
- 開設日：1913年3月23日
- 所在地：群馬県前橋市朝日町3-21-36
- 病院長：中野　実
- 病床数：592床（一般570床，ドック16床，感染症6床）
- 標榜科：30科
- 外来患者数：852.5人／日（2013年度）
- 入院患者数：517.2人／日（2013年度）
- 病床利用率：90.7%（2013年度）
- 平均在院日数：13.1日（2013年度）
- 主な認定・機能：地域医療支援病院，災害拠点病院，臨床研修指定病院，地域がん診療連携拠点病院，エイズ診療拠点病院，高度救命救急センター，ドクターヘリ運航，群馬県高次脳機能障害支援拠点病院，群馬県地域周産期母子医療センター，DPC対象病院，日本医療機能評価認定病院

表 4.6.1　医療の質向上に向けた歩み

年	出来事
1995	地域医療連携事業の推進．命を救える救急体制を構築し，救急医療への積極的な取り組みを開始
1998	医療安全へ取り組み開始（MRM 委員会の設置，医療事故防止マニュアルの作成）
1999	救命救急センターの指定，日本医療機能評価機構による病院機能評価（Ver2.0）の認定を取得
2000	クリニカルパスの立ち上げ
2001	企画課設置，オーダリングシステム稼働，登録医制度開始
2002	地域医療支援病院承認，医療の質管理課，感染管理室，褥瘡対策委員会設置，NST の立ち上げ．輸液ポンプによる医療事故が発生し，病院機能評価認定を自主返還
2003	医療安全専任管理者配置，NDP への参加（5S，持参薬など），病院機能評価の再認定，高度救命救急センター指定
2004	電子カルテシステム稼働，M&M カンファレンス（死亡患者を中心に診察過程を再検討する会）開始
2005	病院機能評価更新（Ver4.0），急性期特定入院加算取得，緩和支援チーム立ち上げ
2006	DPC 導入，7 対 1 看護体制導入

や説明性への欲求」「医療事故防止や質の向上・サービスの均質性に対する欲求」「安心安全な医療への欲求」などであり，一方の医療者側の問題点とは，「医療自体が高度化・複雑化したことで多種多様のマニュアルを整備する必要があり，それに合わせて職員も多忙になって，院内の至るところでローカルルールが発生していること」であった．

さらに病院運営は，診療報酬改訂といった法改正や，外部機関からのさまざまな指摘に大きく左右されることもあり，業務の標準化も含めた早急な改善が必要と考えていた．

業務の可視化と整理によって医療の質向上と効率化を図り，その結果として患者と職員の満足度を上げたいと考えるなか，宮﨑病院長が 2006 年 10 月に行われた「医療の質マネジメントシステム；医療機関必携　質向上につながる ISO 導入ガイド」[1] 発刊記念特別講演会に出席する機会を得た．この講演会における外部有識者との出会いが契機となって，外部有識者の病院への招聘，病院長自らが指名した職員との検討などを重ねながら，2007 年 7 月，QMS キックオフへと至った．

2. 活動の実際

2006 年 12 月，棟近雅彦氏を招聘し，院内にて 1 回目の幹部向け勉強会を行い，幹部会議で QMS の導入を決定した．2007 年の病院長の年頭挨拶における QMS 導入表明後，管理会議で QMS 導入決定報告を行った．

その後，2 回目の幹部向け勉強会を行い，同 3 月に QMS コアメンバーを選出した．同 5 月より QMS-H 研究会に定期的に参加し，同 6 月に先駆的に取り組んでいる水戸総合病院（現・ひたちなか総合病院）を視察，同 7 月に QMS キックオフとなった．

1）QMS 推進体制

QMS を院内に推進するため，診療部長を部会長とした QMS 部会を立ち上げ，病院長を統括責任者とした．

QMS部会員（診療部長6名，看護部長，看護副部長，看護師長3名，薬剤部長，薬剤師，検査部技師長，検査技師，放射線部技師長，放射線技師2名，リハビリ部門2名，事務課長，事務局）は，QMSを院内全体に広く普及させるために多職種から選出した．とくに医師の役割が重要と考え，多くの医師に参加を促した．

さらに部会の下部組織としてQMS部会員を中心に，標準プロセスフローチャートワーキンググループ（PFCワーキンググループ），サブPFCワーキンググループ，看護PFCワーキンググループ，検証ワーキンググループ，用語統一ワーキンググループの5つのワーキンググループを立ち上げ，診療系業務の標準化・可視化のために，まず外来部門のPFCの作成から開始した．

2）各ワーキンググループの役割

（1）標準PFCワーキンググループ

各診療科で作成した診療PFCをもとに，当院の標準PFCを作成する（外来初診→再診→救急外来→入院の順）．

（2）サブPFCワーキンググループ

診療PFCの中にあるサブPFCに対して検討し，必要であれば標準化しながら作成する．また作成後の評価と改善作業も行う．

（3）用語統一ワーキンググループ

診療PFCとサブPFCの縦軸・横軸の名称と順序，および各PFC内の用語を標準化（統一）する．

（4）検証ワーキンググループ

標準PFCワーキンググループ，サブPFCワーキンググループ，看護PFCワーキンググループで作成したPFCに問題点がないかを検証する．

（5）看護PFCワーキンググループ

診療PFC，サブPFCとは別に，看護ケアに特化したPFCを作成する．

3）各PFCの承認体制の確立

標準PFCワーキンググループ，サブPFCワーキンググループ，看護PFCワーキンググループで作成したPFCは，検証ワーキンググループで検証され，問題があれば差し戻しなどを行った．検証ワーキンググループでの承認を得た後，QMS部会で最終承認を行い，病院内のイントラネットに公開した．

4）職員への啓発とPDCAサイクルの確立

PFCの発表会や院内で行っている医療の質安全教育講座に「PFC」という教育テーマを設け，職員への啓発と周知に努めた．

作成・承認されたPFCを標準版とし（Plan），職員はそれに沿って実際に業務を行い（Do），内部監査等でチェック（Check）し，問題があれば改善する（Action）というPDCAサイクルを確立し，それを回しながらQMS活動を進めることによって，医療の質向上を目指した．

5）PFC発表会の開催

各PFCの作成が進むなか，職員がPFCについての理解を深めることを目的に，各ワーキンググループで作成したPFCの発表会を行った．

なお院内では，PFCに対する認知度・理解度が低かったため，まず総論としてPFCとは何かを説明することから始め，その意義と作成方法を解説した．続いて，実際に作成したPFCを提示し，作成方法とその手順について説明した後，各PFCについて，業務の流れに沿って具体的に説明を行った．

(1) 1回目：2009年11月9日

薬剤部（外来化学療法ミキシングサブPFC），検査部（輸血検査サブPFC），医事課（算定窓口サブPFC），診療部（一般初診診療PFC，一般再診診療PFC）について，発表会を行った．

(2) 2回目：2009年11月19日

放射線部[一般撮影（外来）サブPFC]，リハビリテーション部（外来リハビリテーションサブPFC），外来[看護部，外来注射（静脈・点滴）サブPFC]，看護部（看護PFC第1階層，看護PFC第2階層）について，発表会を行った．

6）品質保証体系図の作成

当院における医療の質を保証するため，病院全体の活動やプロセスなどの順序や相互関係をわかりやすく整理した品質保証体系図を作成した．

品質保証体系図は，QMS-H研究会が提唱するQMS-Hモデルをベースとして，当院用にアレンジした．

7）内部監査のための勉強会

完成したPFCも増え，QMS活動を少しずつ進みはじめたところ，QMS部会員のなかから「そろそろ内部監査を行ってみよう」という声が出てきた．しかし内部監査についての知識や理解がほとんどなかったため，まず勉強会を開催することにした．

また，部会員だけでは人数が限られているため，各ワーキンググループのメンバーにも勉強会への参加を依頼した．2009年11月，金子雅明氏を招聘し，内部監査の目的と方法，監査員の心構えなどについて，約1時間程度ではあったが有意義な勉強会を開催した．

8）内部監査の実施（2010年1月から計4回実施）

内部監査のための勉強会終了後，2010年1月29日，3月18日，6月28日，2011年1月17日の計4回，内部監査を実施した．内部監査の目的は，標準化・可視化したPFCに潜んでいる問題点を見つけ改善すること，すなわちPFCが実際の業務を反映しているかどうか，逆にPFCどおりに職員が業務を実施しているかどうかをチェックすることであった．さらに，院内の他部門・他職種とのコミュニケーションを図ること，PFC作成やQMSの意義の理解を職員に浸透させることも，その目的であった．

内部監査にあたっては内部監査PFCを作成し，監査の一連の流れとして，①監査対象の決定，②監査方針の決定，③監査計画の決定，④内部監査・被監査チームの決定，⑤内部監査チェックシー

トの作成，⑥現場視察による監査実施，⑦机上での監査実施，⑧監査記録の作成，⑨結果報告書の作成，⑩現場へのフィードバック，⑪改善，⑫是正報告書の提出，を示した．

なお内部監査員の構成は，QMS部会員の診療部長を主任監査員とし，QMS部会員から監査員として2～3名を選出，そのうちの1名を記録員とした．

監査方法は，監査側と被監査側を入れ替えて監査し合う相互監査とした．内部監査時の注意点として，「監査」という言葉のもつマイナスイメージを払拭するために，監査を行う際には「威張らない」「粗探しをしない」「非難しない」「意見を押しつけない」などといった心構えを，監査する側の職員に徹底した．

内部監査後，各PFCに対していくつかの問題点が指摘され，改善につながった．今後も定期的に内部監査を実施するとともに，内部監査自体にもPDCAサイクルを回して改善していこうと考えている．

9) 教育の充実：教育研修センターの設立

当院ではQMS活動も含め，医療の質向上に向けて組織的にさまざまな取り組み・活動を実施してきた．これらの活動を実施していくにあたり，仕事をするのは「人」であり，職員の教育研修は，医療の質を向上させるうえで必要不可欠であることを痛感していた．

しかし当院の教育研修は，①教育研修の所管部署が不明瞭，②職員研修委員会はあるがうまく機能せず形骸化している，③教育研修体系が不明確・未決定である，④教育研修への参加率が低い，⑤教育研修の意義の理解が不十分である，などの問題点を抱えていた．

これらを解決するためには，教育研修管理の一元化，体系的教育研修の構築，教育研修を受けられる環境整備が急務であると考えた．そこで2011年度より，院内の多職種の代表からなる教育研修センターを設立し，教育研修管理の一元化を図った．

教育研修センターの業務内容は，①教育研修の年間計画の策定，②実施日の調整，③教育研修実施および参加状況の把握・管理，④教育研修実施に係るサポート業務，⑤院内および院外の実習受け入れ，⑥その他人材育成に関すること，とした．まず当院の理念と基本方針に基づいた教育方針・教育目標を作成し，これらに沿った職種ごとの教育方針・教育目標を立て，教育研修カリキュラムの作成に着手した．

とくに医療の質・安全に関する教育・研修は必須と考え，QMS-H研究会で共同研究している教育内容をモデルとし，2011年4月より「医療の質・安全教育講座」を毎月開催した（全15回）．この講座は職員全員を対象に，1回の講義時間は60分以内，なるべく複数回開催とした．開始時間は17時からとし，2年間ですべて受講できるように計画した．

しかし実際に始めてみると，さまざまな問題点が浮き彫りとなった．まず想定外の職員の参加（最大356名）があったため，職員が会場に入りきれないという現象が発生した．当院の一番広い会場は最大で200名程度しか収容能力がなく，「参加しても聞くことができない」といった不満の声が寄せられた．さらに，「17時開始では参加できない」といった意見も寄せられた．

そこで講義回数を2回から3回に増やし，3回のうちの1回は18時開始とした．また，3回講義が不可能な外部講師の場合は，ビデオ撮影・上映を行うといった当面の改善を行った．さらに2011年11月1日からeラーニングシステムを導入し，教育研修の充実に努めている．

今後の課題としては，①教育研修の意義の理解を深めること，②教育研修の評価，③魅力的なカリキュラムの作成，④必要とされている教育研修の把握，⑤対象者の選定，⑥教育研修実施時間（勤務時間内か時間外か？），⑦医師の参加率の向上，⑧受講者管理，⑨人事考課・勤務評定との関係，

などが挙げられる．

10）文書管理

　業務で使用している文書類（マニュアル，手順書，帳票，チェックリストなど）に関しても，PDCAサイクルを回してQMS全体をバランスよく確実に実施するうえでは，管理システムを構築することが重要になる．なお発展途上の段階ではあるが，文書管理システム構築における現在までの取り組みは，以下のとおりである．

(1) 文書の洗い出し，調査

　まず外来診療部門の業務を標準化し，PFCにより可視化することからスタートしたが，PFCのなかに使用文書欄を設け，フローと4W1Hの横に，業務で使用している文書を記載することとした．
　なお当院の文書体系の構築としては，最初から院内で使用しているすべての文書を対象とせず，作成した各PFCに記載してある文書のみを対象とした．
　「PFCに記載された文書が本当に存在するか」「文書名が誤っていないか」「文書の抜けや漏れがないか」という視点で文書の洗い出しを行い，PFCをもとに各現場をラウンドし，現場スタッフにヒアリングしながら対象文書を収集した．概ね洗い出しは予定どおりに行われたが，①PFCに記載された文書が実際には存在しない，②PFCに記載されていない文書で存在するものがある，③PFCに記載された文書は正式名ではなく略称名である，といった問題も明らかになった．
　このような文書については，①文書そのものを作成する，②PFCに追加する，③PFCを修正する，ことなどをPFC作成部署に指示し，早急に対処するよう求めた．問題のない文書については，設定されたフォルダに保存することで一元化した．

(2) 文書体系の整理：文書体系図の作成

　収集した文書を，QMS-H研究会で共同研究している「QMS-Hモデル」に沿って体系化した．QMS-Hモデルを利用することで品質保証体系図との整合性もとれ，かつ品質保証体系図の分類コードをリンクさせることにより，効率よく文書管理ができると考えた．
　文書はいくつかの階層に分けて管理することとし，中長期ビジョンや品質マニュアルなど「組織全体」で共有化すべき文書を一次文書，「ある特定の部門間」に共通する業務を記述した文書を二次文書，「ある特定の単一部門」内での業務を記述した文書を三次文書，「ある特定の単一部署」内（例：××病棟など）で業務を記述した文書を四次文書，と設定した．
　また，一次～三次文書までをそれぞれ手順書，帳票，記録に分類して，文書の最終取扱部署と最終状態を可視化した．最終取扱部署に関しては，文書によっては職員や患者さんなど複数の人が順を追って扱うものであって，単一の部署のみで使用するものではないため，最終的にその文書がどの部署で完結しているのかを明確にした．文書の最終状態に関しては，「最終取扱部署が保管するのか」「一定期間保管後に廃棄するのか，即廃棄するのか」など，最終的な保管方法について明確にした．
　このような文書体系図を文書管理運用担当者（事務局）が作成し，文書を一元的に把握することとした．なお，四次文書については各部署の責任者が管理することとし，文書体系図からは除外した．

(3) 文書コード管理台帳の作成

　文書体系図を作成したことで文書管理運用担当者は文書体系を一元管理できるようになったもの

の，他の職員たちにとっては文書体系図よりも，自分たちに必要な文書を入手・使用できることが重要である．そこで，職員が院内にある文書を容易に検索できるよう，文書コード，文書名，保存先アドレス，および文書を検索するための属性を付加した「文書コード管理台帳」を作成した．

文書コード管理台帳は，Web画面で誰でも閲覧が可能である．文書コードは単純な通し番号とし，その文書の保存先アドレスをクリックすることで該当文書が開くようにした．そして文書体系図同様，QMS-Hモデルを利用し，品質保証体系図の分類コードとリンクさせることとした．さらに，文書が院内のどの部門・部署で使用しているかという情報も可視化することで，特定の部門・部署だけでは勝手に変更できないという意識がもてるようにした．更新履歴も明確にすることで，現在どのバージョンが一番新しい文書かという情報も提供できるようにした．

(4) 院内における責任権限の明確化および文書承認者の決定

文書の関係性だけではなく，院内の部門・部署がどの業務に対して関連しているのかについても，縦軸にQMS-Hモデルの項目をおき，横軸に院内の各部門・部署をおいて，縦軸に対する主管部門（部署），関連部門（部署），事務局などを明確化した．これを「責任権限者MAP」と呼ぶ．責任権限者MAPを作成したことで，部門間・部署間のつながりが明らかになった．

また，責任権限者MAPをベースに「文書承認者MAP」を作成した．これにより，文書の新規作成・更新・廃棄などがあった場合，どこの部門長に対して承認依頼をするのかということが，一目瞭然となった．

以上のように段階的に構築してきたが，入院部門も同様に取り組まなければならず，また診療系以外にも数多くの文書が存在するため，文書管理システムの完成にはまだまだ時間がかかる．今後は，QMS-H研究会による文書体系管理システムのパッケージソフトも活用しながら省力化を図り，さらに院内の文書管理のルールを明確にし，職員に浸透させる仕組みをつくっていく予定である．

11) ISO9001認証取得

PDCAサイクルを回すことによる改善活動を今後も継続する予定だが，これまで活動を行ってきたQMS部会員のなかから，活動の1つの成果としてISO9001の認証取得を検討したいという声が上がってきた．

QMS活動に取り組んだ目的は，改善活動を通じて医療の質の向上を図ることであり，ISO9001認証取得ではない．しかし，成果を形に変えて今後のQMS活動継続のための活力にするという意味では，大変意義のあることと考えられた．そこで2012年度の病院の目標として，ISO9001認証取得を掲げ，2013年3月に取得することができた．これまでの活動の成果を外部の人に評価してもらったこと，そしてQMS部会員に達成感を味わってもらえたことは，大変意義があったと考えている．ただし，認証取得はあくまでも通過点に過ぎず，今後もQMS活動のさらなる浸透と普及に努めたいと考えている．

12) さらなる改善への取り組み：改善指標の設定

医療の質にプロセスの良し悪しは大きく関係している．プロセスがよければアウトカムもよくなることが期待できる．当院ではこれまで，このプロセスの良し悪しを評価するために，内部監査を行ってきた．

これまで行ってきた内部監査は，「PFCが実際の業務を反映しているか」「PFCどおり職員が業

務を実施しているか」など，PFCに潜んでいる問題点をチェックすることが主体であった．しかし今後，さらなる医療の質向上を目指してQMS活動を推進していくうえでは，プロセスを評価する指標を用いることが必要であり，それにより効率的・客観的にPDCAサイクルを回し，改善活動を進めることができるだろう．

　そこで，PFCにより可視化・標準化された業務プロセスの良し悪しを評価する指標を改善指標として設定することを目的に，これまで活動してきた検証ワーキンググループを，2011年8月から改善指標ワーキンググループと名称を改め，毎月1回，改善指標を検討することにした．

　これまで検討した改善指標としては，①各科外来予約外患者で診察できずに帰宅した件数，②外来化学療法ミキシング問い合わせ件数（受付時間内にオーダーが入っていないことから薬剤師が医師に問い合わせた件数），③入院時緊急採血時のスピッツへのラベル貼り間違い件数，④一般撮影・CT・MRI再撮影件数，⑤入院患者撮影オーダー数，⑥カルテ作成待ち時間，⑦入院待ち時間（入院受付時間，薬剤師対応時間，病棟到着時間，病室到着時間），がある．

　①については診察は行えているものの待ち時間に問題があり，各科外来で検討してもらうこととなった．②についてはいくつかの診療科の件数が多かったため，その診療科に報告・検討してもらった結果，件数は減少傾向となった．③についてはスピッツへの正しいラベルの貼り方が周知徹底されていなかったためPFCを修正し，また正しいラベルの貼り方が記載された説明書を関係部署に配布し，機会あるごとに教育を行った．④については常時ある程度の件数があるため，放射線部内で検討することとなった．⑤については1週間のうち撮影の集中している曜日があり業務が多忙となるため，対象となる診療科と放射線部で対応策を検討することとなった．⑥については総合受付が混雑し待ち時間が長いとの投書が比較的多いため，調査を継続している．⑦については何件か待ち時間が長い例があったが，それらは何らかのやむをえない理由があったため，今後も引き続き調査を行うこととなった．

　今後も改善指標について取り組んでいく予定であるが，その抽出基準や計算法，客観性，妥当性については検討が必要と考えている．

13）まとめ：当院におけるQMS活動の特徴

　当院のQMS活動の特徴としては，①医師をリーダーとして多職種のコアメンバーより構成されるQMS部会と各ワーキンググループが中心となって，外来部門業務のPFC作成から標準化・可視化を開始したこと，②PFCの作成が進むなか，PFCについての内部監査を相互監査によって行ったこと，③改善指標を設定することで質の高い内部監査を実施していること，が挙げられる．

3. 活動を進めるうえでの問題点

　QMS活動を行ううえで常に問題になるのは，いかにして全職員にQMSの意義を理解してもらえるかということである．職種や職場によって，また個人によっても意識に温度差があり，この活動を全職員に浸透・普及するためにはどうすべきかを，常に念頭におく必要がある．とくに，実際に中心的に活動しているQMS部会員，ワーキンググループメンバーのモチベーションを保つことは非常に重要であり，そのためには目に見える活動の成果を出すことが重要であると考える．

　実際にQMS部会員からは，「この活動では改善の進み方が遅すぎる．問題のある業務や部門がわかっているのであれば，そこに集中してもっと早く改善させるべきではないか」といった意見もあった．これはQMS活動を継続するうえで，常について回る課題であろう．また具体的な課題と

して，PFCをどこまで細かく書けばよいのかということや，現状を可視化するためのPFCに理想を書いてしまうことなどもある．さらに，QMSは固有技術ではなくプロセスに注目することへの理解，内部監査方法についても課題であろう．これらは今後，教育などを通して克服していく必要がある．

4. 活動がもたらした院内への影響

QMS活動を始めたことで，業務を可視化・標準化するという意識が職員に少しずつ浸透し，さまざまな業務をPFCを使って記載するようになってきた．このことは，医療安全活動などのQMS以外にも有効である．また，PDCAサイクルを回して改善していくことも，徐々にではあるが職員間に広まりつつある．

多職種の職員が横断的にこの活動に携わることで，職種間の縦割り的・閉鎖的な弊害が改善され，自部署以外の部署について理解が深まるとともに，業務のよいところ・悪いところを共有でき，よい意味での改善活動につながるようになっている．

5. 今後の取り組み予定

当院は2007年7月よりQMS活動に取り組んできた．今後は，①診療系PFCの完成と改善指標の設定，②内部監査の継続（とくに改善指標を用いた内部監査），③文書管理システムの導入・構築，④教育研修内容の検討，⑤院内目標管理の再考，⑥QMS活動の職員への啓発・拡充・浸透，⑦QMS-H研究会への参加継続，などを目指している．取り組むべき課題は山積しているが，活動を継続していきたいと考えている．

文献
1) 飯塚悦功, 棟近雅彦, 上原鳴夫：医療の質マネジメントシステム；医療機関必携　質向上につながるISO導入ガイド．日本規格協会, 2006.

解説　前橋赤十字病院のQMS活動の特徴

1. 推進組織

前橋赤十字病院では推進組織として，病院長を統括責任者，診療部長を部会長とするQMS部会を設置している．この部会は，各部門の長を中心に全部門が参画するように工夫されている．また，部会の下に5つのワーキンググループをおき，実質的な推進活動はワーキンググループが進めている．さらに，医療の質管理課の専任職員が事務局を担当している．

同院ではQMSを導入・推進する以前に，病院機能評価の認定取得を行っていたが，その際の責任者は診療部長であり，医療の質管理課がその事務局を務めていた．QMSの導入・推進にあたっては，この推進体制がほぼそのまま引き継がれた形になっている．これが，違和感なくQMS活動に入ることができた1つの要因と考えられる．

QMS部会，ワーキンググループ，医療の質管理課による推進体制をとることで，効果的・効率的に進めるための多くの工夫が取り入れられている．以下はそのポイントである．

- QMS部会は，院長が責任者，部会長が診療部長であり，各部門長から構成されている．これは職員に対して，QMS活動が組織の重要な公式活動であると宣言することにつながる．職員が重要な活動と認識しないと，このような組織的な取り組みは成功しない．
- QMS活動は，ゆくゆくは全員参加の活動にする必要があるが，最初からは難しい．まずはコアメンバーを育てて，徐々に広めていくのが効果的な方法である．同院では，部会，ワーキンググループのメンバーがコアメンバーとなった．
- 部会員に医師を積極的に加えるとともに，各ワーキンググループのリーダーはさまざまな診療部の部長が務めるようにしている．どの病院でも，医師をいかにして参画させるかは課題になることが多いが，明確な責任と権限を提示し与えることが，参画意識を高める1つの有力な方法である．
- トップである院長の理解，リーダーシップの発揮が，QMS活動を成功させるためのポイントであることはいうまでもないが，右腕と呼べるような理解者，実質的な推進者が必要である．これは企業でも同様であり，質に関する業務の実質的責任者として社長を補佐する「Mr. Quality」と呼ばれる役員クラスの人が，成功している企業には必ず存在する．同院の場合，それが一人の診療部長であった．
- 推進事務局は必須である．少なくとも1名は専任者が必要である．同院の場合，すでにその機能をもった医療の質管理課があったのが大きかった．部会長である診療部長は日常の診療業務もあるので，サポート役が不可欠であった．

2. PFCを中心に据えた推進

　QMS活動の大半は普段から行っている活動であるが，そのことに職員が気づくのは活動がかなり浸透した段階である．医療の場合，多くの職員は言葉に不慣れなこともあり，まったく初めての活動であると身構えてしまう場合が多い．このような場合，さまざまな活動に手を出すのではなく，重点を絞って進めていくことが効果的である．同院の場合，それがPFCを中心に据えた活動であった．

　部会もワーキンググループも，役割はほぼPFCの作成・標準化・検証という活動に絞っていた．そしてPFC発表会を行い，PFCを中心にQMSを理解・浸透させる方針を貫いた．もちろんPFCはQMSのすべてではないが，重要な基盤であり，これに絞って推進していく方法は，QMSに不慣れな組織ほど参考になるだろう．

3. 内部監査の工夫

　内部監査は，PFCによってある程度現状の仕事のやり方が可視化されてきた段階で行うのが一般的である．内部監査の目的は「改善の機会を見出す」ことであるが，本書の他の事例からもわかるように，内部監査を行うことは「QMS活動とはいったい何をやろうとしているのか」を理解する端緒となる．

　同院では，部会員による監査を最初に行っている．これは，コアメンバーを育てるうえで有効に機能した．また，監査側と被監査側を入れ替えて行う相互監査を行っている．双方の立場

に立つことは，監査の目的を理解することにつながる．

さらに，単に書類を机上で監査するだけでなく，現場を事前に視察してから，机上での監査を行っている．この方法は，「監査の対象は文書ではなく業務である」と意識づけるうえで有効である．また，事前に業務を十分理解することで，監査を効率的に進めることも可能となる．

4. ISO 認証取得，推進にかける期間

ISO の認証取得は QMS 活動の最終ゴールではないが，1 つのマイルストーン（目標）として利用することは，活動の活性化につながる．その時期を導入・推進から何年後に設定するかは，本書の事例でもさまざまである．

同院は，10 病院のなかではかなり長い期間をかけて ISO を取得している．これは，院内のコンセンサスを得ながら「アンチ」をつくらないこと，活動を絞って理解を深めることで表面的な活動とならないこと，などに十分な時間をかけるための工夫である．このような方法は，病院の風土にも左右されるので常にうまくいくとは限らないであろうが，選択肢の 1 つではある．同院では，部会員やワーキンググループのメンバーから「そろそろ受審してみたい」という声が上がって，認証に挑戦している．

なお，時間がかかった理由の 1 つは，PFC，内部監査，文書管理，教育といった活動を同時並行的に進めるのではなく，逐次に実施したからであろう．これらは互いに関連する活動であって，「ある活動のアウトプットが別の活動のインプットとして使われる」ことの理解につながるので，これらの活動を根づかせるうえで有効な方法といえるだろう．例えば文書管理では，PFC を作成した後，PFC に関連づけられている文書を洗い出しているが，これにより文書の位置づけを理解しやすくなったと考えられる．

5. 検証ワーキンググループを改善指標ワーキンググループへ

活動をマンネリ化させない，モチベーションを下げないための 1 つの方法は，活動の効果を職員に見せることである．同院では，「作成した PFC に問題点がないか」を検証ワーキンググループで行った．しかし，最終目的は間違いのない PFC を作成することではなく，それを用いて改善することである．同院ではワーキンググループの機能は，改善指標の設定と計測へと移行しつつある．「この活動で何が改善されたのか」を職員に見せることは，全員参加，活動の活性化，QMS の維持につながる．

（棟近　雅彦）

4-7

QMSの取り組み事例
武蔵野赤十字病院

QCサークル，5Sから始め，その延長線上にQMSを位置づけ，業務を整理しながら電子カルテに移行する

1. QMS導入のきっかけ

　当院は1995年，医療事故防止を目的に産業界の知恵を取り入れるため，QCサークル活動を開始した．当時，すでにQCサークル活動を実施している病院もあったが，当院を含めて多くの病院では，組織的な改善活動は手探り状態で進めていた．当時のQCサークル活動は，当時の三宅祥三副院長のトップダウン的な面があり，現場も受け身の姿勢で，結果的にはあまりうまくいかなかった．その後，運営を現場に任せてボトムアップで仕切り直ししたところ，活動が活性化し，現在まで継続することができている．

　1999年，当院は医療のTQM推進協議会に参加した．これがQCサークル活動の院外における発表の場となるわけだが，その第1回フォーラムの特別講演が，飯塚悦功氏による「総合的質管理の現在；質を目指す経営のあり方を探る」であった．翌日のシンポジウム「医療の質保証；信頼される医療を目指して」に三宅副院長がシンポジストとして参加し，それが飯塚氏と当院が出会うきっかけとなった．

　2000年には，NDP活動（National Demonstration Project on TQM for Health：医療のTQM実証プロジェクト）に参加し，飯塚氏と棟近雅彦氏に，当院のTQM活動のアドバイザーとなっていただくことになった．NDP活動とは，複数の病院と大学や企業の質マネジメントの専門家が，医療の質安全の向上を目指して共同研究を行うものであった．2カ月に1回全体会議があり，

■病院概要
名称：日本赤十字社　武蔵野赤十字病院
開設日：1949年11月30日
所在地：東京都武蔵野市境南町1-26-1
病院長：丸山　洋
病床数：611床（一般528床・ICU8床・HCU22床・CCU6床・SCU9床・NICU6床・GCU12床・感染症20床）
標榜科：32科
外来患者数：1,350人/日

入院患者数：20万2,741人/年
病床利用率：90.9％（2013年度）
平均在院日数：11.4日（2013年度）
主な認定・機能：三次救急医療施設病院，地域医療支援病院，地域医療がん診療連携拠点病院，東京都肝疾患診療連携拠点病院，地域周産期母子医療センター，災害拠点病院（東京都災害時後方医療施設），臨床研修指定病院，日本医療機能評価機構認定病院，DPC対象病院，日本DMAT・東京DMAT指定病院

当院からは医師，看護師，薬剤師，事務職員が参加した．そのメンバーが後に，当院の医療安全推進活動の中心的な役割を果たすようになった．当院の職員が TQM という言葉を知ったのも，そのような活動に参加するようになってからである．

当院はこれまで，医療事故防止のためにさまざまな対策をとってきた．しかし，確認行為が付け加えられただけの「足し算」の改善となりがちで，全体として業務が煩雑になっているという印象は否めなかった．もちろん医療そのものが高度化し，複雑になっている面もあるが，いわゆる業務改善という点では，何かが欠けていると感じるようにもなっていた．

2007年より 5S 活動に取り組み，整理・整頓の視点の重要性，日常業務として継続することの必要性を認識した．そして，5S の対象であるモノや環境だけでなく，業務プロセス自体の整理・整頓を行うことで，安全で効率的な業務を目指す必要があるのではないかと考えるようになった．

そのようななか，QMS-H 研究会が立ち上がった．日常業務の継続的改善の仕組みをつくるという研究会の取り組みは，当院の抱える課題の解決につながるのではないかと考え，当院も参加することになった．

一方，ISO9001 認定取得をきっかけとして QMS の構築を目指す病院が多いなか，当院がどのような形で QMS を構築するかについて，迷いも生じていた．「ISO9001 取得が目的化して，職員に一層の負担をかけることになるのではないか」「可能なかぎり自然な形で QMS を導入できないか」というのが，当時の三宅副院長の思いであった．

2. QMS の実践

1) 5S 活動

先述したとおり 2007 年，当院は 5S 活動を導入した．NDP 活動の一環で，他施設における 5S 活動の実績を聞いたことが，導入のきっかけとなった．導入の前に職員 2 名（看護師，事務）を，X 病院の 5S 見学ツアーに派遣し，ファシリテーターになるべき人材を養成した．そして，病院長が全職員の前で導入を宣言するとともに，先に取り組んでいた Y 病院の 5S 推進者に講演を依頼した．

副院長をリーダーとする 5S 導入プロジェクトチームが結成され，まず 9 部署から 5S 活動を開始した．はじめから病院全体へ広げずに，一部の部署から導入したが，結果的にはそれが功を奏した．少数部署で始めることで，細かい支援ができたからである．全部署に 5S が広がるまでには 3 年を要したが，その間じっくりと各部署の支援を行った．ファシリテーターから適切な助言を受けながら進めることで，5S が単なる「お片づけ」にとどまらない業務改善へとつながったと考えている．

また支援を行っていくうちに，現場に熱心な職員がいることがわかった．そこで彼らを活動に引き込み，他部署の支援をしてもらうようにした．現在，当初の 5S 導入プロジェクトチームは解散しているが，5S に関心があってノウハウを心得ている職員が新たに 5S 支援チームを結成し，継続的に支援を進めている．

2) 5S 活動から QMS 導入へ

5S 活動のなかで，業務プロセスの整理・整頓の必要性が認識されるようになり，QMS の導入を考えるようになった．しかし，すぐに ISO9001 取得を目的とするのではなく，まずは現場での勉強会から始めることとした．

まず，ミドルマネジメントレベルで勉強会を行った後，希望部署でも勉強会を行った．勉強会で

は，いわゆる業務の可視化（PFC）を中心に説明した．当院では，病棟に与薬カートを導入したことで，業務プロセスがシンプルになった実績があった．このような安全で効率的な業務の実例を示すことが，QMSに関心をもってもらううえで大変有用であったと考える．また，業務をシンプルにして改善することを「引き算」の改善と呼び，これをQMS導入のキーワードとした．

2008年，毎年行われる院内フォーラムのテーマとしてQMSを取り上げ，自主的にPFCを作成したり，業務改善を行う活動を進めた．いくつかの部署に発表してもらったが，このような活動が少しずつ広がっていけば，「自然な形で」導入できるかもしれないと期待された．

2010年2月，当院は病院機能評価のVer.6.0を受審した．受審の3年以上前から病院機能評価対策プロジェクトが動いていたが，最後の1年はラストスパートをかけて病院全体として準備を進めた．対策プロジェクトでは，評価項目ごとにマニュアルを整理し，現場の運用状況もチェックした．病院機能評価では，ケアプロセスの評価が病棟で行われるが，全病棟で模擬サーベイを実施した．模擬サーベイを行いながら，内部監査の意義を認識することができ，各部門のマニュアルをチェックしながら，文書管理の必要性も実感することができた．模擬サーベイも定期的に行い，マニュアル管理を日常的に行っていれば，5年ごとの病院機能評価にあたって改めて準備する必要はなくなるのではないか，とも感じた．

病院機能評価の受審が終わって更新認定が決まったところで，病院長が病院全体としてQMSを導入することを決定した．この厳しい医療情勢のなかで，病院が自ら改善を進めていかなければ，いずれ破綻してしまうという危機感があった．

3）QMSの本格導入

2010年6月1日，QMS導入のキックオフが病院長によって宣言され，棟近氏による講演会が開催された．病院機能評価対策プロジェクトのメンバーのほとんどが，QMS導入プロジェクト（2013年度より医療の質向上委員会）に移行し，事務局は医療安全推進室が担当することとなった．PFC作成の勉強会を行い，各部署にQMSリーダーを配置し，PFC作成の分担を決めていった．

さらに2011年秋の電子カルテ導入が決定し，それに向けた準備も始まった．電子カルテが導入されると業務プロセスが大きく変わるため，苦労して作成してきたPFCがすべて変更される可能性があった．

電子カルテ導入にあたっては，各部署に担当リーダーをおいたが，現場はPFC作成と電子カルテ準備の両方に追われた．電子カルテ導入時に業務フロー図を作成することになるため，それに続いてQMSを導入すればよいという考えもあった．しかしQMS導入が先行したことで，PFCを考慮しつつ電子カルテ移行後の運用を検討できたことが，結果的にスムーズな電子カルテへの移行につながったと考えている．

4）文書管理

電子カルテの準備段階においては，帳票類を集めて，電子カルテに取り込めるもの，紙のまま運用しなければならないものなどに分類する必要がある．この過程において，中央で把握しきれていないローカルな帳票類があることがわかった．すでに病院機能評価受審に際して，マニュアル類を整理していたが，各職場の担当者が自主的に行ったことで，病院として系統的に文書管理を行ったわけではなかった．もちろん当院には「文書取扱要領」が存在し，文書管理主管課が公的文書の管理をしていたが，それはいわゆる保存や廃棄といった「モノ」としての管理に主眼がおかれていた．

QMS-H研究会において，文書管理は大きなテーマの1つである．業務プロセスを可視化した

PFC，詳細な手順を記述したマニュアル類，使用する帳票類を関連づけながらまとめるとともに，それらが有効に活用されているかどうかも含めて管理することが必要である．電子カルテの導入を行うなかで，当院における文書管理の課題を見つけ，それらを解決していくことができた点もまた，QMS 導入を先行させた大きな効果であったと考えている．

3. 今後の課題

当院は，QMS 導入，病院機能評価，電子カルテ導入を，ほぼ時期を同じくして経験してきた．現在，医療の質向上委員会が中心となって QMS 推進活動に取り組んでいるが，各部署・部門内で量産された PFC の整備，文書管理の運用システムの導入，内部監査の実施・定着化など，まだまだ多くの課題が残されている．

QMS は，私たちが日常的に行っている本来業務の管理であり，それらを改善する仕組みである．その必要性を誰もが感じることはできるが，一定の達成感を味わうまでには，長い道のりが必要であるようにも思われる．当院では，QC サークル活動や 5S 活動にイベント的な要素を交え，参加者間で達成感を共有できる仕組みを取り入れているが，QMS があまりに日常的で達成感のないものとならないよう，QMS-H 研究会に参加している他施設の活動も参考にしながら，今後も進めていきたいと考えている．

解説　武蔵野赤十字病院の QMS 活動の特徴

1. QMS 導入の目的

武蔵野赤十字病院が医療安全の取り組みで有名な病院の 1 つであることは，本書の読者の皆さんはよく知っていることだろう．そのような病院が，なぜ QMS を導入したのだろうか？ それは QMS の導入・推進により，日常業務の質の維持・向上が達成され，医療安全文化の醸成につながると考えていたからである．

武蔵野赤十字病院では QMS 導入以前から，事故防止のためにさまざまな対策を立案・導入してきた．しかし，真の意味で対策を導入・定着させるためには，対策の導入前に他の業務への影響を分析し，手順書等の文書を改訂し，職員へ周知徹底を図る必要があった．加えて，改善された手順どおりに作業できているかを確認する必要もあった．すなわち，さまざまな対策を掲げただけでは不十分であり，真の意味で事故防止を図るために，また，継続的に日常業務を改善していくために，QMS の構築が有効であると考えていたのである．

武蔵野赤十字病院では以前から，QC サークルや 5S 活動に取り組んでいた．そのなかで，業務プロセスの整理・整頓にまで活動を発展させる必要があると考えたことも，QMS の導入につながった．QMS-H 研究会の他の参加病院と同様に，同院も PFC による業務の可視化を徹底的に進めた．これは時間と手間のかかる作業であるが，業務を可視化しなければ，どのようなやり方で業務を実施しているのかを把握することは難しい．実施している業務を可視化することが，業務プロセスの整理・整頓に大いに役立つということを，同院の事例から読み取る

ことができる.

2. 職員全員参加による継続的改善活動

　すでに述べたように，武蔵野赤十字病院では改善活動の取り組みの一環として，QC サークルや 5S 活動に取り組んできた．とくに 5S には力を入れ，組織的に推進を行ってきた．事例のなかで述べられているように，5S は一歩間違えると「単なる片づけ」で終わってしまう．同院では，5S 導入プロジェクトチームを結成し，継続的にかつ組織的に支援をする体制を構築して活動を進めたことで，業務改善につなげることができている．

　5S は，全職員の協力を得なければ達成することが難しい．誰か一人でもルールを破ってしまえば，モノや環境はすぐに乱れてしまうからである．同様に QMS も，全員参加が不可欠である．QMS とはよい医療を提供するための仕組みであるが，誰か一人，あるいはどこかの一部門の協力が得られなければ，よい医療を提供することは困難である．

　しかし，全員参加にもっていくことは非常に難しい．これは，QMS の構築に取り組んでいる病院の多くが課題としている点でもある．武蔵野赤十字病院の場合，5S の着実な取り組みによって，全員参加へと向かっていく基盤を構築できていた．これが，QMS の活動において職員の協力を比較的得やすかった背景にあると考えられる．

　武蔵野赤十字病院のように，5S を通じて業務改善を進めることは可能である．ただし，業務プロセスの整理と改善，各種活動をさらに効果的に推進するうえでは，QMS の構築が有用であることが，この事例から理解することができる．QMS の構築により，5S とその他の活動を有機的に結びつけることができ，結果として日常業務の質の向上につながるのである．

（梶原　千里）

4-8

QMSの取り組み事例
久喜総合病院

新病院へ移行するために，ISOの認証を組織共通の目標に掲げて，病院改革を実践する

1. QMS-H研究会参加の背景：移転準備，教育委員会の立ち上げ

　当院の前身である幸手総合病院（1948～2011年）は，200床弱の亜急性期・慢性期疾患を対象とする，JA埼玉県厚生連が運営する公的病院であった．救急車の受け入れは年間400件前後で，どちらかというと，職員はのんびりした環境で業務を行っていた．インシデント・アクシデントは一定頻度で発生し，また類似した事案を繰り返していたものの，改善する兆しは見えなかった．

　当時の病院が抱えていた問題，また改善すべき事項として，①職員（医師）の不足，②マナー向上，③業務上必要な書類の見直し・各種マニュアル作成，④業務の見直しおよび業務改善のためのシステム構築，⑤専門職職員の技術向上の体制づくり，⑥職員一人ひとりが自主的に判断・行動する能力の育成，⑦仕事に対する自信・誇りをもてる体制づくり，などがあった．

　すなわち，解決すべき課題は組織，職員，提供する医療の質向上など，多岐にわたっていた．各人の持ち場の範囲内で問題解決に努力している職員もいたが，全体として統制がとれているとはいえない状態であった．

　このようななか，当時の院長を中心として，急性期医療を目指す病院へと変化を求める声が上がり，埼玉県幸手市から隣接する久喜市に移転すると同時に，急性期医療・がん治療を中心とした医療を提供し，病床数も200床から300床に増床する新病院を，2011年度から開院する計画が決定した．

■病院概要
名称：埼玉県厚生農業協同組合連合会　久喜総合病院
開設日：1934年12月23日（2011年4月1日より久喜総合病院に名称変更）
所在地：埼玉県久喜市上早見418-1
病院長：植松　武史
病床数：300床（一般292床，ICU 8床）
標榜科：21科
外来患者数：388人／日
入院患者数：179人／日
病床利用率：59.7％（2013年度）
平均在院日数：11.9（2013年度）
主な認定・機能：労災指定病院，生活保護指定病院，結核予防指定病院，更生医療指定病院，原爆医療指定病院，戦傷病者特別援護法指定病院，公害健康被害補償法指定病院，埼玉県広域救急医療システム二次救急医療病院指定，救急指定病院，災害拠点病院指定，埼玉DMAT指定病院，臨床研修指定病院，DPC対象病院，ISO9001登録病院

この計画に伴い，①急性期医療に必要とされる知識の習得，②新病院のスムーズな運営のためのシステムづくり，③大幅に増加することが予想される新入職員に対する教育，などを実行する会議体として，2008年に「教育委員会」が立ち上げられた．教育委員会のメンバーには，主に病院改革に意気込みを見せる職員が名を連ねるとともに，医療安全向上の必要性から，院長の意向で医療安全専従職員も配置された．

　教育委員会設立当初は，各委員が日常業務を行いながら，各自の異なる視点で異なる問題意識を持ち寄り，話し合いを行っていた．ただ，改善の意識はあるものの，どちらかというと熱意だけが先行してまとまりに欠け，方向性も明確ではなかった．このような試行錯誤を繰り返すなか，幸いにも飯塚病院の医師である名取良弘氏の紹介で，QMS-H研究会の存在を知った．そして，2009年3月に行われた研究会主催のシンポジウムに，当院は初めて参加した．

　シンポジウムでは，①提供すべき診療サービスを安全かつ質を保証した形で職員が誇りをもって顧客に提供すること，②顧客ニーズや病院を取り巻く環境変化に疲弊することなく次々と対応していく能力を獲得して持続的に成長すること，を可能とする病院運営のシステムを作成・活用することが，QMS活動である旨が説明された．

　その後，研究会の棟近雅彦氏，金子雅明氏と面談し，当院の参加が認められることとなった．「個人個人の能力に頼るのではなく，決められた仕事のやり方に従って業務を実施していけば，質のよい製品やサービスが実現できること」「経験年数や知識量の異なる人々が混在する状況でも，どの人が実施しても質が保証できるようシステムを構築すること」などをうかがい，それらが，私たちが新病院に関して頭に描いていたシナリオと一致することを確認した．

2. 活動の開始

　教育委員会の初開催は2008年7月，QMS-H研究会のシンポジウムに参加したのは2009年3月，同年6月に教育委員会で研究会を紹介し，8月にキックオフを宣言するとともに，棟近雅彦氏にQMS-H研究会の活動理念について講演をお願いした．

　医療の質を確保することはもちろん，2011年4月に控える急性期医療を中心とした新病院への準備が急務であった．新病院では新たに標榜する科も複数あったため，医療内容が大幅に変化することが予想された．これらの課題に対応するために教育委員会を立ち上げていたが，最も重要なことは「急性期病院としての準備」であり，これと並行して接遇向上の改善を図ること，と方針を定めた．

　当院が研究会に参加した当時，すでに7つの病院が参加しており，PDCAサイクルに基づいた業務改善などの骨格が形成・運用されていた．私たちは，研究成果を実践に移す病院であるという立場を自覚するとともに，研究会の知見を吸収することで，業務改善にかかる時間の短縮を目指し，研究会からの助言を適宜受けることとした．

3. 活動の実際

　本項では，旧病院から新病院移転以降の活動を，一連の流れとして紹介する．なお，1)～5)までが旧病院での活動，6)～8)が新病院での活動である．

1) QMS-H研究会が掲げる理念の理解

　教育委員会のメンバーである教育委員は，ほぼ全部署から中堅職員が多く集まっていた．まず，

QMS-H 研究会の趣旨を理解するために，教育委員が研究会主催の「医療の質マネジメント基礎講座」を受講することから開始した．

基礎講座は 5 〜 11 月までで全 14 回あったが，初年度（2009 年度）は年度途中からの参加であり，また日常業務との兼ね合いから，最低限必要な講座を参加するという形をとった．翌年度からは，委員の大半がすべての講座を受講した．

2）PFC の作成

研究会では，業務手順を可視化する手段として PFC の使用を勧めている．PFC は私たちには見慣れない形式であったが，手順の可視化は業務のスムーズな理解につながることを確認し，PFC は新病院移転時には必ず役立つだろうと考えた．

PFC 自体は，その形式に慣れれば難しいものではなかった．PDCA サイクルを回すことで改善がスムーズに進み，使い勝手のよいものであることも，徐々に理解することができた．

PFC の作成では，他院で使用されているものをモデルとしながら，当院の業務内容に沿ったものに変更していった．しかし，最初の 1 つを作成するまでに試行錯誤を繰り返したので，作成にはやや時間を要した

新病院移転までにはあまり時間が残されておらず，決められた期限内に行う必要があり，やや強引に進めなければならなかった．教育委員のなかには QMS への理解に関して温度差があり，最初は感情的なわだかまりもあって，委員会では口角泡を飛ばすような議論に発展する場面もたびたびみられた．

PFC 作成には大きな画面の PC が必要となるため，教育委員会専用の PC を購入し，できあがった PFC はその都度入力していった．教育委員であればいつでも閲覧できるようにして，情報の共有化を推進した．このようななか，次第に委員全員が PFC，サブ PFC の作成のコツを会得し，さらに看護部の本格支援により，新たな作成・修正がスムーズに行われるようになった．新病院移転が近づくなか，徐々に意識も共有されるようになり，最低限の PFC は作成することができた．

3）文書管理

当院の文書管理はそれまで，正直にいってお粗末といわざるをえないものであった．規程・就業規則といった必要書類は，事務担当者以外，存在する場所すら知らなかった．各種マニュアル・手順書などは，各部署が作成・管理していた．長い間使用されたことがない書類や，改訂されたことがない手順書なども存在していた．

そうした文書を一つひとつ見直す作業から，新たな文書管理の作業を開始した．

4）内部監査

当院ではこれまで内部監査を行ったことがなかったが，研究会参加を契機として，2010 年より年 2 回の内部監査を行った．

まずは PFC の理解・周知を目的として，内部監査を通じて，多くの職員が PFC に触れることができる機会にしたいと考えた．そこで教育委員が監査委員を担当し，監査対象をすべての部署に広げた．

5）院内教育

急性期医療に必要な知識の吸収，および接遇の向上を目指して，①職員による院内教育（4 月入

職時に 2 日間），②教育委員による接遇の院内勉強会開催，③職員全員を対象とした BLS(Basic Life Support) 研修，④急性期医療に必要な知識の勉強会（救急科・脳外科・循環器内科），⑤教育委員による救急病院見学（千葉市立青葉病院），などを企画・実行した．

新たな標榜科となる脳外科では，旧体制のうちから医師が赴任し，職員全体への勉強会を 2 回行ったほか，日常業務のなかで体制の基礎を築いていった．同じく新規標榜科である救急科および循環器内科では，医師に事前に来院してもらって勉強会を開催するとともに，循環器内科では新病院で診療等にかかわる職員が大学病院にて，1 泊 2 日の研修を受けた．

6) ISO9001 認証取得まで

2011 年 4 月，新病院が開院した．開院から約半年間は，移転に伴う業務や日常業務などに追われ，教育委員会を含む各種委員会の開催もままならない状況であった．

秋になり，ようやく移転後初の教育委員会が開催された．職員全体の BLS 研修や，各種勉強会の開催は継続していたが，日常業務の繁忙さによる疲労と，旧病院時代の活動があまり実を結ばなかった徒労感で，病院改革を目指していた頃の覇気は感じられなくなっていた．

そこで，新病院移転への準備という役割を終えて，新たな活動を始める時期と受け止め，活動を目に見える形にするために，ISO9001 認証取得を目指すことにした．2012 年 8 月に審査を受け，無事に認証を得ることができた．

認証取得への準備では，書籍などを参考にすることから始めたが，理念の理解には役立つものの，具体的な対応についてはイメージすることができなかった．しかし，QMS-H 研究会の本来の目的ではないにもかかわらず，諸先生方に相談に乗っていただいたり，他の参加病院の方々に経験談をうかがうことができたおかげで，不安を緩和するとともに，効率的・効果的な準備を行うことができた．

ISO9001 認証取得に関しては，その有効性を疑問視する職員がいたことも事実である．認証取得によりさまざまな効果は得られたものの，その仕組みを十分に活用しているとは，なおいえない状態にあると考えている．

7) 教育委員会の再編

ISO9001 認証取得をリードしてきた教育委員会であったが，委員会設立時の課題の 1 つであった「急性期医療に必要とされる知識の習得」に関しては一定の役割を終えたこと，および旧病院時代より委員会活動を先導し強力なリーダーシップを発揮してきた前委員長の退職があったことなどから，新たに委員会を①職員教育を目的とする「教育委員会」，② QMS-H 研究会参加と ISO9001 維持活動を主体とした「QMS-H 推進委員会」，の 2 つに再編することにした．

8) QMS-H 推進委員会の発足後

QMS-H 推進委員会は，2013 年 4 月に発足した．委員会の目的は，① QMS-H 研究会参加を通じて病院の質向上に貢献すること，② ISO9001 維持・更新に係る業務を遂行すること，の 2 つである．

2013 年度は，QMS-H 研究会の下部組織として，①文書管理ワーキンググループ，②内部監査ワーキンググループ，③業務標準ワーキンググループ，④教育ワーキンググループ，の 4 つをつくって作業を進めた．また，QMS-H 推進委員会には院長が委員として参加することで，その活動が病院全体の意向として反映されるようにした．

このような活動では，核となる人材とともに，次世代を担う人材を育てることが必要である．しかし当院では，30〜40代前半の職員が極端に少ないという現状があった．そこで翌2014年度から，若手の育成を目的として20代職員で同意を得られた9名に，基礎講座に参加してもらうことにした．ただし，20代職員は本来の業務の知識習得も必要であり，委員会活動だけに多くの時間を割いてもらうことは難しい．そこで各部署長と相談のうえ，支障のない範囲で参加・学習してもらうよう調整している．

さらに，大学との共同研究も開始した．現時点では持参薬管理に関する研究にかかわり，2015年3月に東京大学で開催されたシンポジウムでは，当院職員が成果報告を行うことができた．

4. 活動中に起きた問題点とその解決

1) QMS-H 研究会・基礎講座への参加

QMS-H研究会および基礎講座は，週末の土・日曜日に開催されている．当院では残念ながら，研究会・基礎講座参加を含めて，委員会活動に伴うインセンティブが準備されていない．これは，研究会参加当初から，現在まで引き続いている課題である．

とくに，新病院への移転準備を行いながら研究会や講座に参加することは，職員にとって身体的・心理的に負担が大きかったようである．そのようななかでも，責任感をもつ多くの職員が基礎講座を受講し，研究会も常時3〜4名が参加していたことが，その後の活動の基盤になったと考えている．

現在でも常時3〜4名が参加しているが，参加メンバーが固定化しつつあるのが課題である．

2) 教育委員会の立ち上げ

教育委員会の委員の大半は自発的な意志による参加で，病院の問題をある程度理解している中堅職員から構成されていた．「やる気」のある職員の集まりではあったものの，委員会自体がともすると，日常業務の不満のはけ口になってしまうことが，課題でもあった．

この課題解決に関しては，教育委員会として明確かつ具体的な目標を掲げると同時に，病院内のより大きな問題を解決することが，結果的に日常業務の問題解決につながることを確認しながら，さまざまな活動に関して期限を決めて取り組むなかで，徐々に意識が共有され，前向きな活動になっていった．

3) 病院移転に伴う混乱

新病院開院後の混乱は，私たちの予想を超えるものであった．新病院開院に伴い，①ICU病棟の新規開設，②病床数の段階的増床（200床から300床へ），③新規標榜科（循環器内科，脳外科，救急科）の本格的始動，④救急車受入台数の増加（400台／年から3,600台／年へ），⑤職員数の増加（約200名から400名へ），⑥オーダリングシステムから電子カルテ導入，⑦新規医療機器の導入，⑧情報システム課・地域医療課等の新設，といった変更が行われた．

このような状況では，日常業務を行うのが精一杯で，当院のさまざまな委員会のほとんどは，開催も難しい状況であったことは，先に述べたとおりである．また，PFC導入により混乱を少しでも緩和できるのではと期待していたが，あまりに現場が混乱したこともあって，結果としてほとんど役立てることができなかった．

この問題はやがて解決したものの，そのなかで例えば新入職職員の教育などが後回しになった結

果，後に少なからぬ職員の離職なども引き起こしてしまった．

4）ISO9001 取得・更新

　新病院移転後の混乱が落ち着いた後も，段階的な病床数増加により，看護師を中心に混迷した状態は続いていたが，そのようななか，ISO9001 受審が表明された．委員のなかには受審経験者がおらず，品質マニュアル・質保証体系図などはあわてて作成することになったが，これらは研究会の方々の協力が得られたおかげだと考えている．

　3回の定期維持審査の後，2015年2月には第1回更新審査を受審・更新した．ISO9001 認証取得により，病院運営システム全般を改善することができたが，とくに効果がみられた点として，①内部監査システムの構築，②院長による年度目標設定および各部署の年度目標設定，③文書体系の構築と文書管理に対する意識，が挙げられる．

　「①内部監査システムの構築」に関しては，それ以前から取り組みを始めていたが，審査員から不備や改善点を指摘され，それらに対応していくなかで，改善を図ることができた．

　「②院長による年度目標設定および各部署の年度目標設定」に関しては，当院は埼玉県厚生農業協同組合連合会（埼玉県厚生連）に所属する2病院の1つであり，もともと埼玉県厚生連の下で年度目標が毎年設定され，かつ，各部署に対して年度末にヒアリングが行われていた．しかし，その場で年度目標を立てる部署もあるなど，これらは病院全体に周知されておらず，目標も具体性に欠けていた．「運営会議」において，収支報告・委員会報告等の各種報告が毎月各部門長に報告され，かつ院長が口頭で意見を述べることはあったものの，目標に対する評価は不十分であった．この運営会議に ISO9001 の提唱するマネジメントレビューを付け加えることで，久喜総合病院としての年度目標設定・告示，進捗状況に対する評価などが明確に行われるようになった．

5）QMS-H 推進委員会の活動

　当初の QMS-H 推進委員会は，委員長の強力なリーダーシップにより組織としてまとまっていたが，委員長の退職によって思い描いていたものと実際の活動にずれがみられるようになり，結果として委員会と距離をおく者なども出るようになってしまった．メンバーの多くは責任感が強く，活動を継続していたが，このような変化を契機に委員会の責任体制を変更した．

　まず委員長は，ピラミッドの頂点ではなく輪の中心に位置し，その周囲を内部監査や文書管理などのワーキンググループ責任者が取り囲み，さらに各責任者の周囲を委員が支える，という体制をつくった．

　各責任者は委員長と相談しつつ，自立した立場で活動を行っていく．委員長は，各責任者の活動がスムーズに行われるよう環境を整える．現在は，各責任者が QMS-H 研究会から知識を吸収し，その責任者を支える職員には基礎講座を受講してもらいながら，育成を図っているところである．

5. 活動の成果

1）ISO9001 認証取得による効果

　ISO9001 認証を取得した後，①質保証による社会的信頼や顧客満足の向上，② PDCA サイクルを回すことによる継続的な業務改善，③仕事の可視化による業務の円滑化，④トップマネジメントによる重要性の理解，といった効果が得られている．

「①質保証による社会的信頼や顧客満足の向上」に関しては，直接的な評価を聞く機会は少ないものの，新入職員のなかには大学で PDCA サイクルなどのマネジメント方法を学んでいた者もあり，就職試験を受ける際の参考にしたという声もあった．苦情・クレームに関しては，以前は投書箱を設けて対応していたが，それらを集計・分析して現場にフィードバックすることで，顧客からのよい評価が得られるようになっている．

「② PDCA サイクルを回すことによる継続的な業務改善」「③仕事の可視化による業務の円滑化」に関しては，まず「PDCA サイクルを回す」という言葉が職員に周知されたことが大きい．また，内部監査を通じて PFC を見直すなかで，その言葉を実感をもって理解できるようになっている．現時点では PFC は，新入職員教育時に使用されることが多いが，今後は医療安全対策等にも応用していきたいと考えている．

「④トップマネジメントによる重要性の理解」については，とくに目標設定と評価に関して，トップマネジメントに変化がみられた．トップマネジメントとは，「ISO9001 が適用される組織に対し，責任と権限をもつ人」のことであり，医療機関では，理事長や院長などが該当する．先に述べたように ISO9001 認証取得を機に，ISO9001 が定めるマネジメントレビューという形で年度目標を職員に通知し，各部門がそれに基づいて年度目標を立て，年度末に到達度を評価するという流れができあがった．

これらの取り組みは認証取得を契機に組織化され，うまく機能するようになっている．部門間ではなお差異はあるものの，組織全体として一歩一歩前進していると感じている．

2）QMS-H 研究会への参加

医療機関での転職は医師や看護師では少なくないが，その他の技術系職員や事務職員では多いとはいえない．とくに当院の事務職員は，設置主体である JA 関係者が多く，2 病院の間で事務職員が異動することはあっても，他の組織を知る者はほとんどいなかった．

医療スタッフに関しても，自分の技術に関しては，学会や勉強会に参加するなどにより研鑽を図っていても，医療安全や組織的な医療の質向上については，せいぜいインシデント・アクシデントの再発防止に取り組む程度であった．

すでに述べたように，さまざまな課題に対処するために当時の院長が教育委員会を組織したのは，QMS-H 研究会参加の 1～2 年前のことであった．研究会にすでに参加していた 7 病院，および各大学の先生方から QMS に関する理念と実践を学ぶなかで，どこの病院も抱えている問題はある程度共通しているが，当院に特有の課題も明確になっていった．それは，「組織の効率性」に関して，当院は他院と比べて劣っている，ということだった．

組織の効率性，あるいは組織力というものは，一朝一夕に向上するものではない．しかし ISO9001 認証は，それを向上させる 1 つになりえた．当院は，教育委員会の活動を形にすることを目的として ISO9001 認証取得に取り組んだが，研究会の皆さんにご協力いただき，無事に認証取得することができた．この過程を通じて私たちは，研究会の理念を理解することもできたのではないかと考えている．

2013 年度からは QMS-H 研究会とのかかわり方を少し変え，代表者と少数の自発的参加者が参加する形から，ワーキンググループの責任者が参加するという形にしている．また，新病院になってからの入職者には，検査部門・薬剤部門などで大学院卒が増えており，大学との共同研究に興味をもつ者も少なくない．今後はそのような職員を委員会活動に取り込みつつ，活動を広げていきたいと考えている．

6. まとめ

　当院は，慢性期・亜急性期医療を主体とした病院から急性期医療中心の病院へ，そして立地場所も施設もまったく異なる病院へと変貌を遂げた．研究会に参加し，新病院への移行のためにできるだけの準備は行ったものの，開院後の混乱は避けがたいものだった．

　ある程度混乱が収まるなか，私たちは新たな一歩を踏み出すために ISO9001 認証取得を目指し，研究会からアドバイスをいただきながら無事審査を終え，認証を受けることができた．こうしたなか，強力なリーダーシップを発揮したリーダーが退職し，新たな体制づくりが必要となった．

　当院の QMS-H 推進委員会は，原則としてすべての部署から委員が選出されているが，QMS 活動の専従者を配属することは難しい状況にある．そこで，普段の業務に支障が出ないように分担制を導入することとし，研究会のワーキンググループを参考に，内部監査，文書管理，業務改善，方針管理の責任者を定めた．

　また，20 代を中心とした若手職員に研究会主催の基礎講座を受講してもらい，将来を担う準備も行うことにした．現時点では，内部監査ワーキンググループに関しては，責任者と後継予定者が決まっている．ほかはまだ責任者のみの段階であるが，徐々に体制を整えたいと考えている．

　大学との共同研究は，職員のやりがいの面からもぜひ進めていきたいと考えている．

解説　久喜総合病院の QMS 活動の特徴

1. 病院の組織変更に伴う QMS の構築

　久喜総合病院は，幸手総合病院から 2011 年に拡張・移転したことで誕生した病院である．新しい病院への移行にあたって，準備すべきことは膨大である．同院は当初 QMS の導入によって，それらを整理したいと考えていた．また，職員の体系的な教育を導入することで，移転時の職員研修に役立てたいとも考えていた．

　しかし実際に新病院が稼働してみると，QMS 導入による既存の活動の整理は標準遵守の徹底や新入職員の研修などに一部つながっていたものの，委員会等の開催すら困難な状況で，QMS に基づく活動を生かすことは難しかった．全体としてはうまく活用できたとはいえなかった，とまとめられている．

　QMS が導入されないままの移転であった場合に，どのような混乱が生じていたのかを検証することはできないため，事前の QMS 活動が有効であったかどうかに関して，一概に評価することは難しい．教育への活用に関しては，一定の成果が得られていたと評価してもよいかもしれない．

　新病院への移転などによって業務が大幅に変更される経緯の 1 つに，電子カルテを代表とした情報システムの導入・更新がある．ベンダーとの議論で業務フローを検討することになるが，この際にも QMS に基づく業務の検討が行われることが望ましい．また，このような機会は，日常管理で挙げられた解決策を導入するきっかけにもなる．そのためには，これまでの検討結果を蓄積しておくことが必要となる．

2. QMS-H 研究会による導入・推進ツールの有効利用

　QMS-H 研究会では，QMS の導入・推進にあたり，PFC を用いて業務の可視化・標準化を行うことを勧めている．久喜総合病院では，研究会参加病院が作成した PFC をもとにして，PFC の作成を開始した．他病院で作成した PFC をそのまま採用することはできないが，病院で実施されている業務はほぼ共通であり，例えば注射業務の大まかな流れは，病院間で共通している．

　基礎講座による教育では，多岐にわたる業務の PFC をすべて見ることはないため，実際に作成する段階で，試行錯誤的に検討する必要がある．表記に関するルールだけでも，さまざまな誤解を含んだまま開始されることもある．

　他病院で作成された PFC を参考にすることは，単に作成の手間が省けるだけでなく，よく整理された PFC を見ること自体が教育の機会となり，標準化に向けた活動へとつながっていく．文書管理や内部監査に関しても，QMS-H 研究会が開発したさまざまなツールを活用することができる．

　同院では比較的スムーズに，ISO9001 認証を取得することができた．ISO9001 認証がゴールではないため，取得期間だけを単純比較することはできないが，その背景には QMS-H 研究会所属の病院や研究者の協力があり，また，その過程を通じて QMS の構築が進んだことがうかがわれる．

　同院が研究会によって開発された各種ツールを実際に導入・活用し，結果としてそれらの有効性などを確認できたことは，QMS-H 研究会にとって貴重な機会である．研究会が目指すところは，実際に活用し成果を得られるツールを広く提供することにある．今後も参加病院に活用してもらいながら，改善を進めていく予定である．

〔佐野　雅隆〕

4-9

QMSの取り組み事例
埼玉病院

院長の強いリーダーシップと研究会の成果を効果的に活用し，短期間でQMSを構築する

1. 病院経営にQMSを本格的に導入

　1998年，当院はDRG-PPS試行モデル病院指定を受け，包括医療制度に対応するために院内のさまざまな改善に取り組んできた．2002年には，日本医療機能評価機構による病院機能評価の認定を受けたが，その際には土日の2日間だけで，当日の勤務者以外の全職員と看護学生が協力して，9万冊の外来カルテを一人ひとりの患者ごとにまとめる「一ファイル化」を成し遂げ，院内一丸となり活動して成就することの喜びを，職員全員が味わった．

　2004年の独立行政法人化と同時にオーダリングシステムを導入し，DRG後の新たな包括医療制度であるDPCの試行病院になった．組織的活動としては，診療所への戸別訪問や市民公開講座などの地道な活動が，2006年のITを利用した診療・検査予約システム導入（カルナ）とともに，地域医療連携の強化に結びついた．これらが2007年の地域医療支援病院，2008年の地域がん診療連携拠点病院・肝疾患連携拠点病院の指定を受けることにつながり，これらの成果により，職員全員が地域における当院の役割と使命について，誇りをもって自覚できるようになった．

　こうした職員一丸になっての組織的努力は，病院経営の改善にもつながり，2010年の新病棟開院，電子カルテの運用開始へと進んだ．ただ，新病棟開院の1年ほど前より，「新病棟建設に燃えあがっている職員たちの情熱は，完成後はどうなっていくのであろうか」という危機感をもつようになった．完成を待ちわびながらも，私たちの目的は建物の完成ではなく，「地域の健康といのち，そして安心の心を守る」という目標をいつでも実行できる体制づくりと，それを実践する個々の職員の意識の向上にあることを再確認した．

■病院概要
名称：独立行政法人国立病院機構　埼玉病院
開設日：1941年7月20日
所在地：埼玉県和光市諏訪2番1号
病院長：関塚　永一
病床数：350床（CCU4床，HCU8床，NICU4床を含む）
標榜科：22科
外来患者数：948.8人／日
入院患者数：319.5人／日
病床利用率：91.3％（2013年度）
平均在院日数：11.1日（2013年度）
主な認定・機能：地域医療支援病院，災害拠点病院，臨床研修指定病院，地域がん診療連携拠点病院，DPC対象病院

その頃よりさまざまな会議において院長から，「新病院建設に向かって"仏作って魂入れず"にならないようにしよう」というメッセージが発信されるようになった．新病棟が開院し，電子カルテの運用が開始されると，幹部職員の間でも「ハードは整ったのだから次はソフト面の整備が必須である」との考えが高まりつつあった．そのためには，新病棟建設中のため更新を断念していた病院機能評価の受審が有効であると考えていた．

　当時，少しずつ病院機能評価とISO9001の両方を受審する病院も現れており，これらの受審を契機に，病院全体の体制・機能そして文書などをすべて見直すべきと考えた．その頃，同じ国立病院機構の仙台医療センターが，ISO9001認証を取得した経緯を目にする機会を得た．その内容に感銘を受けたことから，さっそく仙台医療センターに連絡し，実際のQMS構築にかかわられた副院長に，当院でのQMS構築についての講演をお願いした．その後も，病院機能評価を受診した病院の事務長や，機能評価とISOをほぼ同時に受審・取得した病院の院長などを招聘して，講演をお願いした．

　2010年の夏，ついでのように両方を受審するのは職員に苦労をかけるだけであると考え，病院機能評価とISO9001を再度学習・比較して，最終的にまずISO9001に専念することを決めた．その一番の理由は，2002年に病院機能評価の認証を得てから，ほとんど文書の改善・改訂がなされていないことがあり，医療の質の継続的な改善と定期的な監査・審査制度の仕組みを有するISO9001が，その時の病院には必要であると考えたからである．また，院内でもさまざまなQC活動や改善活動は実施されてきたものの，組織的で統合的な活動にはなっておらず，ISO9001受審を，継続的な医療の質改善活動に必須である基礎的な組織づくりのきっかけにしようと考えた．

2. 導入のコンセンサスの獲得

　2010年7月から9月にかけて，幹部会でたび重なる話し合いが行われた．最後まで病院機能評価受審も検討したが，院長の最終判断にてISO9001受審が決定された．その後，棟近雅彦氏に来院していただき，院内の状況を見ていただいた後，幹部職員対象のQMSに関するレクチャーをお願いした．また，医療の質マネジメント基礎講座の「QMS導入・推進の実際」に，院長と副院長をはじめとする幹部職員が参加して，すでにQMSに取り組んでいる各病院の状況を知ることができた．その結果幹部職員は，「ISO受審は手段に過ぎず，それを契機に基礎固めを行い，QMS活動を永続化させることが肝要である」と考えるようになった．

　院内への周知は，2011年年頭の全職員に向けた院長新春挨拶において，2011年からQMSを導入することが示された．キックオフミーティングは1月25日に行われ，棟近雅彦氏による記念講演「医療の質をシステムで保証する；埼玉病院のQMSを構築する」により，QMS導入の意義と必要性を周知した．

3. 推進体制の決定

　推進体制として，QMS推進事務局を2011年4月より正式発足させた（実質的な活動は2月から開始された）．これは，国立病院機構本部の承認を経た正式組織ではない院内組織であり，その責任や権限はあいまいであった．決定事項は，院長の主催する幹部会議において承認を得ていた．

　事務局は，診療情報部長（医師）による推進事務局長の併任，外来看護師長によるQMS推進担当師長の併任，情報管理専門職（事務）による推進事務局付（併任）のほか，非常勤事務職3名（併

任含む）による体制となった．そこに医長2名，看護師長2名がQMS推進担当として加わり，院長，副院長，看護部長，事務部長も話し合いに参加する形で，推進コアメンバーが形成された．非常勤事務職を除くと，いずれのメンバーも他の業務との併任でのスタートとなった．

4. QMS導入・推進マスタープランの策定

　QMS導入の先輩である仙台医療センターにて，2011年2月に行われたISO外部審査を見学させていただき，さらにQMS導入にあたってのさまざまな資料，PFCを提供していただいた．これらを持ち帰ってコアメンバーで検討を行い，当面のQMS導入目標として，ISO9001認証を目指して，院内でQMSの基礎を構築していくこととした．

　院長からは，「2012年2月（1年後）には，ISO9001最終登録審査を受審するべく取り組むように」との指示があり，導入マスタースケジュールが決定した．そこから逆算すると，2011年12月には第1回登録審査を受審できるQMS導入が必要となり，QMS-H研究会の示すQMS導入ステップをほぼ10か月でやり抜くことが必要になった．今振り返ると，院長のリーダーシップが，QMSの短期間での導入を可能にしたといえる．

5. QMSの構築

1）業務プロセスの可視化・標準化

　QMS-H研究会のQMS導入ステップに基づき，業務の可視化・標準化から取り組んだ．2011年3月11日にPFC講習会を企画したが，東日本大震災のため中止せざるを得なかった．しかし，4月15日からは計3回にわたり，計画停電も噂されるなかPFC講習会を開催し，142名が参加した．
　その後は仙台医療センターから提供していただいたPFCを参考にしつつ，それぞれの主管部署に関係する業務のPFCを作成してもらい，推進コアメンバーで外来および入院の全体としての診療プロセスPFC（外来共通PFCと入院共通PFC）を作成した．電子カルテが導入されてある程度の業務の標準化が行われていたこと，仙台医療センターの多岐にわたる診療PFCやサブPFCを参考にできたことが，短期間でのPFC作成を可能にしたといえる．
　8月には毎週1回全部署が集まり，多職種でPFC評価会を行い，問題点について議論し，修正版の作成を行った．そのなかで，電子カルテ導入後1年半にもかかわらず，すでに各病棟で内服薬管理の手順が異なり，多くのローカルルールが存在することが明らかとなった．内服薬にかかわるヒヤリ・ハットが非常に多かったことから，内服薬管理の標準化を重点課題として取り組んだ．11月には標準化したPFCが完成し，それに基づいて全病棟で内服薬管理を行うこととした．

2）文書管理システムの構築，QMS全体像の設計

　6月には仙台医療センターの品質マニュアルを基本とし，8月初旬を提出期限として，各部署に担当範囲を割り振って文書作成を依頼した．それらをまとめ，9月から推進事務局で品質マニュアルの作成に着手した．
　各部署から提出された文書の内容にはばらつきが多く，統一性をとるのに苦労した．そこで原点に戻るために，「JIS Q 9001：2008　品質マネジメントシステム―要求事項」[1]「JIS Q 9000：2006　品質マネジメントシステム―基本及び用語」[2]を読みながら，できるだけシンプルな品質マ

ニュアルの作成を行った．

　品質マニュアルにぶら下がる膨大な各業務の文書を整備する際には，QMS-H 研究会の標準文書体系に準拠し，それに基づき各文書を分類した．その結果，登録された文書数は 4,000 を超えた．文書体系として整理することで，当院でどのような業務文書があるかを一覧表で把握できるようになったのは，大きな効果であった．システム運用では，自前でマイクロソフト・アクセスをベースとした文書管理システムを開発し，一般ユーザーはそれぞれの文書の最新版を検索・閲覧可能なシステムを構築した．

　なお，QMS-H 研究会の標準文書体系は，病院が標準的にもっておいたほうがよい業務項目も示しているため，これに対して各文書を分類していくことが，当院での品質保証体系図を完成させることになった．

3) 内部監査システムの構築

　幹部職員，医長，看護師長，各部署長には，QMS における内部監査員としての役割を理解してもらうために，6 月に 8 時間にわたる内部監査員研修会を行った．

　内部監査は，全部署を対象として行った．監査方針は，QMS-H 研究会による「段階的内部監査の手法」に基づき，まずは内部監査の第 1 段階を行うこととした．すなわち，PFC に沿って業務ができているかを中心に監査することとした．監査チームは 3 名とし，主任監査員は医師，記録担当は看護師長とし，もう 1 名の審査員は適宜選定した．監査の実施要項，対象部署でのチェックポイントは推進事務局が準備して配布し，事前視察を義務づけた．

　実際の内部監査では，PFC と実務の流れの検証が行われ，さまざまな指摘と改善案が話し合われた．推進事務局として立ち会うと，監査する側もされる側も，真摯に担当部署の改善を願って話し合いが行われていることが感じられ，他部署の苦労や努力を相互に理解し合えているように思われた．

　10 月 7・8 日の岡山市での国立病院総合医学会では，当院のスタッフの発表は過去最高の 28 演題に及んだが，そのなかには各部門の工夫に富んだ美しい（？）PFC が掲げられ，それらのいくつかがベストプレゼンテーション賞を獲得した．

4) QMS の実施・運用

　2011 年 10・11 月，計 3 回にわたって全部署対象に内部監査を行った．12 月の ISO9001 第 1 段階登録審査を経て，2012 年 1 月には初のマネジメントレビューを行い，その結果に基づき院長より新たな品質方針が示された．

　第 1 段階登録審査での指摘事項と新たな品質方針に基づき品質マニュアルを改訂し，2012 年 2 月に予定どおり，ISO9001 第 2 段階登録審査を受審した．文書管理にかかわる指摘事項に対する是正処置を行い，2012 年 5 月 21 日，ISO9001 登録を承認された．

　2012 年 4 月には国立病院機構本部より，TQM 推進室が病院内の正式組織として認められ，TQM 推進にかかわる役割と責任が以前に比べて明確となった．推進室メンバーはほぼ変わらず，他の業務との併任である．しかし TQM 推進委員会，その下部組織として TQM 推進作業部会，看護業務委員会 TQM 部会が発足して，院内全部署に TQM にかかわる人間が確保された．2012 年は QMS の普及・啓発を活動方針として，年間を通じた QMS の教育と年中行事化に取り組んでいる．

6. QMSの継続的改善

1) マネジメントレビューと病院理念の見直し

　マネジメントレビューに関しては，院長のマネジメントレビューだけでなく，幹部や部署長の業績目標と直結した，管理職のマネジメントレビューも行った．「戦略は人に宿る」（パーソン・スペシフィック）に対応した幹部育成を前提にしたからである．

　マネジメントレビューを実施している間に，「病院のすべてをすべて見直す」ことの手始めとして，病院理念の見直しを行った．「患者家族主義，職員家族主義，地域家族主義」を貫く覚悟で，病院の理念を「埼玉病院の誇り」として記載し，新たに出発することにした（表4.9.1）．

2) 地域医療連携の推進

　QMS活動を契機に，地域医療連携の改善も進めた．当院の特徴である地域医療連携・管理システム（カルナ）は，地域の医療者らの協力があって，日本一の使用頻度となった．困難は伴うが，理念を胸に，世界一の地域医療連携システムを作成する心意気で楽しんでいる．また，画像ビューアソフトをクラウドからダウンロードすることにより，当院と同じような操作を行うことができる画像配信も開始している．現在，患者や家族までアクセスできるような，地域連携総合パスの開発を進めているところである．

　ISO受審が契機となり，院内のQMS活動にも火がついた．今後は，地域医療連携・管理システム（カルナ）を調剤薬局，介護・福祉施設，さらには行政へと拡大し，その過程で地域でのQMS活動が推進できれば，と考えている．QMS活動が地域に波及し，診療所，病院，薬局，歯科診療所，介護施設，福祉施設そして行政のすべてが相補的に活動して，地域の健康・医療・介護・福祉がシームレスに機能することを望んでいる．

7. まとめ

　新病院が開院して2年後，「ハードばかり新しくなっても，ソフト（中身）が整わなければ何にもならない」との思いでQMS導入を決意し，2011年1月にキックオフ宣言を行った．院内一丸となってPFC作成，内部監査などの導入・構築活動を行い，2012年2月21日より3日間のISO9001の最終審査を受け，5月に認証を取得した．

表4.9.1　病院の理念：埼玉病院の誇り

埼玉病院の誇り　「この地の人々の健康といのち，そして安心のこころを守る」 <基本方針> 1. 地域に根ざした病院として，地域の人々のための安心な高度先進医療を目指す． 2. 急性期病院として24時間体制で，積極的に救急医療・がん診療を行う． 3. 保健・医療・介護連携を緊密に行い，ITも活用し地域の信頼のきずなを拡大する． 4. 職員は患者さんを家族と思い，人間としてまた医療人としての研鑽を楽しむ． 5. 上司は部下を自分の子供と信じ，率先垂範で叱咤激励し育てる． 6. PDCAサイクルを回し続け，頑張っている人がきちんと評価される組織を作る． 7. 日本人として3.11を忘れず，災害を含めあらゆる危機を想定し乗り越える． 8. 職員も患者さんも，人間は日々幸福になる義務があることを信じる．

当院のすべてを見直すためのISO取得準備とQMS-H研究会参加により，当院ではさまざまな変化が生じた．QMS-H研究会の基礎講座や研究会に職員の多数が参加し，QMS活動の基本を学び，終了後ごとの親睦会では，QMSについて熱く語り合ったことを覚えている．

　その後もマネジメントレビューを契機に，さまざまな経営改革を進めている．新たに定めた基本方針「埼玉病院の誇り」を具体化すべく，2012年4月にはNICU4床の開始とともに，小児科当直を週4日から連日体制とし，小児救急輪番日も増やした．循環器救急においても，4人の心臓外科医とともに麻酔科と看護部の応援もあって，大動脈解離などの心臓外科手術の平日夜間緊急手術体制を整えた．11月には，DMATを含めた地域災害拠点病院の承認も取得した．

　これらはQMS導入，そして3.11の東日本大震災を契機として，「この地域に必要とされていることは当院が率先してすぐに実行しよう」と，すべての職員が奮起してくれているおかげであると考えている．

文献
1) JIS Q 9001:2008　品質マネジメントシステム―要求事項．日本工業規格，2008．
2) JIS Q 9000:2006　品質マネジメントシステム―基本及び用語．日本工業規格，2006．

解説　埼玉病院のQMS活動の特徴

1. QMS-H研究会の成果をフル活用したQMS導入・推進

　どの病院においても，QMSの導入・推進の効果は理解できていても，そのために必要な労力・時間をどのように確保していけばよいかが，重要な課題となっている．埼玉病院が10カ月という短期間でQMSを導入・推進できた1つの理由として，QMS-H研究会に参加した時点において，QMS導入・推進に必要な方法やツールがある程度整備されつつあり，それらを有効に活用できたことが挙げられる．その主要なツールとしては，①QMS導入・推進ステップ，②診療業務の可視化ツールとしてのPFC，③医療（病院）における文書体系，④業務改善を進めるための内部監査手法，などがある．

　病院の経営者・幹部がQMSの導入を決定した後にまず行うべきことは，QMSの導入・推進のためのマスタースケジュールの作成と，推進体制の構築である．推進体制は行うべき活動内容に依存しているので，マスタースケジュールの内容を最初に決める必要がある．

　QMS-H研究会では，ISO9001に基づくQMS構築の目的として「日常管理の徹底」に焦点を当てている．また，ISO9001認証取得までのQMS導入・推進のゴールを，「病院の各部門やプロセス・業務単位で適切にPDCAが回せる基盤構築」と定め，そのための7ステップを提示し，各ステップに対して，いつ，誰が，何を実施するかを記述できる「QMS導入・推進計画テンプレート」を準備している．これらによって何を行うべきかがある程度理解できたことが，埼玉病院が自院の課題を踏まえつつ，具体的なQMS導入・推進計画を比較的スムーズに立案できたことにつながっているように思われる．

　日常管理を行うための基盤は業務プロセスの可視化であり，医療サービスは工業製品と比べ

てやり直しがきかないという特徴もあって，良質な業務プロセスを整備することがより一層重要となる．しかしながら医療スタッフは，プロセス指向という考え方や，業務フローを書き出すことに慣れていないことが多く，「書き方がわからない」「記述の密度がバラバラ」「内容に抜けや漏れがある」といった問題が発生しがちである．

埼玉病院でも当初は同じような状況であったが，それを解決するために開発されていた診療 PFC の作成ツールを用いることで，大きな混乱もなく，スキルを身につけることができた．業務の可視化作業そのものよりも，可視化した業務プロセスに問題や改善すべき点がないかを検討することに多くの時間をかけられるようになったことは，医療の質向上において大きな意義がある．

同院にもまた，作成・整備された PFC をはじめとして，手順，マニュアル，帳票類などの既存文書が多く存在していた．これらを効果的に活用するには，各部署に管理を任せるのではなく，組織全体で一元的に管理を行う文書管理の仕組みが重要である．文書管理の導入では，自院にどのような文書があり，互いにどのような関係があるかを示した文書体系を作成することがキーとなり，それを明確にする必要がある．QMS-H 研究会では，そのための標準文書体系を提示している．その体系に当院の既存文書を当てはめた結果，文書の内容の重複，文書間の不明確な関係性，そして本来必要な文書が実は存在していなかったことなどが把握できるようになり，院内文書の標準化・統一化につながった．

内部監査は，標準化・統一化した手順どおりに実際に実施できているか，すなわち PDCA の C (チェック) を行う仕組みである．同院に限らず，監査という言葉を医療スタッフが聞くと，どうしても行政による医療監査 (医療監視) のイメージが強くなる．しかし，この場合の内部監査はまったく異なる活動であり，目的は院内の職員同士で業務の改善点を発見すること，プロセスの視点から他部門との連携が十分にとれているかを確認することなどである．QMS-H 研究会が提示している内部監査方法では，自院の QMS の成熟度レベルに合わせて，監査の視点を段階的に変えていくことができる．

以上のように，QMS-H 研究会では QMS 導入・推進，およびその実施上の問題点を克服するために，さまざまな方法論やツールを開発している．埼玉病院ではこれらを十分に活用した結果，先に導入・推進した病院が直面した多くの問題を外部コンサルティングの手助けなしにうまく乗り越え，短期間で ISO9001 認証取得に至ることができたと考えられる．

2. 院長の強いリーダーシップを発揮し続ける

埼玉病院のもうひとつの特徴は，何といっても院長のリーダーシップであろう．よく考えれば，実はリーダーシップを発揮することは容易ではない．多くの病院では QMS 導入宣言を院長自ら行うが，その後の活動はすべて推進メンバーに任せることが多い．しかし同院では，PFC の作成にしろ内部監査にしろ，事あるごとに院長がその場に顔を出し，時には意見を出している．また，院長自身が QMS-H 研究会主催の「医療の質マネジメント基礎講座」のほぼすべての回 (合計 14 回) に出席され，PFC 作成演習などを体験している．日常の院長業務で多忙のなか，5 日間ほぼ毎日缶詰めになって学ぶ ISO9001QMS 審査員養成コースも自主的に受講され，ISO9001 や QMS の重要な考え方や見方を，院内の誰よりも懸命に勉強されていた．

リーダーシップを発揮するもうひとつの方法は，QMS導入・推進に必要な経営リソースの実質的な準備と投入である．同院では，院長自らがQMS導入宣言を行った2011年の年初から3カ月後には，QMS推進事務局を設け，QMSの本格的な活動をスタートさせている．事務局は，いずれも兼任ながら医師1名，看護師1名，情報管理部事務1名，非常勤事務職3名の計6名からなる体制であり，これがQMS導入のスタート時点ですでに整備されていたことは，他の病院ではなかなかありえない好例であろう．この推進体制は国立病院機構が正式に認めたものではなく，あくまでも埼玉病院内の個別組織体制という位置づけになっていたが，ある時院長が，「一般企業と同じように病院でも専任のTQM推進部をおくべきではないか」と述べられていた言葉に，QMS導入に対する強い信念を感じた．

3. 内部監査によるQMSの組織的改善

　最後に指摘しておくべき同院の特徴は，内部監査をQMSの組織的改善として位置づけて，本気で実施していることである．各診療科業務の監査では監査側，被監査側とも必ず医師が主任監査員を担当しており，メンバーは看護師や他の診療スタッフなどの複数職種のチームで構成されている．また，各部門別・診療科別監査だけでなく，部門横断的な課題解決を目指す委員会に対しても監査を実施している．

　さらに2013年からは，ヒヤリ・ハット事例を用いた監査を実施している．ヒヤリ・ハット事例の分析はこれまで医療安全管理委員会で主に実施されていたが，看護部以外の部門は積極的に関与していなかった．内部監査は全部門で実施しなければならないため，このような「外圧」をうまく利用してヒヤリ・ハット事例を内部監査で用いることで，関連部門が一体となってヒヤリ・ハット事例を分析し，再発防止対策を検討する体制を築いている．　　　　（金子　雅明）

4-10

QMSの取り組み事例
川口市立医療センター

公立の大規模病院で，医師主導でプロセス指向の理解と実践に重点をおいて推進する

1. QMS導入に至るまでの経緯

　当センターは，厚生労働省の推進する医療制度改革を視野に入れ，独自の権限を有する管理者をおくことができる地方公営企業法規定の全部適用を受けている．これにより病院の独自性が強化されたが，一方で企業会計方式の採用など，企業並みの合理的かつ能率的な病院運営が求められることになった．2007年から3カ年，中長期事業計画を実施中であったが，2009年から総務省主導の公立病院改革プランに移行し，現在に至っている．

　当院では，中長期事業計画開始と前後してQCサークル活動を開始し，すでに7回を数えている．導入による一定の効果はあったが，なかなか病院全体の医療の質向上に結びつかないという現状があった．

　本来の医療安全活動には，感染管理，顧客満足，苦情対応，褥瘡管理，栄養管理，QCサークル活動などがすべて含まれていると考えられる．言い換えると，これらの機能は相互に補完し合うべきもので，別々に活動すればよいわけではない．当初，これらの医療安全活動の目的別に，各々の委員会が存在していた．しかし，委員会は業務のルールづくりや仕組みの提言を行う役割を果たすべきものであって，実務活動を行う組織ではない．したがって，実務活動が低調になるのは必然であるともいえた．

　そこで，先行して存在したチーム（ICT，NST）と同じく，安全，CS，褥瘡などのチームを発足させたうえで，TQM推進委員会をQC推進チームに移行させて，すべてのチームをクオリティ

■病院概要
名称：川口市立医療センター
開設日：1951年4月1日
所在地：埼玉県川口市西新井宿180
病院長：大塚　正彦
病床数：539床（一般514床，救命救急病床8床，新生児特定集中治療室9床，ICU・CCU 8床）
標榜科：18科
外来患者数：1,088人/日

入院患者数：430.7人/日
病床利用率：85.76%（2013年度）
平均在院日数：13.65日（2013年度）
主な認定・機能：災害拠点病院（基幹災害医療センター），臨床研修指定病院，地域がん診療連携拠点病院，エイズ診療拠点病院，高度救命救急センター，病院，埼玉県地域周産期母子医療センター，DPC対象病院，病院機能評価認定

マネジメント室の配下に位置づけた．すでに2007年に病院機能図を手直しし，病院の経営とは「医療の質向上と安全確保」であるという観点から，クオリティマネジメント室を病院長直轄の管理部門の一部署として位置づけていたことで，医療の質・安全に関する活動が名実ともに一元化されることになった．

　クオリティマネジメント室へのチーム機能の統合後，医療の質向上・安全についての啓発活動や情報公開などにより，ヒヤリ・ハット報告の数は増加したものの，これらを生かした具体的改善が実現されない状況が続いていた．医療の質マネジメントシステム（QMS）がうまく機能しない原因はシステムではなく，職員・現場にあると思われた．すなわち，医療の質・安全に関する職員の認識があまりにも低いことと，各部署でローカルルールをつくって業務を行い，基本的な業務が標準化されていないことが原因であると推測された．クオリティマネジメント室配下のチームの一員でさえ，「病院は病院，自分は自分」と思っている者も，当初はかなりいたように思う．

　医療安全の取り組みにおいては，事故分析手法として一般的なSHELモデルなどが用いられていたが，分析結果を見ると「人」「環境」などに要因をもっていく傾向がみられた．これでは改善を進めるには無理があることもわかり，さらに現場が取り組みやすい分析手法がないだろうかと模索していた．そのようななかで，クオリティマネジメント室副室長が，棟近雅彦氏と飯塚病院が共著で出版していた「早わかり医療事故防止ノート」[1]を読み，与薬事故の事例分析に用いるPOAM分析（Process Oriented Analysis Method for medical incidents）を知ったのが，QMS-Hとの出会いであった．POAM分析は「プロセス指向」の分析方法であり，「プロセスを検討する，見直す」という基本的なことが実は最も重要であって，それが当院に欠けていたものであることに気づいた．

　プロセスの見える化を図るために，見よう見まねでPFC作成を始めたものの，十分な理解ができずにいた．2009年に雑誌「医療安全」で，QMS-H研究会によって「医療のための質マネジメント基礎講座」が開催されていることを知り，翌2010年に受講した．そのなかでQMS-Hの基本概念，「システムで質を保証する．そのためにプロセスを重視し，プロセスの可視化，標準化を基本とする」という考え方に共感を覚えた．講座を同時に受講していた2名の副院長と，病院への導入を検討した．

　しかし当センターでは，職員の負担感を今以上に増やせないこと，病院トップの積極的関与を期待できないこと，という2つの現状があり，困難が予想された．一方で，病院機能評価の更新受審を翌年に控えており，場当たり的に対応しても，根本的には病院の質向上に役立たないことは目に見えていた．病院の将来を考えれば，医療の質・安全の手段としてのQMS-H，すなわち「システムでの質の保証」の考えを知った今こそ，抜本的に業務を見直すよい機会であると判断した．

2. 導入のコンセンサスの獲得：経営層での共有化，職員への周知

　2011年の初めに，病院幹部に向けて，「病院機能評価更新のための業務改善には，"業務プロセスの可視化と標準化"を実現することが，遠回りのように見えても近道であり，長い目で見れば職員の負担は軽減される」と説明した．また初年度は，主要業務のPFC作成と文書管理に限定して作業を行い，数年かけて対象を順次拡大していくことで病院を説得し，活動開始に関する了承を得た．

　1年間のQMS-H活動後の2012年5月，「医療の質をシステムで保証する；川口市立医療センターのQMS構築」というテーマで棟近氏に講演会を依頼し，QMS-H導入の意味，改善の基盤としての業務の見える化と標準化，PFC作成の意味づけ，SDCAを実践することの重要性について，一般職員に向けて解説していただいた．これが，形のうえでは当センターのQMS-H導入のキックオフとなった．

3. 推進体制

　活動は，既存のクオリティマネジメント室が中心となって実施している．推進員としては，兼務であるものの医師であるクオリティマネジメント室長および副室長を筆頭に，医療安全管理者，感染担当看護師，WOC看護師ら専従者のほか，事務パート職員を配置している．

　具体的な推進方法は，病院機能評価受審準備チーム要員として各部署の代表を選出してもらい，PFC作成のための教育を行い，各部門が主要業務についてPFCを作成することとした．PFCの作成方法については，各部門対象の説明会を複数回にわたって実施した．一方，安全管理の観点から分析力の向上を目指して，看護部安全チーム（リンクナース）メンバーと看護師長・副師長に対して，POAM導入のための研修を行った．このように，コアメンバーはクオリティマネジメント室メンバー，その下に部署ごとの病院機能評価準備委員，さらに各部署の安全チームメンバーが加わった形で，活動を行っている．

　現状のPFC作成や文書管理などの具体的な仕事は，クオリティマネジメント室が中心となって行っている．公立病院ということもあり，正規の事務職を配置することが難しいことが，苦労している点である．

4. QMS導入・推進マスタープランの策定

　QMS-H研究会より活動のステップが明示されていたが，当センターにおいては2011年当初，「業務の見える化」に重点をおいて活動を開始した．まず，各部署の主要業務のPFC作成と，それに付随する関連文書の洗い出し・確認に重点を絞った．この2点がある程度完成した時点で，内部監査実施を考えることとした．この準備として，2012年第2四半期に，内部監査員の養成を予定した．

5. QMSの構築・実施・運用

1）導入時の教育

　推進メンバーの養成方法としては，まずコアメンバーであるクオリティマネジメント室メンバー，看護部幹部師長などの主要メンバーが，「基礎講座」を受講した．同時に，受講したメンバーを講師として，院内PFC研修をグループワークの形で開催し，延べ60名ほどのメンバーを養成した．

　さらに前述したように，看護師長，副師長，安全リンクナースに対しては，QMS-H研究会講師によるPOAMの研修を行った．これは，POAMを実践するにあたっては標準化されたPFCがなければ改善につなげるのは難しい，ということを理解してもらうことが目的であった．

2）業務プロセスの可視化・標準化

　2011年の活動開始時期には，使われていない手順書があったり，まったく手順書がない部署も存在した．そこで，各部署に基本業務のPFC作成と，現存の手順書・帳票のリストアップを指示した．その後，院長およびクオリティマネジメント室専従者・専任者2～3名で，各部署の作成者・責任者にヒアリングを行った．質疑応答を通じて，PFCの内容についてアドバイス・補足教育を行い，修正を指示した．

PFC作成の方針は，「現在の手順どおりのものをまず作成し，検討・改善はその後に行う」としていた．しかし，各部署で統一された業務プロセスがなかったことでPFCを急造する部署や，問題点が明らかになったことでプロセスを改善してしまう部署が出てきた．そのような場合は，現状に合わせて再度作成し直しを命じることなく，「最新の標準化された業務PFC」として認めることにした．

　現時点において，部署単位のPFCは概ね完成に近づいている．他部署と連携して業務を実施しているプロセスについては，連結部分の見える化・標準化を補完していく予定である．

3) 文書管理システムの構築

　当センターは公立病院であり，行政関係の書類は市役所の文書管理体系で管理されているが，医療関連マニュアル・帳票，病院固有の書類はまったくといってよいほど管理されていなかった．事務職においても，市役所の人事により数年単位で交代するにもかかわらず，業務の手順書として整理・管理されたものはなく，個人的な申し送りや覚え書きとして，担当者から次の担当者へ伝えられていくことが多かった．

　事務職の業務手順書を含む全部署の文書，PFCに合わせて新たに作成される手順書・規定書・帳票など，すべての文書を一括管理することを考え，研究会作成の文書管理システムの導入を決定した．その準備として，文書の主管部門・承認部門を明らかにした文書承認マップを完成させた．マップの作成には，副院長，庶務課長，看護副部長，クオリティマネジメント室長・副室長，戦略企画室長がかかわった．

4) 内部監査

　現状ではなお，業務の日常管理の観点からPDCA・SDCAを回すことができる環境にはなっていない．今後は内部監査やマネジメントレビューを行っていくことで，PDCA・SDCAが定着することを期待している．

　2012年度中に内部監査員の養成を行い，2013年度に試行的に2回，4部署の監査を行ってみたが，PFC監査のような形になってしまい，本来の業務内容の監査には至らなかった．監査の方法を含め，再検討しているところである．

6. QMSの継続的改善

　当センターはまだ，QMSの構築に取り組み始めたばかりであり，継続的改善が行われているとはいえない段階にある．QMSの継続的改善とは，日常業務の継続的改善であろう．現在，QCサークル活動を実施しているが，長期の活動の負担が大きいためサークル数が少なく，多数存在する課題の解消方法として十分な効果を上げているとはいえない状況にある．

　なお当センターでは，副院長会議（事務局長を含む）において部署横断的に存在する問題等を取り上げ，問題によってはヒアリングや，メンバーを指名した特別検討会を招集し，解決を図っている．

7. これまでの活動のまとめ

1) 活動中に発生した問題点

　研修を受けた職員，PFC や文書管理についてヒアリングを受けた職員を除けば，職員の医療の質・安全に対する意識はまだまだ低い．業務を標準化する意義や，安全な医療の提供がどのように医療の質向上につながるのかなど，具体的な事項について実感をもって知ってもらう方法はないかと，思案しているところである．

　当初は，範囲を限定して PFC を作成する予定であったが，指示が悪かったせいか，各部署が各主要業務の PFC を作成しはじめてしまった．結果として，合計 50 以上の PFC 作成が進行中であるが，全体として業務の見直し気運が生じたことについては，前向きに捉えている．

　PFC 作成においては，他部署が主体となる業務についての PFC や，他の業務に関するサブ PFC に連結する部分の作成が十分に行えていない．とくに診療支援部門で，その傾向が顕著である．連結部分については自部署の業務範囲ではないと考え，業務プロセスが俯瞰できていないのが原因であると考えている．

　外来 PFC の作成過程では，業務プロセス上の問題のみならず，診療そのものの基準のあいまいさ，診療体制の未整備といった課題も明らかになった．現在の医療に求められていること，例えば円滑な病診連携機能，予約診療，病床利用，施設基準，DPC，臨床指標作成などの要求に対して，当院が十分に対応できているとはいいがたい．これは，病院の診療・看護手順や各種の基準を作成せず慣例に従って実施してきたこと，たとえ存在しても長年見直さなかった結果であると思われる．今後，診療大綱やマニュアル，各種基準書の整備が必要と思われる．

　また，文書承認マップの作成過程で，組織図上の会議・機関・委員会の役割の過不足・矛盾も明らかになった．機能が重複する会議・委員会の存在や，機能を強化したほうがよい委員会もあることがわかってきた．また，施設基準の要件を満たすために設立した委員会もあるが，要件が求めている内容は，委員会で実施すべき事項というよりは，実務的な活動である場合のほうが多い．

　会議・機関・委員会の整理は重要な課題であるが，こうした矛盾をどのように解消していくかは難しいところである．今後，再編成を含めて検討が必要であると考えている．

2) 工夫した点

　PFC の作成においては，個別ヒアリングで根気よく説明を繰り返した．まず，作成された PFC を見ながら，作成者に説明してもらった．PFC だけでは流れを理解できないプロセスや，記載が不十分なポイントについては，PFC 作成の基本的な考え方を伝えながら，その場で PFC を見直してもらうようにした．傾向としては，省略し過ぎて記載している場合，逆にすべての手順を細かく書き込み過ぎている場合，PFC の記載ルールを無視して書いている場合，自分一人だけの思い込みで書いている場合などがあった．

　ヒアリングでは，稚拙な誤りであってもできるだけ丁寧にアドバイスすることを心がけた．PFC を整理して記載できるということは，業務が整理できているということであり，自分たちの業務をよく整理・理解したうえで，記載してもらうようにした．

3) 反省点

　当初，QMS-H という言葉を出すことができないまま PFC 作成の作業などを開始したため，目

的を十分に理解できない職員も少なからず存在したことは，反省すべき点である．また，一般職員に対して，医療の質向上・医療安全の既存の活動との関係性を明確にして動機づけを行うことは，意外と難しいかもしれないと感じている．つまり，これまで当院では，医療安全活動，QCサークル活動，感染等の講演会など，それなりの活動を行ってきた経緯があるが，これらを総括したうえで，「システムで保証するという考えであるQMS-H」との関係性を改めて理解させるのは難しかった，ということである．

また，感染管理，褥瘡管理，栄養管理，顧客満足，苦情対応，5S活動などは，すべてが医療安全に包括されるべきものであるが，どうしても同じ範疇のものとして理解されない状況がある．さらに，これまで実施してきたQCサークル活動を「TQM」と称していたことも，混乱を招く要因であった．これらの活動はすべて，日常業務の問題点を改善するサイクル（PDCA・SDCA）を回すことだが，そこを理解できない職員も多かった．

PDCA・SDCAを回すことは日常業務のみならず，委員会・会議・チーム活動などにおいても求められていることに気づく必要がある．今後，日常管理指標を用いて管理し，そのなかから改善にもっていくという流れをつくり，「これがPDCAサイクルを回すことである」と職場長に実感してもらうことが重要だと考えている．

4）まとめ

当センターは，QMS-H導入を図る前に，医療の質・安全に対してさまざまな活動を行っていた．それぞれの活動についてある程度の効果はみられ，方向性に誤りはないと思われたが，病院全体でみると，期待するほどに効果は上がっていない状態にあった．効果が上がらない要因は，指導する側のマネジメント力不足と意識不足，そして一般職員の意識不足であると考えられた．今後，QMS-H導入を計画する多くの病院が同じような状況にあるとも思われ，その意味では当センターの状況は，一般的なモデルといえるかもしれない．

医療の質向上や安全確保を推進する一つひとつの活動を歯車とすると，それぞれの歯車が噛み合っておらず，カラ回りしている状態であった．これらの歯車間をつなげて歯車を回すのがQMS-Hであろう．あるいは，各部署の業務プロセスはいずれもQMS-Hという共通のプラットフォームに乗っていると表現できるかもしれない．QMS-Hにより私たちは，必要であればいつでも同じ思考，共通の言語で，改善について会話することができるようになる．

業務PFCの作成を経て業務プロセスを可視化し，さらに業務の標準化を行い，問題が発生した際には，プロセスの見直しが当たり前に行われることが，私たちの最終目標の1つである．そのためには，若手（卒後4〜7年目程度のスタッフ）を中心に教育・訓練を行うことが重要であり，さらにQMS-Hに関する教育計画を作成し，キャリアごとの教育を継続しなければならないと考えている．

QMS-H構築の端緒に着いたばかりの私たちにとって，先は長いかもしれないが道筋は明確に見えており，今後も地道に歩み続けていきたいと考えている．

文献
1) 飯塚病院, 早稲田大学棟近研究室編：早わかり医療事故防止ノート．照林社, 2005.

解説 川口市立医療センターのQMS活動の特徴

1. 公立病院の医師の推進コアメンバーによる推進事例

　川口市立医療センターではQMS活動の推進を検討した際，既存の組織で対応することを考え，クオリティマネジメント室がその役割を担うことになった．QMS-Hの導入・推進にあたっては，TQM推進室のような推進の「旗振り役」を活用することで，スムーズに行くことが考えられる．

　一方，同院では正規の事務職の配置が難しいということもあり，兼務のメンバーを中心に推進している．しかし，推進コアメンバーには医師が入り，その機能を果たしている．さらに，医療の質マネジメントに関する基礎講座の受講を進め，受講者を講師として院内の研修を行うなど，院内への展開を図っている．

　すなわち，病院内に専門の部署を立てなくても，広く協力を得ることによってQMS活動を推進できた事例であるといえる．

2. プロセス指向の実践を主眼においた活動

　QMS-Hの活動を開始するにあたって，どのようにキックオフを宣言するかは，病院によってさまざまである．トップマネジメントによってその宣言が行われるが，川口市立医療センターでは，PFCを用いた既存の業務の可視化と，事故事例の分析を通じたプロセス指向の実践から，具体的な活動を開始することにした．

　医療施設では医療安全に関する活動が盛んに行われており，とくに事故事例の収集については充実した活動を行っていることが少なくない．一方で，事例収集はしているものの，分析は数えるほどしか実施できていない例や，病院全体の対策に結びつかず，類似事例が頻発している例もよく耳にする．

　川口市立医療センターでは，まず分析力の向上を考えていたため，POAM導入のための研修を行っている．POAMは与薬事故事例の分析手法であることから，今後も与薬事故の分析が進むことが期待されるが，それと同時に，手法を活用することで，「どのような作業の手順になっていたのか」「それらは標準化されていたのか」「作業のどの段階で問題が発生したのか」など，多様な問題が発生した際に「プロセス」に着目できるようになる．

　私たちが目指すのは医療の質の向上であり，与薬事故の分析の充実はその一部である．医療施設において事故分析は一般的に行われているため，研修において院内の事例を具体的に分析することで，取り組みは明確になる．さらに，対策を検討する過程でも標準プロセスに焦点を当てることで，SDCAサイクルを回す段階を「体感」することができる．研修後も実際に標準プロセスに留意することで，SDCAサイクルの実践につなげることができる．

　このようにプロセス指向の実践は，一般職員がQMS-Hの意義やねらいを理解し，活動を実施していくうえで，有効な方法であるといえる．

（佐野　雅隆）

QMS 手法・技法の解説と適用

5-1 病院業務プロセスの構造的記述方法　p158

5-2 プロセスアプローチによる与薬事故分析手法の医療機関への導入　p167

5-3 介護計画立案プロセスの標準化　p176

5-4 臨床知識の可視化・構造化・標準化　p186

5-5 体系的な医療の質・安全教育の実施に向けて　p194

5-1

下野　僚子

病院業務プロセスの構造的記述方法

本項の内容

- 病院における業務プロセスは，①ユニットプロセス（一単位のプロセス），②それらの連結（プロセスフロー），③ユニットプロセスを実現するアクション，から構成される．
- ユニットプロセスは，①インプット，②アウトプット，③タスク，④リソース，⑤コントロール，の5つの要素で構成される．
- 病院業務プロセスは，病院業務の特徴（患者の多様性，医療サービスの生体への介入，病院の保有リソースの専門分化など）を踏まえて検討する必要があるが，この考え方をA病院の検体検査業務に実際に適用した．

　医療現場では，医療費抑制の厳しい経営環境の下，患者や地域社会の要求に機敏に対応できる医療提供が求められている．限られた資源でそれらのニーズに合理的に応えるため，業務プロセスの設計やプロセスに内在する問題の分析を的確に行う必要がある．

　医療分野では，業務プロセスの設計・問題分析の確たる方法論があるとはいえず，それゆえ関係者による俯瞰的な検討や全体最適化への活動が十分であるとはいえない．これは，業務プロセスの設計・問題分析に必要な内容を，関係者が認識・共有できる形で記述する方法論が確立していないためだろう．

　従来，業務プロセスを記述するものとしてQC工程表があり，1つの製品の原材料，部品の供給から完成品として出荷されるまでの工程が，単位工程ごとの管理方法と共に記載されている[1]．その記述内容の自由度は高く，単位工程の範囲や管理方法については各組織において工夫が行われている[2]．病院業務に適用するには，業務プロセスの設計・問題分析に必要な事項を明らかにしたうえで，病院業務の特徴を考慮する必要がある．

　本項では，病院業務の特徴を考慮した業務プロセスの設計・問題分析に必要な内容を，的確に記述する方法を説明する．

1. 記述事項の特定において考慮すべき事項

　まず，病院業務プロセスの構造的記述方法（以下，提案法）において，記述すべき事項の特定にあたって考慮すべき事項を説明する．第一に，病院業務以外も含めた一般の業務プロセスの設計・

問題分析において，記述すべき事項を導出する．第二に，考慮すべき病院業務の特徴を抽出する．

1）業務プロセスの設計・問題分析に必要な事項

設計とは，「要求を満たす手段の指定」[3]である．通常の製品であれば，その製品に対する要求を満たすために製品が備えていなければならない材質・形状・寸法・製造条件などの特性・特徴・条件にかかわる仕様である．業務プロセスであれば，その目的を実現するために必要な要素の特定，それらの要素が有すべき特性，要素間の関係などの指定である．

問題分析とは，目的を達成できない因果メカニズムの解明である．業務プロセスの問題分析であるならば，「業務目的を達成できない」や「非効率となる」という因果構造の全貌を明らかにすることである．

設計・問題分析のいずれにおいても，設計・問題分析の対象の適切な記述が必要となる．業務プロセスの設計では，業務目的を満たすために指定すべき要素の構造的可視化表現が必要である．業務プロセスの問題分析では，問題の原因構造を明解に理解できるような業務プロセスの構造的可視化表現が必要である．

こうした構造表現として，ISO9000シリーズ規格で採用されたプロセスアプローチ[4]の概念を参考にし，図5.1.1に示すユニットプロセスとプロセスフローの概念を導入する．設計・問題分析の対象となる業務プロセスが，ある単位のプロセスの連結から構成されるものと考え，プロセスの一単位を「ユニットプロセス」，連結を「プロセスフロー」と呼ぶ．

(1) ユニットプロセス

ユニットプロセスでは，インプットとアウトプットを明確にし，インプットからアウトプットへの変換の過程を，①タスク，②リソース，③コントロール，の3つの要素で捉える．

「タスク」は，インプットをアウトプットに向けて順次変換していく機能を有する．

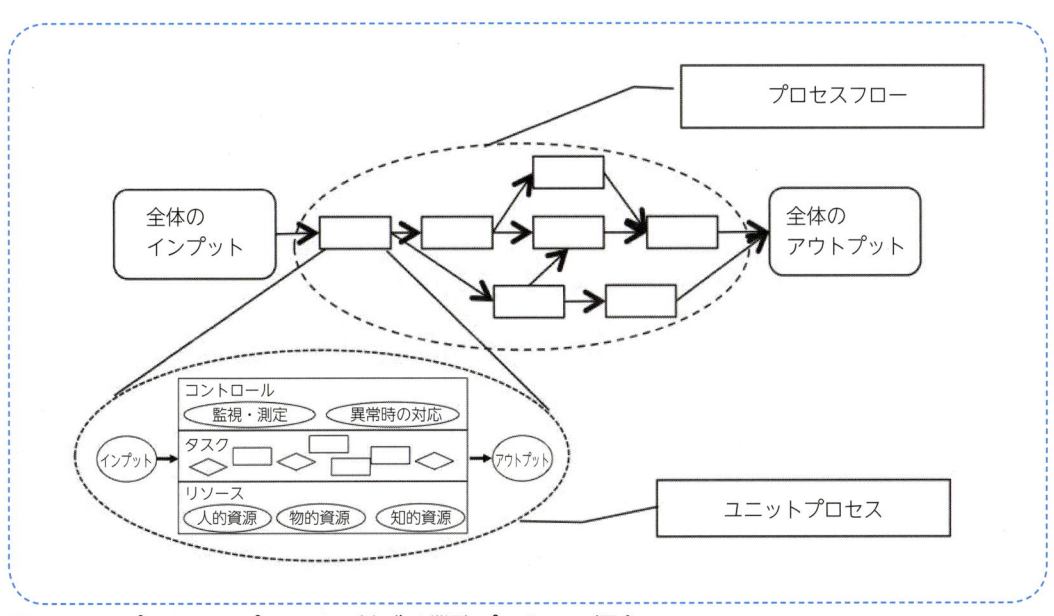

図5.1.1　プロセスアプローチに基づく業務プロセスの概念

「リソース」は，タスクを滞りなく実行するためのリソースの調達・投入・維持・準備など，タスク実行に当たって状況を整えておく機能を有する．

「コントロール」は，タスクの実施状況を管理指標に照らして監視・測定する機能と，監視・測定の結果によって対応・修正を行う機能を有する．

(2) アクション

ユニットプロセスを構成するこれらの要素に対して，このユニットプロセスの目的を達成するために，タスクとして明示されている行為も含め，すべての必要な行為を明らかにしておく必要がある．それらの行為を「アクション」と呼ぶ．

アクションの例としては，インプットの確認，リソースの準備などが考えられる．必要なアクションは，ユニットプロセスの運用のために，プロセスの各要素が果たすべき機能を考察することによって定めることができる．

その要素と機能の組み合わせで決まるアクションの種類を，「アクションタイプ」と呼ぶ．

(3) アクションタイプ

各アクションタイプについて説明する．タスクを実施するアクションは，ユニットプロセスの目的である「インプットからアウトプットへの変換」を直接的に実現するアクションであり，当該ユニットプロセスに必ず含まれる．

その他のアクションは，直接的に変換を行わないが，アウトプットの質やユニットプロセス運用の効率に大きく影響を与えることから，把握しておくべき行為である．これには，「インプット・アウトプットやリソースの状況を確認するアクション」「タスクが滞りなく実施されるようリソースを維持・準備しておくアクション」などがある．コントロールでは，「管理限界を超えていないかを監視し超えた場合の対応など状況に応じて実施されるアクション」が挙げられる．

その他のアクションを，点滴を行うユニットプロセスを例にとって説明すると，インプット確認のアクションは，「点滴投与の直前に患者IDを確認する行為」である．リソース確認のアクションは，「使用する器具一式がそろっているかなどを確認する行為」である．コントロールのアクションは，「点滴中の患者状態を観察し，異常があった場合に直ちに担当医へ報告し，中止するなどの行為」である．

繰り返しになるが，タスク実施のアクション以外はいずれも直接的な変換ではないが，当該ユニットプロセスとしてインプットからアウトプットへ変換を確実に行うために，認識・記述しておくべき行為である．

2) 記述に反映すべき病院業務の特徴

前項では，業務プロセスの構成要素（プロセスフロー，ユニットプロセスを構成する5つの要素，アクション）を用いて，業務プロセスの構造を理解する基盤を検討したが，本項では各要素について，より具体的な記述項目を指定する．「病院業務プロセスにおいて何の項目を指定すべきか」を明らかにするには，他産業と比べて病院業務が固有に有している特徴を考慮する必要がある．

そこで，考慮すべき特徴を網羅的に挙げるため，あらゆるサービス取引の形態といえる，①サービスの提供対象，②サービス自体，③サービスの提供側，の3つの視点を定めたうえで，これら3つの視点で，他産業と比べて業務プロセスを複雑にし，安全・質保証を難しくしている病院業務の特徴を挙げ，それぞれ展開した（表5.1.1）．

表 5.1.1　病院業務の特徴

抽出の観点	病院業務の特徴		
サービス提供の対象	多様である	一人ひとり異なる	① 患者個別性がある
		一人でも変化する	② 患者状態が変化する
サービス自体	生体への介入がある	生体に直接的に影響する	③ 侵襲・苦痛を伴う
		誤ると生命の危険・重度の障害が残る場合がある	④ やり直しが利かない
		一刻を争う場合がある	⑤ 緊急性がある
サービス提供側	専門分化している	個人の専門性が高い	⑥ 専門性を要する
		専門性を維持する組織構造となっている	⑦ 職能別組織によって行われる

　その特徴としては，医療サービスの提供対象である患者に関しては「多様である」こと，医療サービス自体に関しては「生体への介入がある」こと，医療サービスの提供側に関しては「病院の保有リソースが専門分化している」ことが挙げられる．展開された7つの病院業務の特徴は，以下のとおりである．

① 患者個別性がある

　患者の疾患・症状の重さなどによって医療サービスが異なる．例えば，同じ手順を踏む投薬業務のなかでも，患者によって薬剤の種類や量が異なるため，患者IDを認識し，各患者のオーダ内容を参照する必要がある．

② 患者状態が変化する

　患者が計画と異なる経過の場合，患者状態の変化に伴って業務内容を変更する必要がある．診療計画などに対する大きな変更，投薬・検査のオーダなどに対する小さな変更がある．

③ 侵襲・苦痛を伴う

　生体侵襲を伴う診療行為に，患者の多くは苦痛を感じる．生体侵襲を伴う診療行為の多くが患者に直接的な影響を及ぼすことを考慮し，患者の苦痛を軽減する工夫が必要である．

④ やり直しが利かない

　生体介入を伴う診療行為は，誤ると生命の危険・重度の障害を及ぼす可能性がある．生体介入を伴う業務の直前までに，正しい患者に正しく計画・準備されているかを確認する必要がある．

⑤ 緊急性がある

　急性疾患，急性増悪など患者状態が急激に変化する場合，即時に対応することが求められる．一定レベル以上の力量をもった要員を含め，リソースを維持・準備しておく必要がある．

⑥ 専門性を要する

　診療行為には，資格要件を満たすことが義務づけられているものが多い．また，医療機器・器材等とその扱いにも，専門性が求められる．

⑦ 職能別組織によって行われる

　1人の患者に対し，複数の職種がかかわって業務が行われる．業務プロセスの検討は，部門内で完結せず，患者への提供過程全体を捉えるべきである．

2. 病院業務プロセスの構造的記述方法の構築

　本項では，病院業務プロセスにおいて記述すべき事項を指定する方法を説明する．まず，記述対象となる病院業務プロセスを構成するユニットプロセスの導出方法について，次に対象ユニットプロセスの構成要素の記述方法について説明する．

1) ユニットプロセスの導出方法

　複雑な病院業務プロセスにおいてユニットプロセスを漏れなく導出するには，病院業務の全貌理解に基づいた適切な方法を用いる必要がある．

　病院業務では，手術・注射・検査といった生体侵襲を伴う医療行為を含む業務プロセスに，計画・実施・評価といった一連の流れが共通する．これは，PDCAサイクルを達成するために必要な業務の流れであり，質保証実現に大きく影響するものである．質保証実現に必要な業務としてユニットプロセスを適切に導出するため，展開の観点が設定された業務機能展開を行い[5]，最下層で得られる業務機能をユニットプロセスとする．

　業務機能展開では，展開して得られる業務機能の足し合わせが，上位階層の業務機能を抜け・漏れ・ダブりなくカバーしていることを確認できる．そのうえで，階層別に展開の観点を設定することで各階層での業務の構造理解を促し，業務機能を導出しやすくした．さらに，各階層に設定した観点は，上位層から下位層に進むにつれ汎用的なものから対象業務固有のものとした．一次展開と二次展開では一般業務に共通する観点とし，三次展開では病院業務の特徴として，表 5.1.1 に示した特徴を考慮する（図 5.1.2）．

　三次展開までで得られる病院業務プロセスに共通するユニットプロセスを図 5.1.3 に示す．病院業務プロセスの記述にあたっては，図 5.1.3 で示すユニットプロセスから記述対象業務に該当する

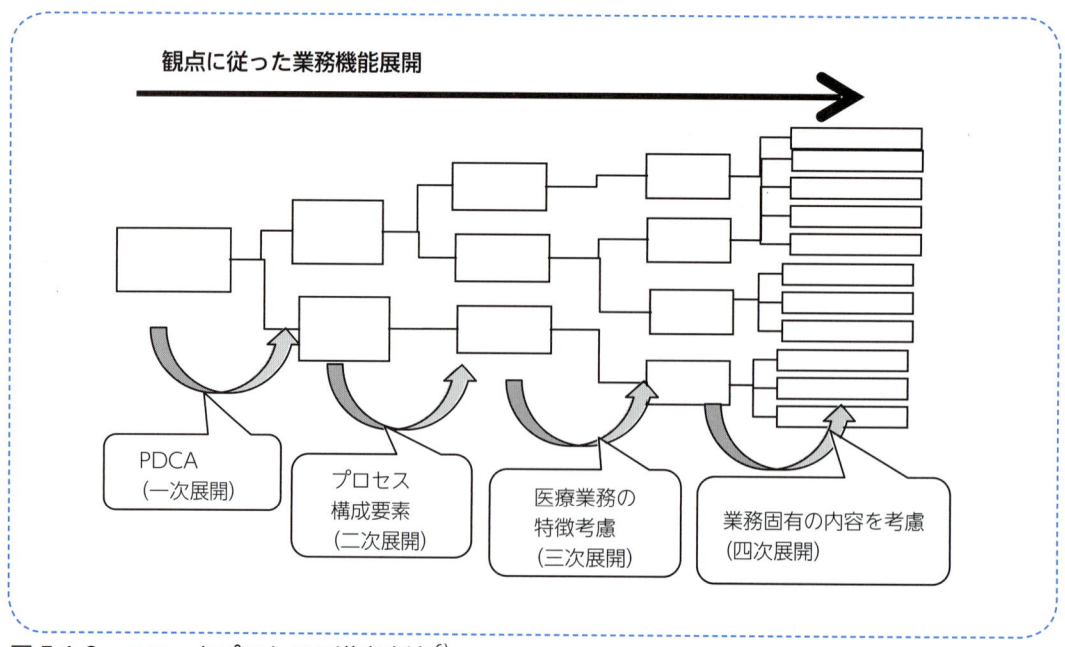

図 5.1.2　ユニットプロセスの導出方法[6]

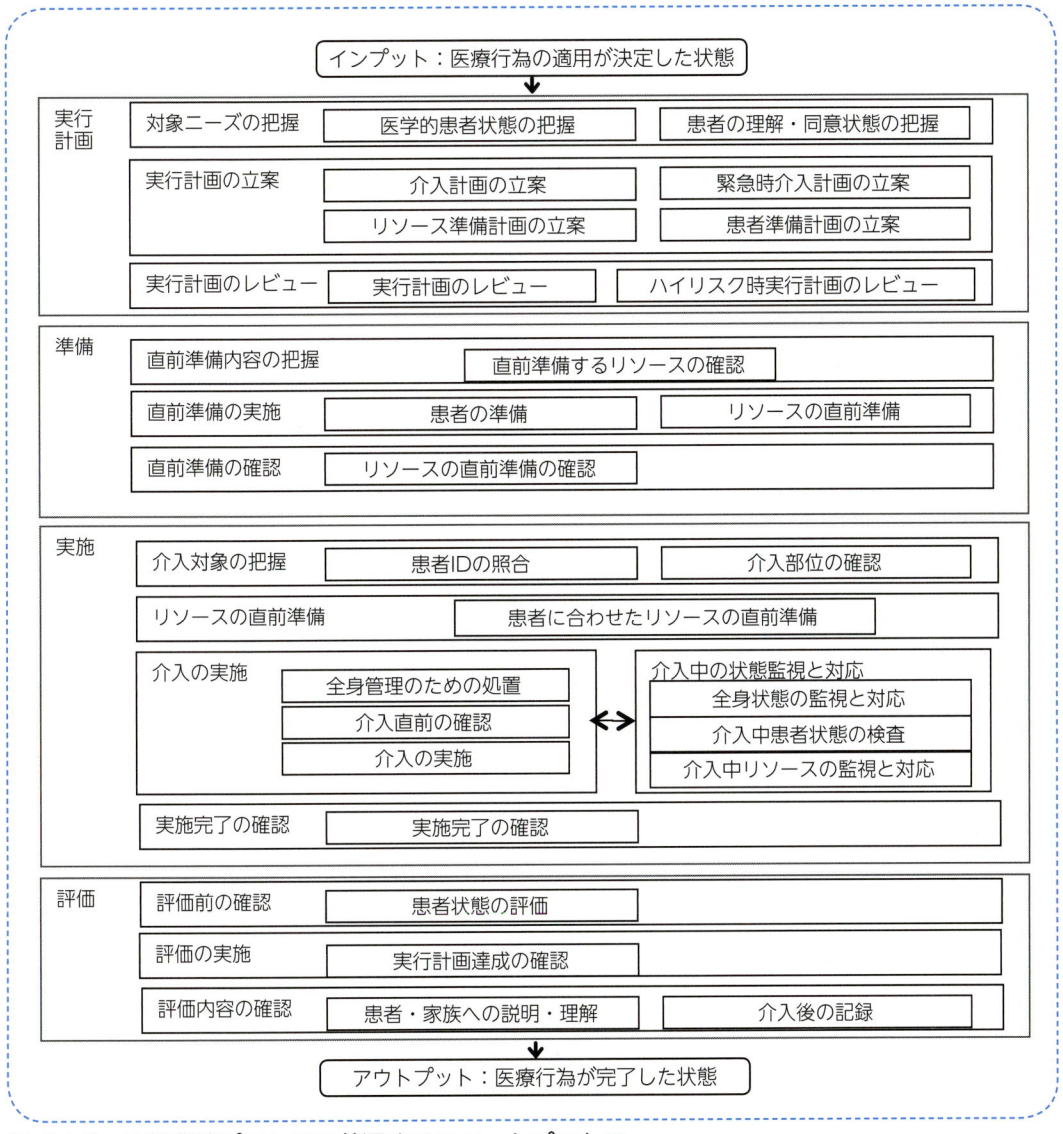

図 5.1.3　病院業務プロセスに共通するユニットプロセス

ものを選択し，当該業務の内容に合わせてアレンジして，ユニットプロセスを導出する．

2) ユニットプロセス構成要素の記述方法

　ユニットプロセスを構成するのは，5要素（インプット，アウトプット，タスク，リソース，コントロール）およびアクションである．アクションでは，何を参照し何を行ったかを把握する必要があるため，アクションごとにインプット・アウトプットを記述する．また，タスクについては，すでに述べたとおり，タスク実施のタイプのアクションとして，アクションの項目のなかに必ず示されるため，記述項目としては省いた．

①インプット：アクションの対象を，モノ・情報・状態の形式で記述する．情報については，その情報媒体も記述する．

②アウトプット：アクションの結果を，モノ・情報・状態の形式で記述する．情報については，その情報媒体も記述する．

③リソース：人的資源として，業務の実行者を記述する．職種を対象とする．物的資源として，機器・器具，器材・薬剤類，情報システム，作業環境・作業場所を記述する．知的資源として，知識・技術を記述する．作業標準・マニュアル類などが対象となる．

④コントロール：管理指標として，インプット確認・アウトプット確認・リソース確認およびタスク・リソースの監視で用いるものを記述する．対応・修正として，監視・測定の結果，管理限界を超えた際の対応・修正内容を記述する．

⑤アクション：アクションタイプのなかから，必要なアクションを記述する．タスク実施のタイプのアクションは必ず挙げる．必要に応じて，インプット・アウトプット・リソース・コントロールに関するアクションを挙げる．

記述様式では，以上の記述項目を網羅したうえで，記述項目を参照する設計者や問題分析者，記述者が，業務内容を認識しやすい構造にする必要がある．

ユニットプロセス，構成要素，およびアクションを明示するため，プロセスフローはユニットプロセスを縦方向に並べて展開し，ユニットプロセスの構成要素は，横軸項目として展開した．アクションは，ユニットプロセスを縦方向に区切って列挙し，アクションタイプとアクションごとのインプット・アウトプットを記述する．コントロールにおける対応・修正のアクションは，管理指標ごとにコントロールに示す．

以上を考慮し，記述様式を作成した．対象の業務プロセスを記述様式に書き込むことで，提案法の記述内容を網羅できる[7]．

3. 事例適用

事例として，A 病院（急性期・地域中核病院，約 1,100 床）の検体検査業務を示す．当事例適用の結果について，提案法の普遍性を示すため，検体検査業務が表 5.1.1 で述べた病院業務の特徴を網羅していることを確認した．これら 7 つの特徴を網羅した業務プロセスについて適用できれば，他の病院業務にも適用できるだろう．

適用は，記述範囲の設定，記述範囲の業務に関する情報収集の内容に基づき，検体検査業務を構成するユニットプロセスの導出と，各ユニットプロセスの構成要素の記述により行った．

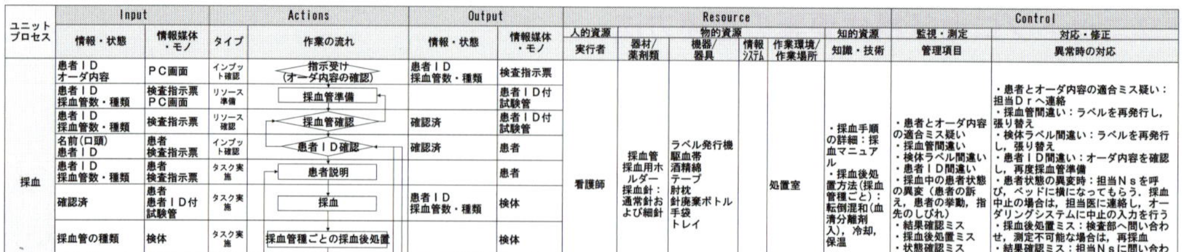

ユニットプロセス	Input 情報・状態	Input 情報媒体・モノ	Actions タイプ	Actions 作業の流れ	Output 情報・状態	Output 情報媒体・モノ	Resource 人的資源 実行者	物的資源 器材/薬剤類	物的資源 機器/器具	物的資源 情報システム	物的資源 作業環境/作業場所	知的資源 知識・技術	Control 監視・測定 管理項目	Control 対応・修正 異常時の対応
採血	患者ＩＤ オーダ内容	ＰＣ画面	インプット確認	指示受け（オーダ内容の確認）	患者ＩＤ 採血管数・種類	検査指示票	看護師	採血管 採血用ホルダー 採血針：通常針および細針	ラベル発行機 駆血帯 酒精綿 テープ 肘枕 針廃棄ボトル 手袋 トレイ		処置室	・採血手順の詳細：採血マニュアル ・採血後処置方法（採血管種ごと）：転倒混和（血清分離剤入），冷却，保温	・患者とオーダ内容の適合ミス疑い ・採血管間違い ・検体ラベル間違い ・患者ＩＤ間違い ・採血中の患者状態の異変（患者の訴え，患者の挙動，指先のしびれ） ・結果確認ミス ・採血後処置ミス ・状態確認ミス	・患者とオーダ内容の適合ミス疑い：担当Ｄｒへ連絡 ・採血管間違い：ラベルを再発行し，張り替え ・検体ラベル間違い：ラベルを再発行し，張り替え ・患者ＩＤ間違い：オーダ内容を確認し，再度採血管準備 ・患者状態の異変時：担当Ｎｓを呼び，ベッドに横になってもらう．採血中止の場合は，担当医に連絡し，オーダリングシステムに中止の入力を行う ・採血後処置ミス：検査部へ問い合わせ，測定不可能な場合は，再採血 ・結果確認ミス：担当Ｎｓに問い合わせ，患者の採血中止・延期を把握する ・状態確認ミス：検査部へ問い合わせ，測定不可能な場合は，再採血
	患者ＩＤ 採血管数・種類	検査指示票 ＰＣ画面	リソース準備	採血管準備		患者ＩＤ付試験管								
	患者ＩＤ 採血管数・種類	検査指示票	リソース確認	採血管確認	確認済	患者ＩＤ付試験管								
	名前（口頭） 患者ＩＤ	患者 検査指示票	インプット確認	患者ＩＤ確認	確認済	患者								
	患者ＩＤ 採血管数・種類	患者 検査指示票	タスク実施	患者説明		患者								
	確認済	患者 患者ＩＤ付試験管	タスク実施	採血	患者ＩＤ 採血管数・種類	検体								
	採血管の種類	検体	タスク実施	採血管種ごとの採血後処置		検体								
	患者ＩＤ 採血管数・種類	検体 検査指示票	アウトプット確認	採血結果確認	確認済	検査指示票								
	完了確認済	検体	アウトプット確認	検体の状態確認	状態確認済	検体								

図 5.1.4　提案法を用いたユニットプロセス構成要素の記述（採血業務の例）

検体検査業務プロセスを構成するユニットプロセスの導出では図5.1.3に示したユニットプロセスのうち，該当するものを選択し検体検査業務にアレンジして行った．各ユニットプロセスについて，提案法が指定する記述項目に従って情報収集した内容を記述した（図5.1.4）．

4. 今後の展開

1）標準モジュール

今後，病院業務プロセスを効果的・効率的に検討するため，標準モジュールという概念の導入を考えている．これは，複雑な病院業務プロセスをモジュール[8]の組み合わせからなるシステムと捉え，各モジュールの目的達成の方法としてすでに「よい」とわかっている知識を再利用しようとするものである．

標準とは，何らかの目的達成において，すでに誰かが経験して優れているということがわかっているモノや方法[9]であることから，標準モジュールは，病院業務プロセスにおける質保証のために「よい」とわかっている方法を指定する．ここで，標準モジュールの構成は，ユニットプロセスと考えることができる．上述した記述方法により，病院業務プロセスの構造に関して一定の視座が得られたことから，今後，業務プロセスを構成する標準モジュールの導出は可能であると考える．

標準モジュール開発のねらいは，現実の病院業務プロセスをモジュールの組み合わせとして認識し，検討対象であるモジュールについて，同じ機能を果たす標準モジュールとの比較により，業務プロセスの設計，問題分析を容易にすることにある（図5.1.5）．

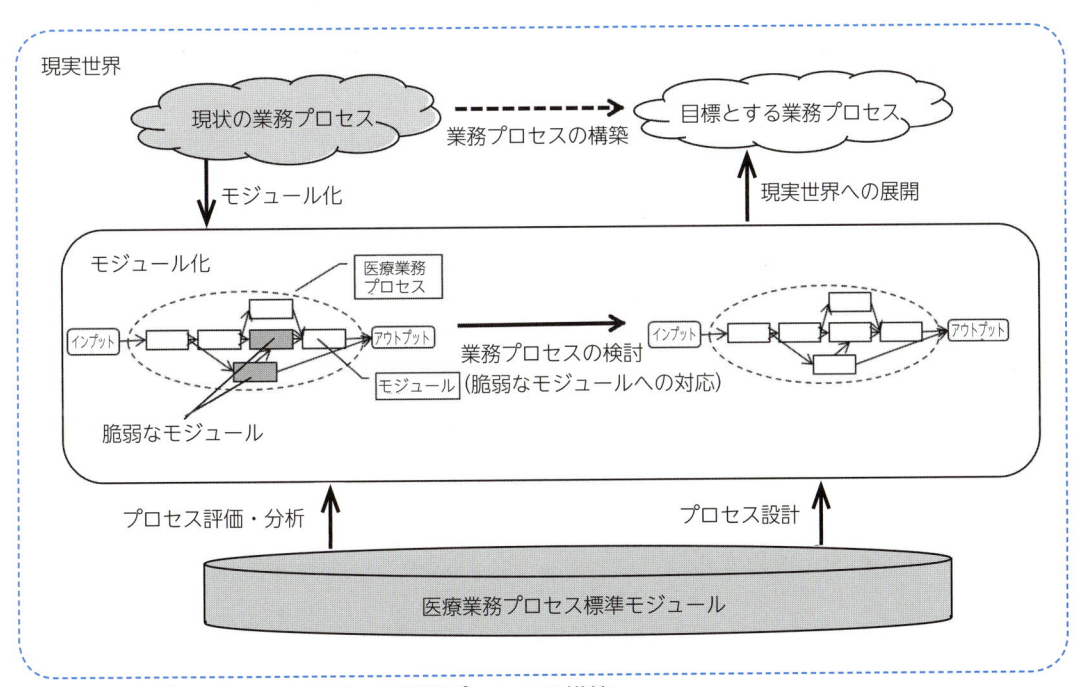

図5.1.5　標準モジュールを用いた業務プロセスの構築

2) 標準モジュールを用いたプロセス設計

　設計とは，目的達成手段の指定であることから，プロセスの設計では，その目的を実現するために必要なプロセスの構成要素の導出，それらの要素が有すべき特性，要素間の関係などの指定を行う．すなわち，当該プロセスが，要求どおりのアウトプットを出すために，どんな順序で何をすべきかを指定する．

　このとき，標準モジュールが導出されていれば，標準モジュールを組み合わせることで，設計しようとするプロセスの標準を設計できる．各モジュールを実現するための業務の方法については，標準モジュールに組み込まれた知識を再利用できることから，ゼロベースで業務の方法を指定する必要がなく，効果的・効率的な設計が可能になるといえる．

3) 標準モジュールを用いた問題分析

　業務プロセスの問題分析では，「業務目的を達成できない」「非効率となる」といった因果構造の全貌を明らかにする．従来，RCA(Root Cause Analysis：根本原因分析)[10]等の手法で，問題が起きてから問題として認識されるまでの過程を詳細に記述し，問題事象について起きた理由を何度も遡って検討するなど，問題分析は膨大な労力をかけて行われている．ここで標準モジュールが導出されていれば，標準のプロセスと実施したプロセスの違いに着目することで，実施したプロセスの原因を導出しやすくなる．

　すなわち，プロセスのどこかに問題があった場合には，プロセスのなかでどのモジュールで問題が起きたのかがわかれば，当該モジュールに示された業務のやり方を検討することで，従来よりも的確かつ迅速な問題特定が可能となる．

文献
1) 中條武志, 棟近雅彦編著：品質管理セミナー・ベーシックコース・テキスト　第20章　プロセスの設計と管理. 日本科学技術連盟, 1999.
2) 細谷克也編著：品質経営システム構築の実践集. 日科技連出版社, 2002.
3) 飯塚悦功, 棟近雅彦, 住本守, 平林良人, 福丸典良著：ISO9001；2008 要求事項の解説. 日本規格協会, 2008.
4) 飯田修平, 飯塚悦功, 棟近雅彦：医療の質用語辞典. 日本規格協会, 2005.
5) 大藤正：QFD　企画段階から質保証を実現する具体的方法. 日本規格協会, 2010.
6) 下野僚子, 水流聡子, 飯塚悦功：質保証を実現する手術プロセスを構成する標準モジュール導出モデルの構築. 品質 44(2)：72-82, 2014.
7) 下野僚子, 水流聡子, 飯塚悦功：病院業務プロセス記述モデルの開発. 品質 41(2)：69-80, 2011.
8) Baldwin CY, Clark KB, 安藤晴彦訳：デザイン・ルール. 東洋経済新報社, 2004.
9) 加藤省吾, 飯塚悦功, 水流聡子：標準的技術指針確立のための社会技術；開発と共有化のプロセス. 社会技術研究論文集 9：131-144, 2012.
10) 飯田修平, 柳川達生：RCAの基礎知識と活用事例. 日本規格協会, 2006.

5-2 プロセスアプローチによる与薬事故分析手法の医療機関への導入

佐野　雅隆

本項の内容

- プロセスアプローチを実践してエラーの可能性が少ない業務方法を構築すれば，人の注意力に頼るよりも，より確実に与薬事故を防止できる．
- POAMは，与薬業務モデルと観点リストを活用して，事故が発生したプロセスに焦点を当てて分析する手法であり，簡易的な分析をねらいとしている．
- POAMは，業務の要因に強制的に着目させるため，作業方法の改善に役立てることができる．

医療機関の質・安全を脅かすものの1つに医療事故がある．医療機関は，事故防止へ向けたさまざまな活動を実施しており，質マネジメントシステム導入の端緒として，医療事故の報告・分析システムを見直すことは有効である．

本項は，医療事故のなかで発生割合の高い与薬業務中の事故に焦点を当てる．与薬事故を防止するために，業務プロセスに着目した対策を検討するための事故分析手法を紹介する．さらに，医療機関での導入・推進についても一部紹介する．

1. 与薬事故の現状

与薬事故は，薬剤を投与する業務に関連する事故である．ここでは，予定していた作業と実際の作業の間に差異があったことを，「事故」として定義する．すなわち，患者や医療従事者に被害が発生するなどの有害事象が発生したかどうかにかかわらず，作業の差異に着目する．

日本医療機能評価機構の医療事故情報収集等事業[1]では，ヒヤリ・ハット事例収集・分析・提供事業が実施されており，2012年12月時点で1,689の機関が参加している．2012年1月1日から同年12月31日までに報告された件数を表5.2.1に示す．全体は69万109件であり，薬剤に関連する件数は22万8,963件と，全体の33.2%を占める．2012年におけるヒヤリ・ハットの報告医療機関数は559機関であり，それらの機関の病床数合計は22万3,934件である．すなわち，与薬事故は，1病床あたり年に約1件のペースで発生しているといえる（表5.2.1）．

与薬事故を効果的に防止するためには，作業者の注意力に頼るだけでは不十分であり，エラーが発生しにくい作業方法にすることも必要である．例えば米国医療の質委員会[2]は，患者に傷害など

表5.2.1 2012年のヒヤリ・ハット報告件数

項目	件数	割合
1. 薬剤	228,963	33.2%
2. 輸血	4,195	0.6%
3. 治療・処置	35,367	5.1%
4. 医療機器等	20,393	3.0%
5. ドレーン・チューブ	110,636	16.0%
6. 検査	56,530	8.2%
7. 療養上の世話	156,655	22.7%
8. その他	77,370	11.2%
合　計	690,109	100.0%

(日本医療機能評価機構・医療事故情報収集等事業より2012年1月1日〜12月31日までの報告件数を集計)

を引き起こした有害事象の半数以上が，安全な医療システムが設計されていれば，すなわち，よい作業方法で行われていれば，防ぎうるものであると報告している．したがって，プロセスアプローチを実践してエラーの可能性が少ない業務方法を構築することができれば，人の注意力に頼るよりも，より確実に与薬事故を防止することができると考えられる．

医療界では，さまざまな理由でこの考え方が浸透しておらず，与薬事故の要因を確認不足や思い込みと捉え，個人への注意喚起に対策がとどまっていることが少なくない．

これまで，医療事故の分析手法としては，RCA(Root Cause Analysis)[3]，Medical SAFER (Medical Systematic Approach For Error Reduction)[4]，SHELモデル[5]，4M-4Eモデル[6]，特性要因図などが用いられてきた．これらの手法は，多角的な視点から1つの事例を分析することが可能である．しかし，これらの分析手法は適用に多くの時間が必要であるため，すべての事例を分析することは現実的でない．

2. 業務プロセスに着目した分析手法：POAM

1) 分析手法の概要

以上の現状を踏まえて，現場の医療従事者が業務プロセスに着目して分析するための事故分析手法としてPOAM(Process Oriented Analysis Method for Medical Incidents)[7]を開発した．

与薬業務は，決まったプロセスに従って行われる．与薬事故を防ぐためには，仕事のやり方に着目して分析することが重要である．POAMでは，事故が発生したプロセスに焦点を当てて分析することで，簡易的な分析が可能となる．

POAMでは，「与薬業務モデル」と「観点リスト」を活用する．与薬業務モデルは，与薬業務を「情報を受け取り，モノを取り，作業を行う」と記述するもので，事故状況の把握に用いる．観点リストは，エラーを分析する観点を整理したもので，事故を誘発した要因の抽出に用いる．

2) 与薬業務モデル

　プロセスアプローチを実践するために，与薬事故の可視化にあたって，本来の与薬業務と与薬事故が発生した状況とを比較した．まず，与薬業務を情報・モノ・作業の3つに分類し，それぞれの分類に対して，行うべきだったことと実際に行ったことを併記・比較することで，どのようなエラーがあったのかを明らかにした（図5.2.1）．
　分析の手順は，以下のとおりである．
①最終的に与薬を実施した（しなかった）作業者を，分析の対象として中心の円内に記載する．
②受け取るべき指示や検査結果を「正しい情報」に，また，それらが記載されているべき情報源を「正しい情報源」として記載する．
③準備するべき薬剤や器具を「正しいモノ」として記載する．
④行うべき作業を「正しい作業」として記載する．
⑤「正しい作業」が行われなかった場合は，作業者から「正しい作業」に向かった矢印に×印を付ける．実際に行ったことが正しい作業の内容と異なる場合は，その内容を「誤った作業」として記載する．そして，作業者から「誤った作業」に向かって，点線の矢印を記載する．
⑥「正しいモノ」が準備されなかった場合，「正しいモノ」から作業者に向かった矢印に×印を付ける．実際に準備したモノが正しいモノと異なる場合は，その内容を「誤ったモノ」として記載する．そして「誤ったモノ」から作業者に，点線の矢印を記載する．
⑦正しい情報が受け取られなかった場合，「正しい情報・情報源」から作業者に向かった矢印に×印を付ける．誤った情報を受け取った場合は，その内容とそれが記載されていた情報源を「誤った情報・情報源」として記載する．そして，「誤った情報・情報源」から作業者に向かって，点線の矢印を記載する．

　以下の事例をもとに分析した例を，図5.2.2に示す．

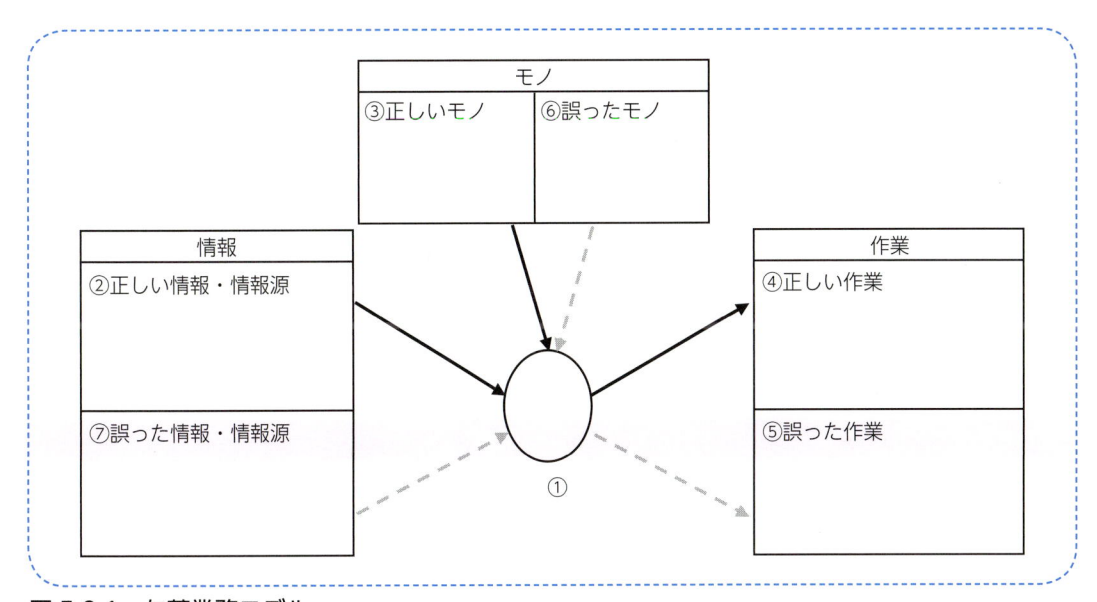

図 5.2.1　与薬業務モデル

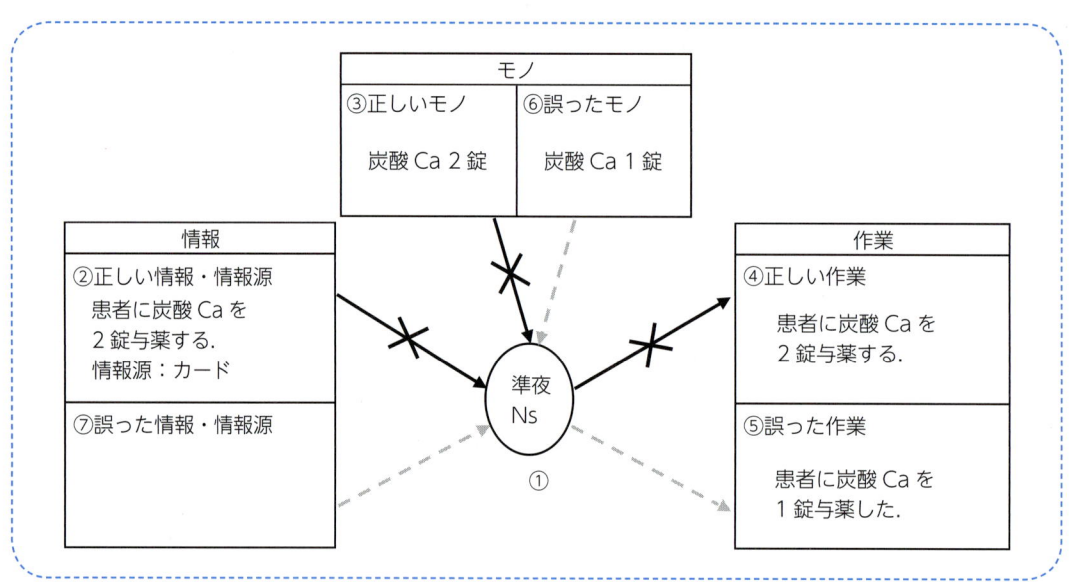

図5.2.2 事例の分析結果

　日勤看護師が，食前薬の指示を夕食直前，当事者（準夜勤看護師）に報告した．食前薬の指示は，注意喚起のためにカードを作り，患者名，薬剤名，用量，投与時間を書き込む．しかし日勤看護師は用量を書き忘れた．当事者はカードで確認して実施するが，用量を確認せず，炭酸Ca（カルシウム）を2錠配薬する予定に対して1錠を患者のもとへ持っていき，配薬した．

　事例では，図5.2.2より情報の段階で，正しい情報が作業者に認識されず，その後の与薬業務を正しく実施できないことに焦点を当てて，「なぜ情報がカードに書かれなかったのか」「なぜカードのないままに作業を進めたのか」について，その後の議論を進めることができる．このようにして，与薬業務モデルに基づいて事例の状況を可視化し，どの業務の段階でエラーが発生したのかを把握することができる．
　また，情報・モノ・作業の切り分けに関して判断しにくい場合に備えて，表5.2.2に示す基準を設け，各段階へと分割できるようにした．なお，情報・モノ・作業のいずれにも分割しにくい事例はほかにもみられるため，詳細な定義については検討が必要である．具体的な状況については，以下の判断基準を定めた．
・情報のミス：「情報を忘れて未実施だった」「途中で記憶が変化した（思い込みなど）」「準備や施

表5.2.2 情報・モノ・作業の定義

プロセス	定義
情報	カルテやワークシート，口頭などの情報源から伝わる与薬に関する情報が，与薬を実施する看護師等に伝達されるまで（頭の中で，情報が変化する段階を含む）
モノ	薬剤や器具などの与薬に必要な物品を，与薬すべき患者に運べる状態にするまで
作業	準備されたモノを患者のもとに運んで，与薬を実施し，その後の管理まで

行直前に指示を確認しなかった」
- 薬液の混注や充填は「モノのプロセス」とする．
- ポンプなどの器具は，取るのは「モノのプロセス」，流量などをセットするのは「作業のプロセス」とする．

3) 観点リスト

　与薬業務は，事前に定められた標準に従って作業が行われるため，与薬事故に至るまでの各事象およびその行為者は，ある程度類型化できる．これらの分析の要素をあらかじめ定めることで，分析を容易にすることができる．与薬業務の改善に向けて有用な情報を抽出するためには，分析者に分析の観点を与えることが効果的であると考えられる．

　例えば，「情報」の段階でエラーが発生した与薬事故について，情報の表示方法に着目させるための質問項目として，「記載方法にわかりにくい点はなかったか」などを抽出した．分析者はこの質問に回答することで，指示の記載方法や情報源のフォーマットが適切であったかどうかに着目することができる．他の箇所やエラーについても，事例分析をもとにして質問を抽出し，与薬業務全体に適用できるような一般的な表現にした．

　エラーの発生箇所によって答えるべき質問は異なるため，導出された質問を「情報」「モノ」「作業」に分類した．また，「情報をどのように取得したか」など，多くの状況に対応するための抽象的な質問を追加した．

　以上を整理した質問の一部を表 5.2.3 に示す．観点リスト全体では 28 の質問に分かれており，エラーの発生箇所を特定したうえで，質問を参考に，標準作業の問題点を抽出する．

　例えば，処方箋と看護ワークシートの双方に情報が記載されていて，医師は処方箋に基づいて変更を加えているにもかかわらず看護ワークシートに反映されず，変更が伝達されなかった場合には，「指示が複数あったか」といった質問に答えることによって，エラーを誘発している要因を考えることができる．

表 5.2.3　観点リスト（一部）

エラー	質問
情報	・指示は複数あったか，あったならばそれらは何か？ ＜情報が紙面の場合＞ 　・伝達する情報源は何があったか？ 　・情報源はどこにあったか？
モノ	・薬剤や器具は準備されていたか，誰がどのように準備したか？ ・薬剤や器具は，どこに，どのように置かれていたか？ ・薬剤名，器具名はわかりにくくなかったか？
作業	・患者はどのように配置されていたか？ ・患者の外見はどうだったか，わかりにくい点があったか？
共通	・業務をいつ行うつもりだったか？ ・やるべきことが複数あったか，あったならばそれらは何か？

3. 医療機関における導入・推進

1) 分析手法の導入教育

　本手法は，現場の医療従事者が用いることを想定している．したがって，導入にあたっては医療安全の推進組織が習得するだけではなく，事例に基づいて演習を通じて教育を行い，多くの人がこれを実施できるようにする必要がある．筆者はこれまでに，「医療のための質マネジメント基礎講座」や，病院単位での演習を通じて，導入・推進を図ってきた．

　演習は，4～6人を1グループとして構成する．一度の演習では，最大で10グループまで対応できる．1～2グループに1名のファシリテーターを割り当てると，分析手順や事例の詳細についての質問，演習時に発生する問題に対処できる．事前のグループ編成では，さまざまな部署や経験をもつメンバーを1つのグループに構成する．とくに，多職種によるグループを編成できると，さまざまな視点から議論が行われることが多い．

　医療のための質マネジメント基礎講座において，3時間で実施する場合のプログラムを以下に示す．

- 事故分析手法の説明　　30分
- 事例に基づく演習　　　90分
- 分析結果の発表と討論　30分
- まとめ　　　　　　　　30分

　複数機関からの参加者が1つのグループを構成すると，さまざまな視点からの議論が可能となる．しかし，それぞれの医療機関の役割や作業方法の違いによって，事例の理解に差が生まれやすいため，演習時間を長く確保する必要がある．

　医療機関内で教育を実施する際は，実際にその医療機関で発生しており，これまでにある程度分析をした事例を用いる．演習時間が限られているため，事例を理解する時間を短くすることで，手法の習得に焦点を当てることができる．また，事例の背景などの情報が整理されていることが多く，準備が容易である．さらに，これまでの分析では議論されなかったことなど，既存の分析結果との差異に気づくことにより，本手法の特徴が明らかになる．

2) 手法の習熟度合いの評価と再教育

　初回の教育以降は，現場での分析を通じて，分析する事例数を増やすことによって，手法の習熟度合いを向上させることができる．しかし，ある程度経験を積んでも，理解が十分でない場合もあるので，分析事例を評価し，フィードバックする必要がある．分析された事例の評価の観点としては，以下が挙げられる．

- 事故状況を正しく可視化できたか？
- エラーの発生箇所を特定できたか？
- エラーの内容を正しく記述できたか？
- 観点リストを用いて業務の問題点を特定できたか？
- プロセスに着目して要因を特定できたか？
- 業務の方法に着目した対策を立案できたか？

一人あたり数件の分析事例があれば，理解度が概ね評価できるので，必要な教育を実施し，再度理解度を測定することで，分析手法の習熟度を上げていくことができる．

　医療機関では，医療安全管理者が配置されている．管理者の役割として，一連のフィードバックを行うことで，組織の事故分析能力の向上を達成することができるだろう．

3) ファシリテーターの育成と役割

　勉強会および現場での分析活動において，ファシリテーターの役割は重要である．医療機関では，医療安全に関する委員会活動が行われており，各職種・病棟のスタッフが参加している．現場での事故分析を推進するためにも，これらの人材がファシリテーターになることが望ましい．

　ファシリテーターの教育には，POAM の分析手順以外にも，「参加者の分析がまったく進まない場合に備えて自分なりの分析結果を1つ用意しておくこと」「全員の参加者が議論に参加し合意が形成されるように議論を導くこと」などの点を強調する．

　ファシリテーターの役割は，分析手法に特有のものではないため，それまでに能力が育成されている場合もある．その際には，分析中によくある質問への回答を提示することで，議論が円滑に進みやすくなる．導入教育においては，発表するグループの選定という役割を担うことが多い．分析結果を評価するだけではなく，対策のオリジナリティや，全体での議論により理解が深まるグループを判断・選定できることが望まれる．

4. POAM と事故分析

1) POAM に基づく事故分析システム

　POAM の活用場面としては，与薬事故が発生した病棟で，事故関係者によって事故状況を把握する場合が考えられる．その際には，事故の当事者を含め，事故にかかわった人を中心に数名のグループを構成して活用するとよい．

　病院では，与薬事故の責任が当事者にあると考えている場合も少なくないため，「当事者を分析に参加させるとやりにくくなる」という意見がある．しかし，与薬事故の事実関係を詳細に把握すること，そして当事者に責任があるのではなく業務に着目するといった文化を醸成するためにも，当事者を含めるべきである．さらに，与薬業務には看護師・医師・薬剤師といった複数職種がかかわっているため，与薬事故の分析も複数職種を含めて行うべきである．

　また病院では，複数の部門・病棟が協力して医療の提供を行っている．事故が発生した病棟のみで対策を実行すると，問題が発生する場合がある．例えば，医師の指示方法を変更する場合には，他の病棟の看護師や薬剤師にも影響する．したがって，医師の指示方法を組織全体で検討する必要がある．そこで，個別の事例について POAM を用いて分析したうえで，どのような事故が多く発生しているかを把握し，特定した重点課題に対して対策を検討し，実施していくとよいだろう．

　病院における事故の発生から分析，対策までの流れを図 5.2.3 に示す．

　Phase 1 では，各部門に所属する作業者が，発生した与薬事故について POAM を用いて分析することにより，事故状況を記述する．さらに，記述した事故状況に基づいて観点リストを適用することで，与薬事故が発生した要因をエラー要因として特定する．これらの分析結果は，安全管理者の下に集められ，病院内で起きている与薬事故の詳細情報が収集される．

　Phase 2 では，病院全体での分析を行う．エラーの発生傾向を把握することで，対策をとる対

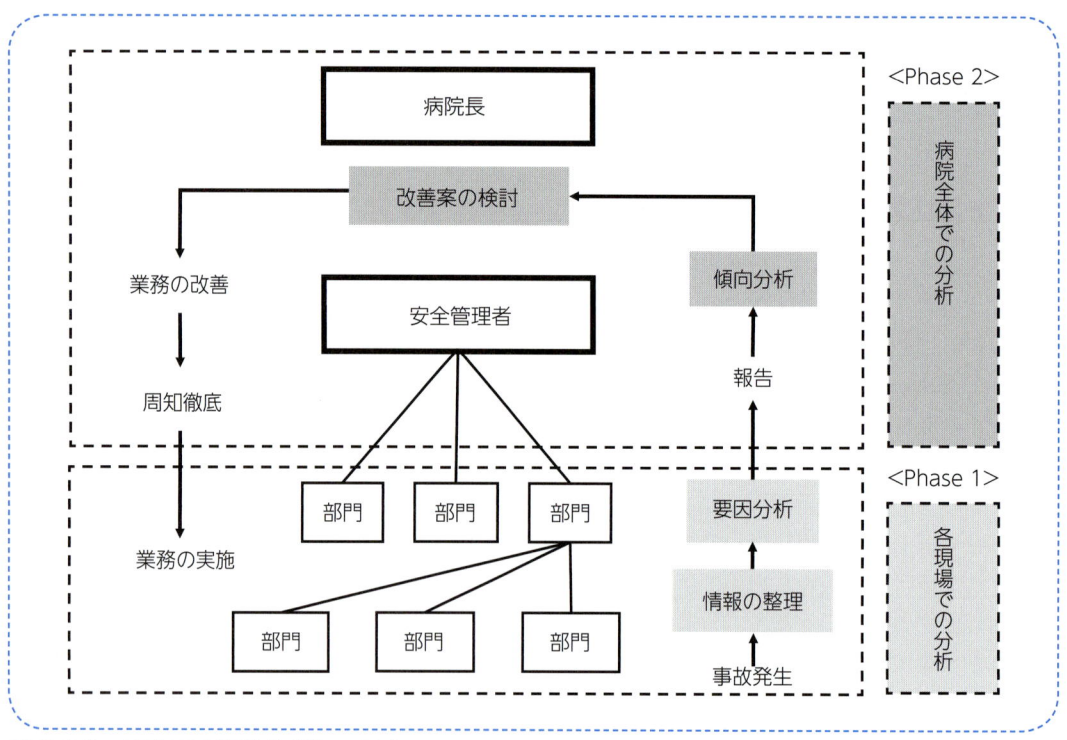

図 5.2.3　病院での事故分析システム

象を明確にし，改善策を検討できる．改善案を決定し，業務の改善を行ったうえで，病院内の各作業者に周知する．

POAM は，作業者が事故状況を可視化する視点を与え，エラーの発生箇所に着目して分析するとともに，観点リストを用いることで与薬事故の要因を抽出する視点を与え，業務の問題を指摘して改善を推進することができる．すなわち POAM には，与薬事故の分析においてプロセス指向を実践するうえで必要な分析の視点を整理する，という特徴がある．

2) 改善のための事故分析

与薬事故は，複数のエラーが連鎖して発生することが多く，1件の事故には複数のエラーが含まれる．与薬業務モデルを用いて事故状況を整理すると，エラーは「情報」で多く発生している．

「情報」は業務の上流であり，エラーが発生した場合，それ以降の業務は正しく行われない．例えば，情報が正しく発出されていなければ，その情報をもとに準備したモノは正しくはならない．この場合，事故を防ぐうえでは，「誤ったモノを準備した」ことに着目するのではなく，「正しい情報が出されなかった」ことに着目すべきである．POAM を用いて分析することで，より上流の業務に着目することの重要性を，分析者自身が認識できる．

与薬業務の改善を目的として事故情報を収集する際には，結果として生じた患者への影響度を考慮して分析対象とするかどうかを決めることは適切でない．患者への影響度は，間違えた薬剤などの種類・量によって大きく異なるが，どのように間違えるかは事前に予測できるものではなく，事故は常に重大な影響を及ぼす可能性がある．すなわち，重大な事故と，そうでない事故の要因には共通部分があることが少なくない．

したがって，結果として影響度が低かった事故も分析対象とする必要があり，重大な事故を防ぐためにも，すべての事故を分析することが望ましい．

　分析時間に制約があるなかですべての事故を分析するには，視点を絞って効率的に解析することが必要である．また，業務手順が定まっている事故に対してPOAMを用いることで，業務の改善に絞っても十分効果が期待できる．網羅的に要因を挙げるような他の手法を活用しても，十分に分析されないまま「注意不足」といった要因のみにとどまってしまうと，改善には結びつかない．POAMは，強制的に業務の要因に着目させるため，作業方法の改善に役立つ．

文献
1) 日本医療機能評価機構：医療事故情報収集等事業.
 http://www.med-safe.jp/
2) Institute of Medicine: Patient Safety. The National Academies Press, 2003.
3) 飯田修平, 柳川達生：RCAの基礎知識と活用事例. 日本規格協会, 2006.
4) 河野龍太郎：医療におけるヒューマンエラー；なぜ間違えるどう防ぐ. 医学書院, 2004.
5) 原秀樹：医療事故要因分析マニュアル. 日総研出版, 2001.
6) 日本看護協会：組織でとりくむ医療事故防止. 日本看護協会出版会, 2000.
7) 佐野雅隆, 棟近雅彦, 金子雅明：業務プロセスに着目した与薬事故分析手法の提案. 品質39(2)：98-106, 2009.

5-3 介護計画立案プロセスの標準化

加藤　省吾

> **本項の内容**
> - 介護計画立案プロセスの標準化のモデルは，①コアコンセプト，②フレームワーク，③機能詳細，④知識構造，⑤アクションフロー，⑥知識ベース，の6つの構成要素から構成される．
> - これらの構成要素がどこまでを整理しているかによって，標準化のレベルは①問題定義，②思考フレーム，③思考フレーム＋標準コンテンツ，の3段階に分類される．
> - これら3つのレベルの標準化を進めることにより，介護計画立案プロセスのアウトプットの質は向上する．

1. 介護サービスをめぐる現状とその課題

1) 超高齢化社会

　日本はすでに超高齢化社会に突入している[1]．要因にはさまざまなものが考えられるが，主たる要因は，医療技術の発達や住環境の改善による長寿命化，および社会の成熟による出生率の低下とされている[2]．総人口における65歳以上人口の割合で計算される高齢化率は，2011年に23.1％となり，世界で最も高い値となった[3]．

　高齢になると，疾患や外傷による医療依存度の上昇に加え，その後遺症や体力の段階的な低下により，介護依存度が高い人の割合が高くなる．このような社会において，高齢者に対して介護サービスを提供するシステムを確立することは国民的課題の1つであり，近年では世界的な課題とされている．

　このような社会ニーズの高まりに応えて，日本では公的介護保険制度が2000年4月にスタートした．スタート直後の2000年度には，65歳以上人口約2,242万2,000人のうち，約11.4％にあたる約256万2,000人が要介護認定を受け，給付金額は3.6兆円であった．その後，介護保険の利用は年々増加しており，2012年度には65歳以上人口約3,110万人のうち，約18.2％にあたる約566万7,000人が要介護認定され，給付金額は約8.9兆円となった[4]．

2) 介護サービスの質マネジメント

　公的介護保険制度の導入から歳月が経過し，介護サービスの質にも注目が集まっている．サービ

スの質を保証するための基本は，管理のサイクルであるPDCAサイクルによって，サービス提供を管理することである．

介護保険制度におけるサービス提供においては，図5.3.1に示すような2段階のPDCAサイクルが存在する．第一のサイクルは，ケアマネジャーが作成するケアプラン（介護サービス計画）をPとするサイクルであり，第二のサイクルは，サービス事業者が作成する個別ケア計画をPとするサイクルである．ケアプランには，ケアマネジャーによるアセスメントに基づいて長期目標，短期目標，導入するサービス，提供するサービス内容，週間スケジュールなどが記載される．個別ケア計画には，ケアプランとサービス事業者によるアセスメントに基づいて具体的なケアや提供スケジュールなどが記載される．

製品・サービスの質を保証するための技術として，製品・サービスに特有の専門技術である「固有技術」と，固有技術を生かすための技術である「管理技術」がある[5]．介護分野においても，固有技術と管理技術，双方からのアプローチによって質保証の取り組みが進められている．

管理技術の面からは，組織全体としてサービスの質保証を実現するための質マネジメントシステム（QMS）構築の取り組み[6,7]が報告されている．固有技術の面からは，さまざまな課題についての取り組みが行われているが，例えば村岡ら[8]は，「認知症ケア」「介護予防」「過剰介護」の3つを代表的な課題として挙げている．認知症ケアについては，専門技術的にまだ発展途上の段階である．介護予防については，すでにいくつかの報告がある[9]．本項では，固有技術における課題のうち，主に過剰介護に焦点を当てている．

過剰介護とは，利用者が本来自力でできることについて，介護者が必要以上の内容のケアを提供してしまうことを指す．短期的にみると，過剰介護によって利用者は日常生活を楽に送ることができ，介護者は介護にかかる時間や手間を減らせるため，双方にメリットがあるようにみえる．しか

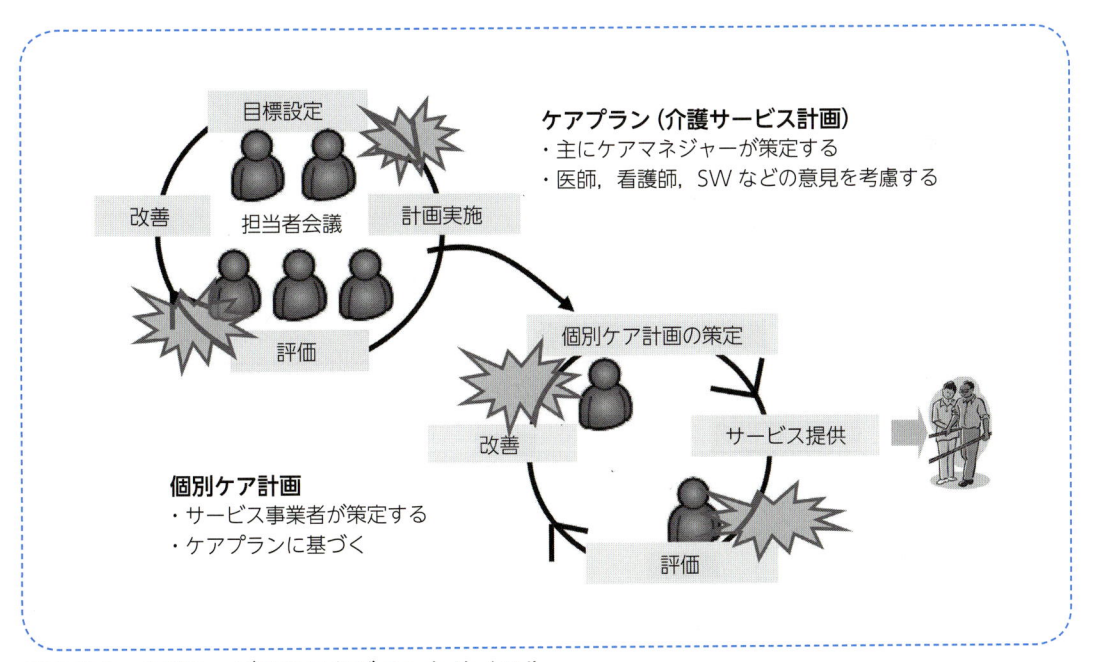

図5.3.1 介護サービスのマネジメントサイクル
課題分析ツールは存在するが，ケアプラン，個別ケア計画立案までをカバーするツールは存在しない．ケアプラン，個別ケア計画の質は，立案者に大きく依存する．

しながら中長期的にみると，利用者は生活不活発病（廃用症候群）により生活能力が徐々に低下する負のスパイラルに入り込み，個人的にも社会的にもデメリットが大きくなる．このような過剰介護を防止するためには，利用者の生活課題を正確にアセスメントし，過不足のない適切な内容のケアを提供することが重要となる．

3）介護計画立案プロセスの課題

ケアプランを作成するにあたっては，法律で定められた要件を満たす課題分析を実施する必要があり，アセスメント5方式[10～14]に代表される各種のアセスメントツールが使用されている．アセスメントツールを用いて課題分析を行うことで，利用者の生活課題の領域を特定することができるものの，個別の利用者に具体的にどのような課題があり，またどのようなサービスを導入してどのようなケアを提供すればよいかという点については十分にカバーされておらず，立案者の力量に依存している．

課題分析がサービス設計やケア設計につながりにくいことから，アセスメントツールによる課題分析は手続き上便宜的に行い，実際のケアプランは経験や勘によって作成されているという例も見受けられる．また，サービス事業者が個別ケア計画を作成するにあたっては，ケアプラン作成時のようなアセスメントツールは使用されておらず，すべて計画立案者個人の力量に大きく依存しているのが現状である．

利用者に提供される介護サービスの質を保証するためには，上級者のもつ経験知や専門技術を可視化・構造化したうえで，ケアプランおよび個別ケア計画の立案プロセスを標準化することが必要であり，社会的に重要な課題である．

4）課題分析とケア設計・サービス設計をつなぐ方法論

筆者らは，既存のアセスメントツールの課題に対応し，課題分析からケア設計とサービス設計につなげることができる方法論の開発を行っている．これまでに，利用者の状態を評価して妥当なケアを決定するための思考プロセスを設計し[15]，上級者のもつ経験知や専門技術を思考プロセスで利用しやすい形で可視化・構造化して知識ベース化し[16]，知識ベースを含めた形でモデル設計を行った[17]．

本項では，主に筆者らによる研究成果に基づいて，介護計画立案プロセスの標準化について整理する．以下，2で，計画立案プロセスを標準化するためのモデルを紹介する．3で，介護計画立案モデルを標準化した例を紹介する．4では，計画立案プロセスを標準化した効果について考察する．

2. 計画立案プロセスの標準化モデル

計画立案プロセスを標準化するにあたって，図5.3.2に示すような構成のモデルを提案している[18]．このモデルは全体として，対象とする問題を定義する「コアコンセプト」，考慮すべき要素と要素間の関係性を表現する「フレームワーク」，フレームワークにおける情報変換を整理した「機能詳細」，扱う情報・知識の構造を整理した「知識構造」，機能と情報の流れを整理した「アクションフロー」，知識構造に基づいて具体的なコンテンツを整理した「知識ベース」の，6つの構成要素から構成される．

これらの構成要素のどこまでを整理しているかによって，標準化のレベルは3段階に分類される．レベル1はコアコンセプトのみが整理された段階であり，対象とする問題は定義されているが方

```
┌─────────────────────────────────────────────┐
│         ┌─────────────────┐                 │
│         │ (1) コアコンセプト │────── レベル1: 問題定義のみ
│         └─────────────────┘                 │
│                  ↓                          │
│   ┌──────────────┐ ┌──────────────┐         │
│   │(2) フレームワーク│ │ (3) 機能詳細 │─── レベル2: 思考フレーム
│   ├──────────────┤ ├──────────────┤         │
│   │ (4) 知識構造 │ │(5) アクションフロー│─ レベル3: 思考フレーム＋標準コンテンツ
│   └──────────────┘ └──────────────┘         │
│                  ↓                          │
│         ┌─────────────────┐                 │
│         │ (6) 知識ベース  │                 │
│         └─────────────────┘                 │
└─────────────────────────────────────────────┘
```

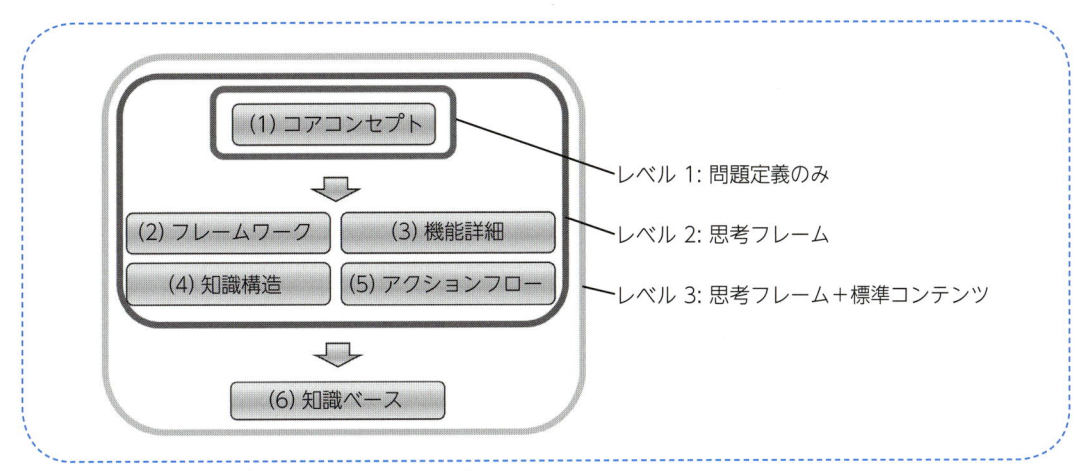

図 5.3.2　計画立案プロセスの標準化モデル

法論は整理されていない状態を表す．この段階では，思考方法がバラバラであるため，立案者によってアウトプットのばらつきは非常に大きい．レベル2は，レベル1に加えてフレームワーク，機能詳細，知識構造，アクションフローが整理された段階であり，思考フレームが定義された状態を表す．この段階では，立案者によって蓄積されている経験知や専門技術が異なるため，アウトプットは依然として立案者に依存しているが，思考の方法については標準化されているため，ばらつきは小さくなる．レベル3は，レベル2に加えて知識ベースが整理された段階であり，思考フレームに加えて標準コンテンツまで整理された状態を表す．この段階では，標準コンテンツの範囲内の事象については，立案者に依存せずに再現性の高いアウトプットを導出することが可能となる．

3. 介護計画立案プロセスの標準化

1) レベル1：問題定義

　介護計画立案プロセスにおけるコアコンセプトを，図5.3.3に示す．この図では，利用者の状態を評価して生活課題であるケアニーズを特定し，個別ケア計画とケアプランを立案していくという問題が定義されている．

　縦軸は利用者の能力を表す．実現したい目標状態と，現在の状態を同じ能力軸で評価することで，そのギャップとしてケアニーズを特定する．特定されたケアニーズに対して，提供する具体的なケアを決定してスケジュールや担当者等を決定することで，個別ケア計画を立案する．さらに，個別ケア計画に組み込まれた具体的なケアを提供するためのサービスを決定してスケジュール等を決定することで，ケアプランを立案する．

　サービス事業者が個別ケア計画を立案する際には，ケアニーズに対して具体的なケア設計を行うことで個別ケア計画を決定する．ケアマネジャーがケアプランを立案する際には，ケアニーズに対するケア設計はケアの項目を決定する程度にとどめ，ケアを実現するためのサービス設計に重点をおく．

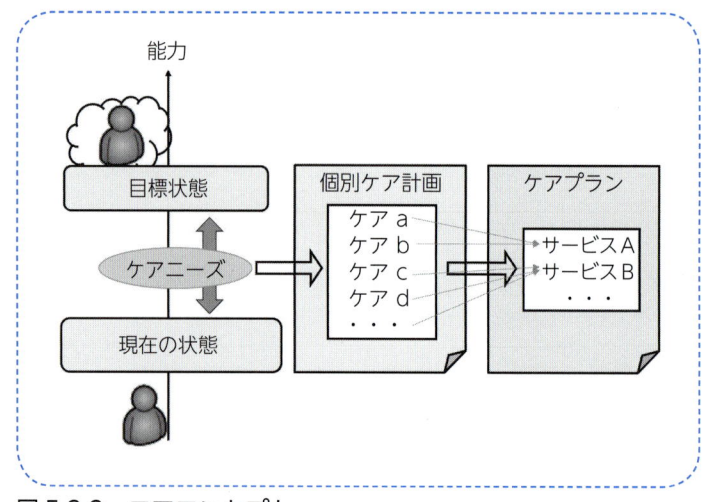

図 5.3.3　コアコンセプト

2) レベル2：思考フレーム

　介護計画立案プロセスにおけるフレームワークを図5.3.4，機能詳細を表5.3.1，知識構造の概要を図5.3.5，アクションフローを図5.3.6に示す．
　フレームワークでは，図5.3.3のコアコンセプトに基づいて，考慮すべき要素と要素間の関係性をより具体的に表現している．例えば，目標状態は実現したい生活像によって決定される．生活の範囲にはさまざまなものが考えられるが，ここではADL (Activity of Daily Living) に範囲を限定し，細分化された動作である「要素動作」を組み合わせた「実現パターン」として生活像を表現し

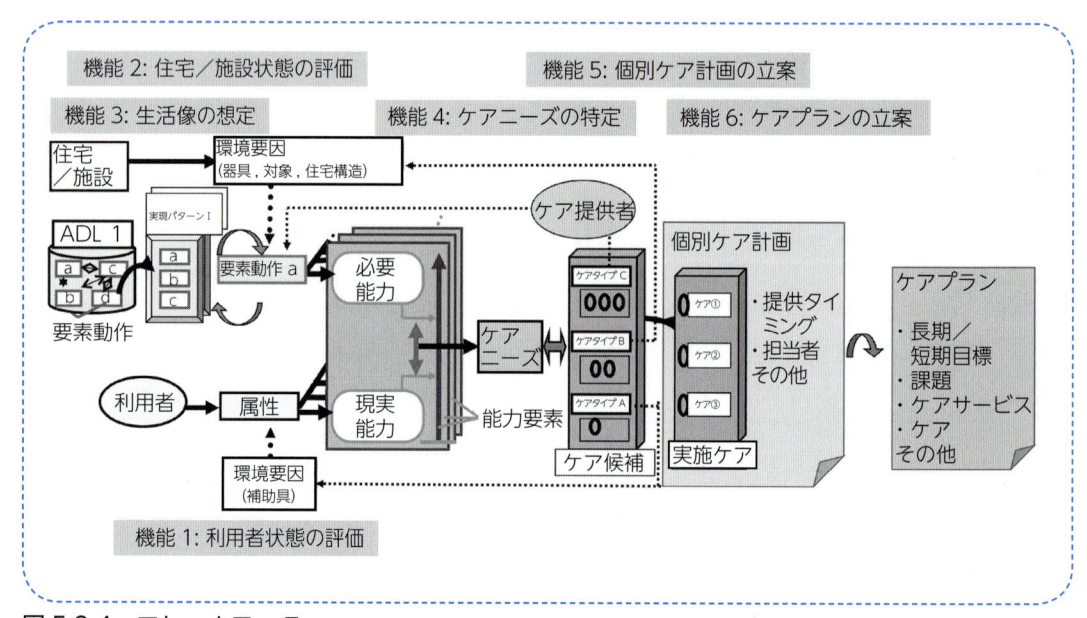

図 5.3.4　フレームワーク

表 5.3.1　機能詳細

機能			インプット	アクティビティ	アウトプット	必要な知識ベース
1	利用者状態の評価	1-1 利用者状態の評価	・利用者の属性	利用者の状態を評価する	・利用者の評価結果	能力アセスメント票
		1-2 現実能力の決定	・利用者の評価結果	現実能力を決定する	・現実能力	現実能力算出式（能力アセスメント票に含まれる）
2	住宅／施設状態の評価	2-1 住宅／施設状態の評価	・住宅／施設の属性	住宅／施設の状態を評価する	・住宅／施設の評価結果	住宅／施設アセスメント票
		2-2 住宅／施設評価結果の反映	・住宅／施設の評価結果	選択可能な実現パターンとケア候補を決定する	・選択可能な実現パターン ・選択可能なケア候補	実現パターン・ケア候補対応表（住宅／施設アセスメント票に含まれる）
3	生活像の想定	3-1 実現パターンの設定	・選択可能な実現パターン ・利用者・家族の希望	生活像として実現パターンを設定する	・実現パターン	実現パターン一覧（必要能力表（動作）に含まれる）
4	ケアニーズの特定	4-1 ケアニーズの特定	・実現パターン ・現実能力	必要能力と現実能力を比較してケアニーズを特定する	・ケアニーズ	必要能力表（動作）
5	個別ケア計画の立案	5-1 ケア候補の評価	・ケアニーズ ・選択可能なケア候補 ・現実能力	ケア候補の実施可能性を評価する	・実施ケア候補	必要能力表（ケア）
		5-2 個別ケア計画の立案	・実施ケア候補 ・利用者・家族の希望	実施ケアを決定し，個別ケア計画を立案する	・実施ケア ・個別ケア計画	
6	ケアプランの立案	6-1 サービス候補の評価	・実施ケア	実施ケアを提供するためのサービス候補を決定する	・サービス候補	サービス一覧
		6-2 ケアプランの立案	・サービス候補 ・利用者・家族の希望 ・社会的要素	導入サービスを決定し，ケアプランを立案する	・導入サービス ・ケアプラン	

ている．

　利用者の能力を評価する指標として複数の「能力要素」が設定されており，利用者の現在の状態は「現実能力」として評価される．また，想定した生活像から，生活像を実現するのに必要な能力である「必要能力」が決定される．必要能力と現実能力のギャップとしてケアニーズが具体的に特定され，ギャップを解消する具体的な手段としてケア候補が検討される．このように，個別ケア計画とケアプランを立案するために考慮すべき要素と要素間の関係性が表現されている．

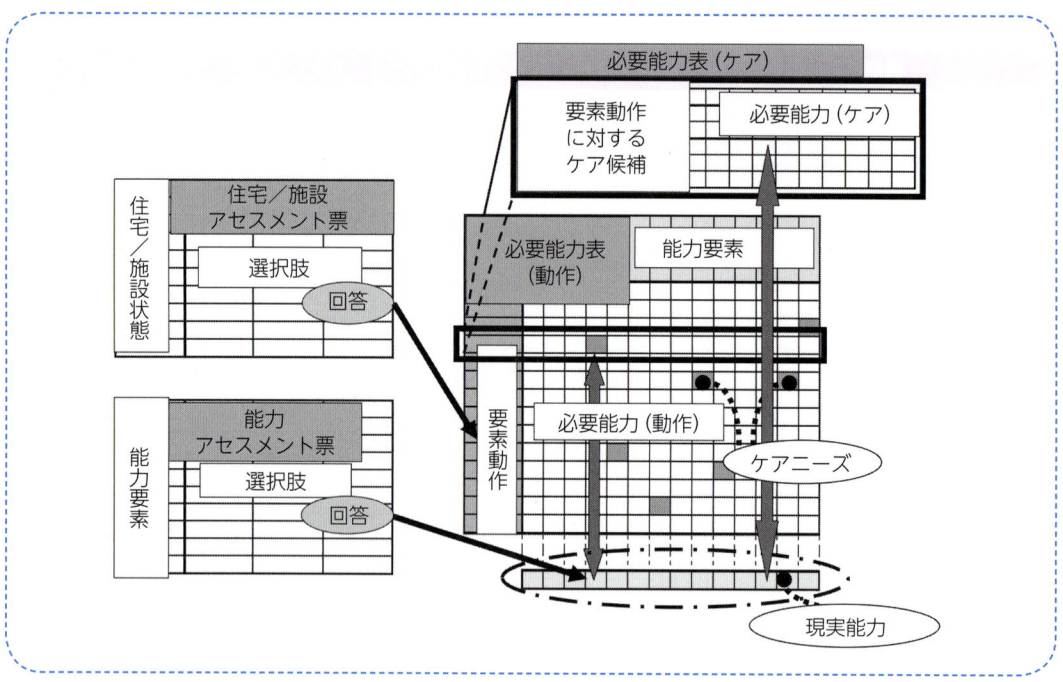

図 5.3.5　知識構造（概要）

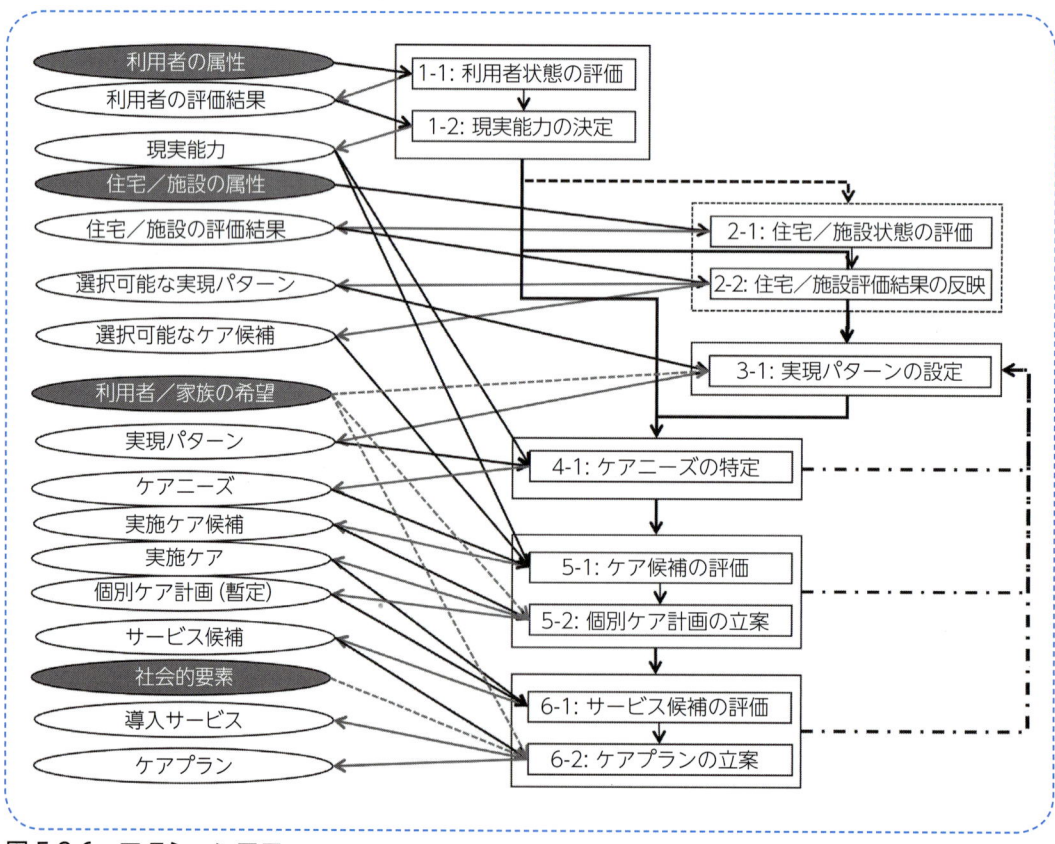

図 5.3.6　アクションフロー

表 5.3.2 知識ベース：必要能力表の例

要素動作＋ケア候補＼能力要素	手を上方向に持っていく	手を背中に回す	物を動かす	手先の器用さ
上衣を着る	3	3	3	2
見守り	3	3	3	2
部分介助（手添え）	2	3	1	2
部分介助（代行）	1	1	3	2
全介助				
ボタン，ジッパーを閉める	3			4
衣服の形態を工夫する	3			3
自助具を導入する	3			3
見守り	3			4
部分介助（代行）	1			2
全介助				

図 5.3.4 のフレームワークでは，一つひとつの矢印が機能要素を表しているが，機能要素を整理したものが表 5.3.1 の機能詳細である．また，各機能において扱われる情報・知識の構造はフレームワークの構造から規定され，全体を表現したものが図 5.3.5 の知識構造である．さらに，機能と情報の関係性を，順序関係を考慮して整理したものが図 5.3.6 のアクションフローである．これら 4 つの要素を整理することにより，思考フレームが定義される．

3) レベル 3：思考フレーム＋標準コンテンツ

介護計画立案プロセスにおける具体的な知識ベースの一部として，必要能力表（動作＋ケア）の一部を表 5.3.2 に示す．必要能力表（動作＋ケア）は，表 5.3.1 中に記載されている必要能力表（動作）と必要能力表（ケア）を 1 つの表に表したものである．横軸に能力要素，縦軸には要素動作（青字）と，各要素動作に対するケア候補（黒字）が並んでいる．クロスするセルには，当該要素動作について，当該ケア候補を提供しながら実施する場合に利用者に求められる必要能力が記載されている．

例えば「上衣を着る」という要素動作を，部分介助（手添え）を提供しながら実施する場合には，手を上方向に持っていく能力が 2，手を背中に回すが 3，物を動かすが 1，手先の器用さが 2 必要ということである．利用者の現実能力が，すべての能力要素で必要能力を上回っていれば実施可能であり，いずれかの能力要素で必要能力を下回る場合にはケアニーズが発生する．

このように，標準コンテンツは具体的な知識ベースとして準備される．標準コンテンツを準備することで，立案者個人の経験知や専門技術の差異を吸収することができる．

4. 介護計画立案プロセスの標準化の効果

筆者らは，標準化レベル 1，2，3 の場合でそれぞれ個別ケア計画を立案するワークショップに

より，検証を行った[17]．レベル1では自由記述，レベル2では思考フレームを反映したフォーマットを用い，レベル3では思考フレームに加えて標準コンテンツを実装したシステムを用いて個別ケア計画の立案を行った．その結果，総合的にはレベル1＜レベル2＜レベル3という結果が得られており，モデルの有用性が示された．

　レベル2の思考フレームまで標準化されていると，立案者は思考フレームに沿って各自の経験知や専門技術を表出できるため，レベル1の問題定義のみの場合に比べて，質の高いアウトプットを導出することができた．ただし，立案者個人の経験知や専門技術に依存するため，経験者のほうが新人よりもアウトプットの質が高かった．

　レベル3の思考フレーム＋標準コンテンツまで標準化されていると，立案者個人の経験知や専門技術に依存しないため，介護を専門としない筆者が使用しても，経験者と同等のアウトプットを導出することができた．ただし，インプットである利用者の状態評価を正しく行う必要がある．

　レベル3まで標準化できていても，標準化の範囲を超える場合や特殊なケースの場合には，個別の対応が求められる．そのようなケースについての知識をさらに蓄積し，標準コンテンツのレベルアップを続けていくことにより，介護計画立案プロセスのさらなるレベルアップが期待できる[19]．

5. 今後の課題

　本項では，著者らによる研究成果を中心として，介護計画立案プロセスの標準化について整理した．
　問題定義によるレベル1，思考フレームによるレベル2，思考フレーム＋標準コンテンツによるレベル3の標準化を進めることにより，計画立案プロセスのアウトプットの質を向上させることができる．
　これまでの研究では，生活の範囲をADLに限定し，個別ケア計画の立案までをカバーしていた．今後は，生活の範囲をIADL(Instrumental Activity of Daily Living)や医療行為，趣味などにも拡大することと，ケアプラン立案の機能までモデルを拡大することが課題である．

文献

1) Ikeda N, Saito E, Kondo N, Inoue M, Ikeda S, Satoh T, Wada K, Stickley A, Katanoda K, Mizoue T, Noda M, Iso H, Fujino Y, Sobue T, Tsugane S, Naghavi M, Ezzati M, Shibuya K: What Has Made the Population of Japan Healthy? Lancet 378: 1094-1105, 2011.
2) Tamiya N, Noguchi H, Nishi A, Reich MR, Ikegami N, Hashimoto H, Shibuya K, Kawachi I, Campbell JC: Population Ageing and Wellbeing; Lessons from Japan's Long-term Care Insurance Policy. Lancet 378: 1183-1192, 2011.
3) 内閣府：平成25年度高齢社会白書．2013.
http://www8.cao.go.jp/kourei/whitepaper/w-2013/zenbun/25pdf_index.html
4) 厚生労働省：介護保険事業状況報告．2014.
http://www.mhlw.go.jp/topics/kaigo/toukei/joukyou.html
5) 飯塚悦功：現代品質管理総論．朝倉書店，2009.
6) 棟近雅彦，水流聡子監修，加藤省吾，村岡裕，川口みき著：福祉サービスの質保証；職員の質を高めて利用者満足を獲得する．全国社会福祉協議会，2009.
7) 齋藤日出雄，翠川昌博，大塚早苗，田中拓哉，金子実幸，中村章一，加藤省吾，水流聡子，飯塚悦功：QMS活動を通した介護現場におけるリスクマネージメント．医療の質・安全学会第8回学術集会抄録集，p262, 2013.
8) 村岡　裕，川口みき，棟近雅彦，水流聡子，加藤省吾：尊厳を支える「個別ケア計画」の質保証①；個別ケア計画の現状とサービス提供の問題点．月間福祉 90(1)：56-61, 2007.
9) 曽根稔雅，中谷直樹，遠又靖丈，相田潤，大久保一郎，大原里子，大渕修一，杉山みち子，安村誠司，鈴木隆雄，辻一郎：

介護予防サービス利用者における日常生活の過ごし方と要介護認定等の推移との関連．日本衛生学雑誌 67(3)：401-407，2012．
10) Morris JN, 池上直己, Fries BE, Bernabei R, Carpenter I 著，池上直己訳：日本版 MDS-HC 2.0 在宅ケアアセスメントマニュアル．医学書院，1999．
11) 内田恵美子，島内節：日本版 成人・高齢者用アセスメントとケアプラン．日本訪問看護振興財団，2001．
12) 介護療養型医療施設連絡協議会，全国老人福祉施設協議会：新包括的自立支援プログラム 介護サービス計画作成マニュアル．全国社会福祉協議会，2003．
13) 日本社会福祉士会：ケアマネジメント実践記録様式・介護保険対応版使用マニュアル．ミネルヴァ書房，2000．
14) 日本介護福祉士会：生活7領域から考える自立支援アセスメント・ケアプラン作成マニュアル 在宅版．中央法規出版，1997．
15) 加藤省吾，水流聡子，飯塚悦功：ADLに関するケア決定プロセスモデルの設計．品質 38(1)：119-141，2008．
16) 加藤省吾，水流聡子，飯塚悦功：ケア決定プロセスに必要なADLに関する知識コンテンツの構築．品質 39(2)：77-97，2009．
17) Kato S, Tsuru S, Iizuka Y: Models for Designing Long-Term Care Service Plans and Care Programs for Older People. Nursing Research and Practice, Article ID 630239, p11, 2013.
18) Kato S, Tsuru S, Iizuka Y, Shindo A: Model for Designing a Rehabilitation Training Program., Proc. of the ASQ World Conference on Quality and Improvement 2010, St. Louis, USA, CD-ROM(11), 2010.
19) 加藤省吾，飯塚悦功，水流聡子：標準的技術指針確立のための社会技術；開発と共有化のプロセス．社会技術研究論文集 9：131-144，2012．

5-4 臨床知識の可視化・構造化・標準化

水流 聡子

> **本項の内容**
> - 患者状態適応型パスシステム（PCAPS）は，医療の質改善を目的として，臨床知識の可視化・構造化・標準化を行うことを目指している．
> - PCAPSは，①臨床プロセスチャート，②ユニットシート，③PCAPSマスター，の3つの知識フレームからなる．
> - PCAPS臨床プロセスチャートを個々の患者に適用すると，論理的な目標状態に従って進行するプロセスごとの所用時間（ユニット滞在日数）を算出でき，ベンチマーキングや改善活動につなげることができる．

　医療サービスの重要な特徴の1つに，「状態適応」がある．その基準は常に，「患者状態」にある．
　患者状態とは，医療ニーズを有している患者の条件である．医療では，患者に関する基本的条件（生年月日・年齢・性・居住地など），全身状態の良し悪しを示す条件（身長・体重・バイタルサイン・水分出納など），臓器・心身機能の条件（脳出血・嚥下機能障害など），QOL（生活の質）に関する患者の希望といった条件が，患者ごとに異なる．また，同じ患者でも，時間経過とともに状態が変化する．
　このように変動する患者状態を正確に特定し，適切な医療介入を選択・実施し，その反応を確認して次の介入を決める，といった思考と実施のプロセスを医師らは繰り返しており，それら複雑な履歴を可視化することは，これまで困難と思われてきた．
　しかしながら医師らは，患者それぞれにゼロから治療計画を立案しているわけではなく，そこでは必ず自分自身の経験知に基づいて，臨床知識を再利用しているはずである．それらの臨床知識は，患者状態と医療介入という組み合わせのユニットの連結で類型化されていることが想定される．
　これまで筆者らは，患者状態適応型パスシステム（Patient Condition Adaptive Path System：PCAPS）研究[1-12]において，モデル・ツール・コンテンツ開発を行い，臨床知識の可視化・構造化・標準化に取り組んできた．目的は医療の質改善であり，対象は医療の根幹にある「患者に適用される臨床プロセス」である．
　本項では，PCAPSを用いた臨床知識の可視化・構造化・標準化について紹介する．

1. 臨床知識の可視化

　医療では，現在の患者状態を，目標とする患者状態に変化させたいと考える．そのための手段が，医療介入である．

　ところが，多くの医療介入には生体侵襲性があるため，医療介入そのものによって患者に苦痛を生じたり，医療介入後にその影響が苦痛症状・問題症状として現れることがある．それらは，何らかの軽い症状であったり，明らかな副作用症状であって，場合によっては合併症として，別の治療を開始せざるをえない状況に陥ることもある．いずれも，目標状態にするために「よかれ」と思って提供した医療介入が，引き金となって起こる「問題となる状態変動（不具合）」といえる．

　このような「問題となる状態変動」は，その出現を常時監視し，出現し始めた時に即時対応することで大事に至らないようにすること（未然防止）が重要である．これにより，医療介入を中止することなく，無事目標状態にたどり着くことができるからである．

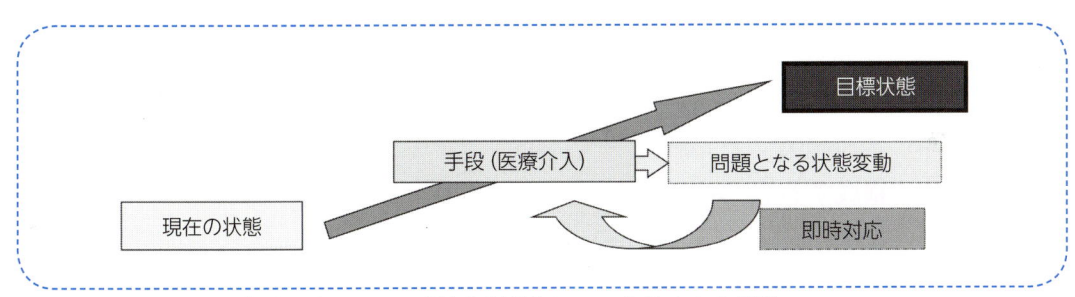

図 5.4.1　医療サービス提供における「基本単位」として定義された構造

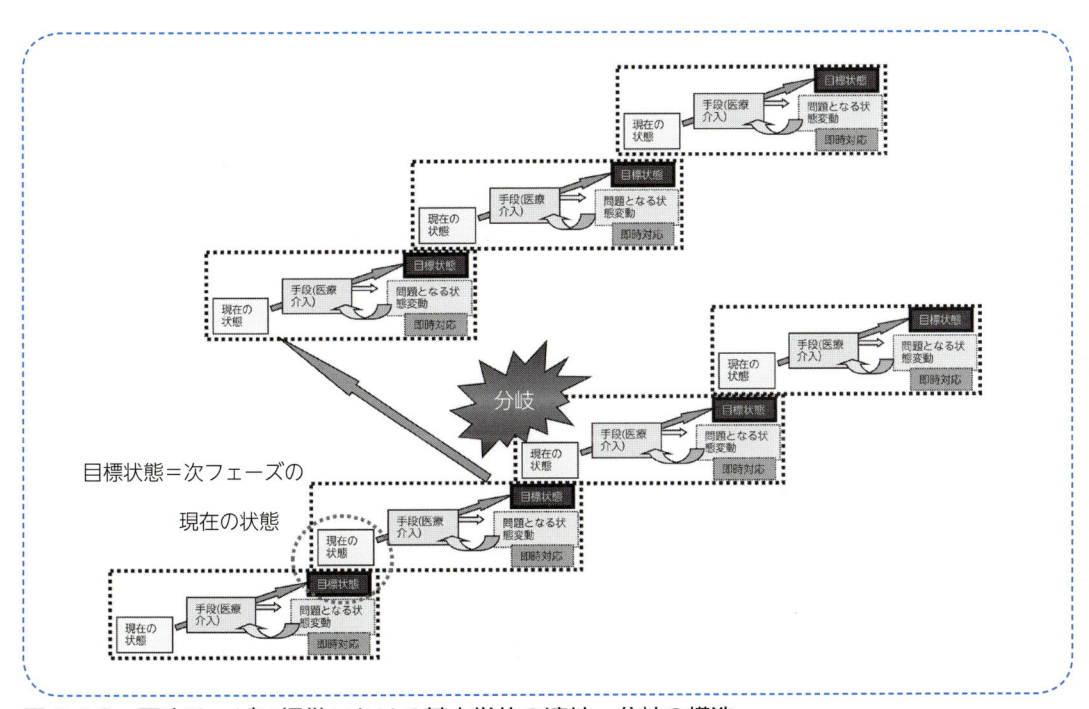

図 5.4.2　医療サービス提供における基本単位の連結・分岐の構造

目標状態にたどり着くと，それが現在の状態となり，次の目標状態に向けて新たな医療介入が実施される．医療者はこれを繰り返しながら，患者状態を，入院診療や外来診療の最終目標状態（医療サービスが不要となる状態）にもっていく（図5.4.1，2）．

2. 臨床知識の構造化

　PCAPS は，「患者状態」を基軸としており，複数の「目標状態」がリンクされ，分岐・結合を形成しながら，最終目標状態に至る臨床経路を示す俯瞰的なモデルで示される（図5.4.3）．つまり，患者状態の様相が，どのように変化していくかを可視化したものといえる．

　目標状態ごとにユニットを形成し，患者状態に適応した医療業務を，患者状態がユニットの目標状態に達するまで実行する．目標状態に達したら，このユニットは終わることになる．そして，終わった時点での患者状態に最適な次のユニットを，移行ロジックがナビゲートし，医療者が確定する．このように次々と最適なユニットが連なり，患者がたどった医療プロセス履歴は積み上げられる．

　一方，適応するユニット内で診療を展開するなかで，ユニットが設定する患者状態に適さない患者状態に変化することがある．そこで，あるユニットにおいて変化した患者状態がこのユニットの患者状態適応範囲を超えた場合には，直ちに適応するユニットに移行するロジック機能が組み込まれている．例えば，術後にユニット適応上限を超えて出血量が発生した場合など，である．

1）PCAPS を構成する 3 つの枠組み

　PCAPS は，①臨床プロセスチャート，②ユニットシート，③ PCAPS マスター，という 3 つの知識フレームからなる．

　「臨床プロセスチャート」は，ユニットの連結からなる臨床経路の俯瞰図（想定されるすべての臨

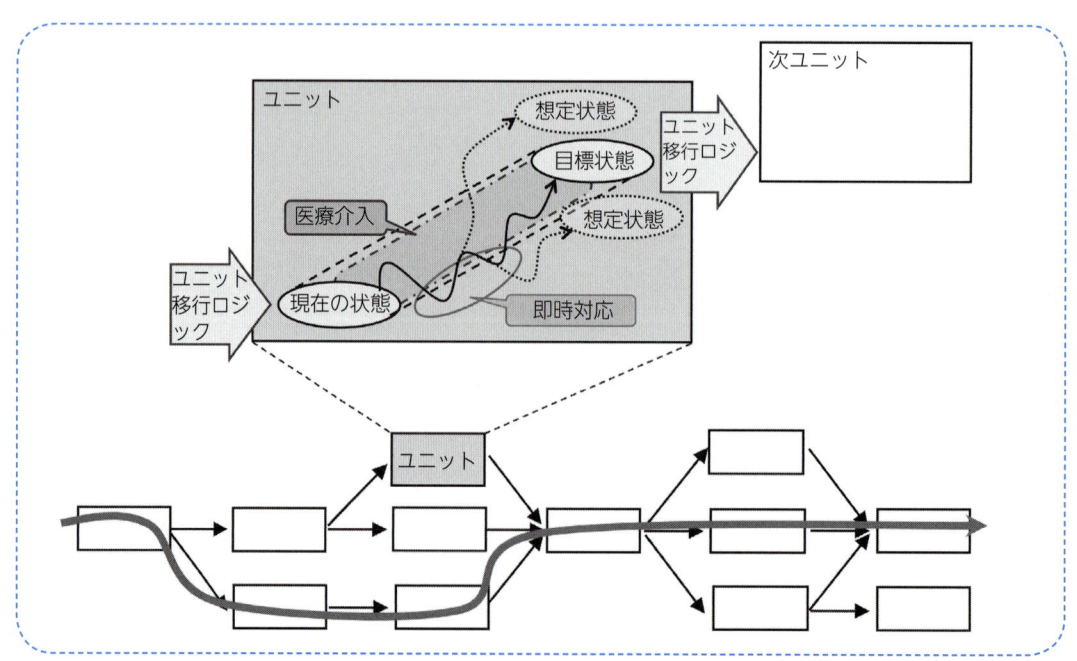

図 5.4.3　患者状態適応型パスの基本構造モデル

床状態）であり，対象疾患について想定されうる治療の大まかな流れと全体像を把握する機能が準備されている．

「ユニットシート」は，①ユニット内での具体的な医療業務，②状態監視，③当該ユニットの目標状態，④次の移行ロジック，から構成される．すなわち，目標状態に達するための医療業務を提示する機能，当該ユニットにおける患者状態を監視する機能，当該ユニット内での患者状態の変動を吸収し早期に安定化させる機能が準備されている．また当該ユニットの目標状態を確認する機能と，目標状態に達した場合，あるいは当該ユニットが適応しなくなった場合に，次のユニットを選択する論理的な移行機能を有している．

「PCAPSマスター」は，ユニットシート内に落とし込む臨床知識の基本コンテンツを集約したものである（PCAPS服薬マスターでは薬剤名称・薬剤コード・薬効・用量・投与方法など）．PCAPSマスターは，臨床機能の群ごとに個別マスターとして存在する．

患者状態適応型パスの運用場面では，臨床プロセスチャートで全体と現在位置を確認した後，現在適用されているユニットシートの医療業務を実施していくことになる．

2）臨床プロセスチャート：俯瞰図

臨床プロセスチャートは，ユニットとルートからなる（図5.4.4）．ユニットからユニットへの移行は，移行ロジックで規定される構造となっており，それがルートとして可視化されている．すなわち，移行ロジックによって，分岐するルート構造は論理づけられている．

臨床プロセスは多数の分岐・結合を有する．PCAPSでは，移行ロジックによって，それらを規

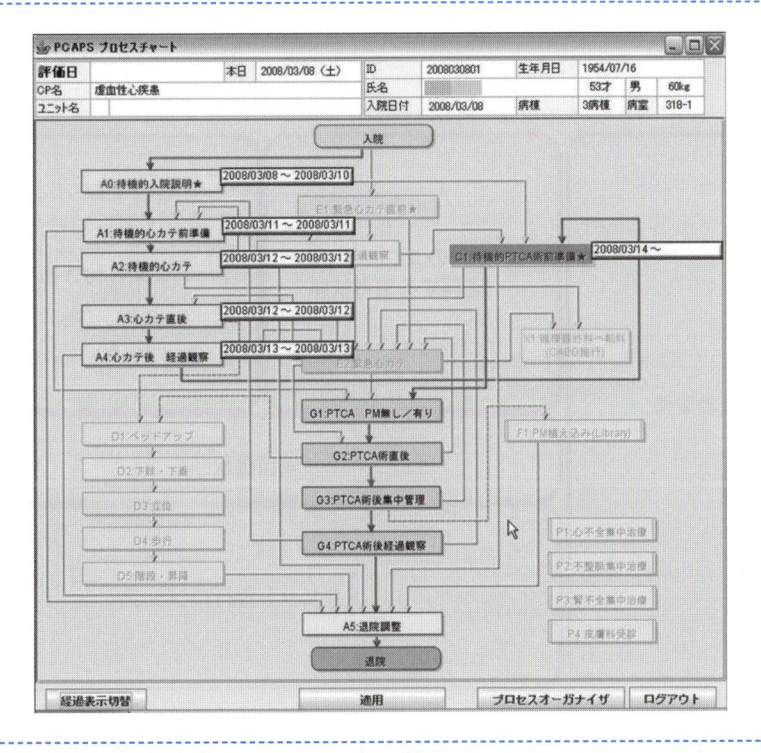

図5.4.4　俯瞰図としての臨床プロセスチャートの例

定することができる．

3) ユニットシート：患者状態に適応した個々の臨床フェーズの設計図

各ユニットシートは，①このユニットで注目すべき患者状態，②発生した患者状態に早急に対応するための条件付き指示，③ユニットの目標状態に向けて実行される医療業務（検査・治療・観察・ケア・管理業務・判断／判定），④ユニットの目標状態とその目標状態に達したことを示す具体的な達成条件，⑤次のユニットに移行するときの移行ロジック（移行条件と移行先ユニット），で構成されている（図 5.4.5）．

①では，監視のための管理指標が設定され，管理指標の値がこのユニットにおける想定範囲を超えた場合に，②が駆動する．

③では，患者状態のフェーズにおける医療業務標準（検査・治療・観察・ケア・説明＆管理的業務・判断判定）が設計されている．

④では，客観的判定基準を設定することで，このユニットの目標状態に達したことを医療者全員が確認できる．場合によっては電子的に確認し，達成を知らせることも可能である．これによって，遅滞なく次なるユニットに移行できる．

⑤では，次のユニットを選択する際に論理的に矛盾なく，コンセンサスを得た状態でユニット移行を遅滞なく実施できるため，患者に適応した医療業務の展開が効率的・効果的に行える．しかしながら，医療の不確実性を考慮すると，完全な移行ロジックは存在しえない．したがって，最終的な移行は医療者が決断・実施する．

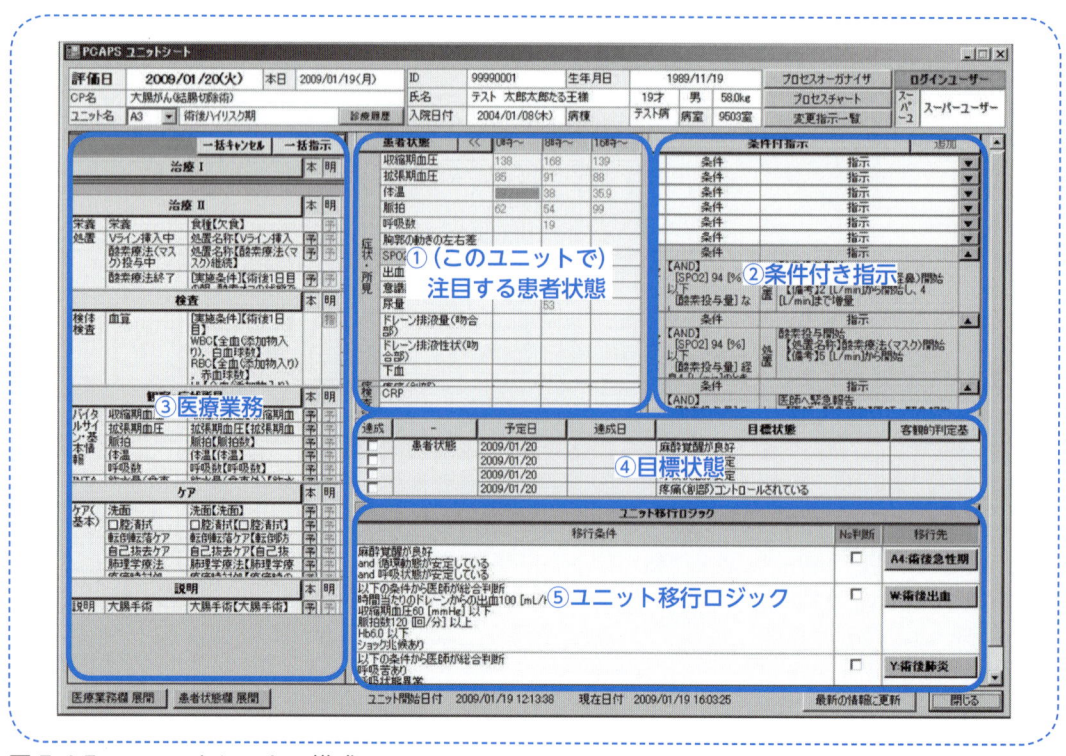

図 5.4.5　ユニットシートの構成

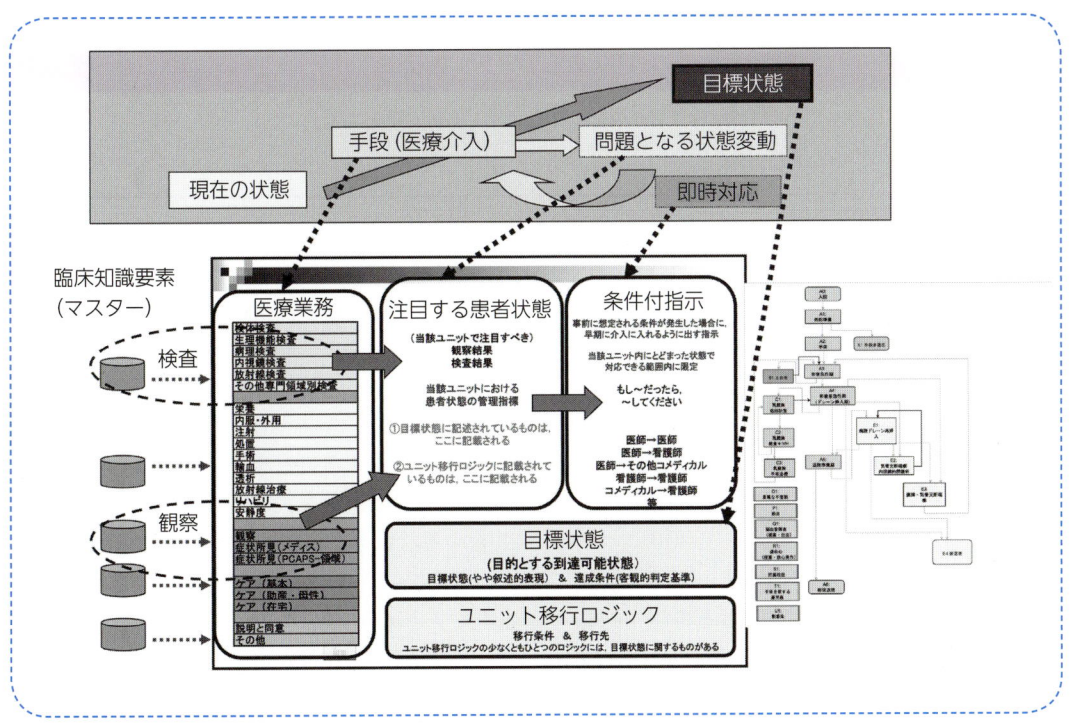

図 5.4.6　知識の構造化と PCAPS コンテンツ

4）PCAPS マスター：臨床知識の基本コンテンツの集約

　臨床機能ごとに準備される PCAPS マスターには，具体的な医療内容を表現する医療名称ラベルのリストとコード，この医療名称ラベルが提供する医療プロセスに必要な臨床知識の属性項目が，構造的に格納されている．

　これらは，計画系においては，提示する医療内容が特定できるレベルの構造表現機能として作用し，運用系においては，提供プロセス標準により安全と質保証を実現する機能として作用する．

　加えて，マスター間の関係，あるいは，特定のマスター内の特定の属性項目と他のマスター内の特定の属性項目との関係などに関する知識ベースを設定することで，必要とする臨床機能を構造的に表現する機能も有している．

　知識コンテンツである PCAPS と，臨床知識の構造化の関係を図 5.4.6 に示す．

3. 臨床知識の標準化

　PCAPS 研究では，臨床プロセスの標準化を行うための可視化・検証・改善を，3 つの段階（作成，検証，改善）と 6 つのステップで実施する．これらの工程を経て，診療領域ごとに開発ニーズが確定されたコンテンツが，それぞれ標準化されている（表 5.4.1）．

　ここでは，とくに「検証」の段階に関して解説する．「検証」では，移行ロジックに従い，「いつどのユニットに入り，いつそのユニットを出たか」を，カルテ記録からユニットごとの入出情報をレトロスペクティブに抽出する．複数病院・複数患者の臨床履歴を追跡することで，設計した

表 5.4.1　PCAPS 研究の工程

段階	ステップ
作成	第 1 ステップ：臨床領域ごとの組織化 第 2 ステップ：管理すべき臨床プロセス対象の決定 第 3 ステップ：対象とする臨床プロセスチャートの設計
検証	第 4 ステップ：臨床プロセスチャート検証調査の実施 第 5 ステップ：臨床プロセスチャート検証調査データの分析
改善	第 6 ステップ：標準化に向けた臨床プロセスチャートの改善

PCAPS 臨床プロセスチャートのカバー率が算出される．
　また，この調査では離脱した患者の臨床プロセスを確認・評価することで，不足していたユニットとルートを特定できる．それらを追加して，次年度に再度検証調査を実施し，カバー率の向上率を確認する．現時点では，90～100%のカバー率に達することを，標準コンテンツとみなす原則としている．
　「検証」によって，ユニットごとの滞在日数を比較することが可能となる．これまでは，入院日数という単位でしか比較ができなかったが，ユニットごとの病院間比較ができることで，自院が注目すべきユニットが特定され，「なぜその現象が起こっているのか」を分析することができる．そこには，改善のための情報が存在することが多い．このような作業を通して，組織全体で，改善ポイントや改善方法についての議論を開始することが可能である．
　例えば，前立腺全摘術において，平均在院日数 15 日の病院（A 病院）と，30 日の病院（B 病院）があった．この内訳をユニットごとにみると，A 病院がすべてのユニットにおいて B 病院よりも短いわけではなく，術後のカテーテル抜去を実施する前のユニットに関しては，B 病院よりも A 病院のほうが十分時間をかけていた．その結果，カテーテル再挿入が発生していなかった．
　また，患者個人のユニット移行パターンとして，いったんカテーテルを抜去したが，再挿入されるケースも存在した．この場合，最初の抜去基準について何らかの問題があったか，あるいはこの患者に特別な問題があったことが推測された．重要なことは，改善の対象とすべきプロセスを知ることと，このプロセスの改善方法を検討することである．このような作業を通じて，「何が原因となって平均在院日数に差が出るのか」などを，詳細に分析することができる．
　PCAPS は従来のパスに比べて，改善のための有用な知見が得やすくなっていることから，改善のスピードが速まることが期待される．またその特徴として，想定される臨床プロセスをすべて取り上げるので，適用率をほぼ 100%にすることができる．適用率が高いということは，診療を実践するうえでも有用である．
　改善の観点からいえば，臨床プロセスチャート上に可能性のある診療プロセスが載っているということが重要である．載っていれば検討の対象となるが，載っていなければ改善の議論の対象にならない．この点でも，患者状態適応型パスは，従来のパスよりも改善を促進するといえる．

4. PCAPS コンテンツを用いた医療の質マネジメント

　これまで，患者が高価な医療リソースに滞在する日数を短縮することで，無駄のない効率的な医療を進める医療費抑制政策が展開されてきた．だが，短縮された在院日数内での診療の質を明らか

にすることは難しい．「なぜその日数が適正なのか」という根拠となるデータを提示することが困難であったからである．

　PCAPS 臨床プロセスチャートを個々の患者に適用すると，論理的な目標状態に従って進行するプロセスごとの所用時間（ユニット滞在日数）を算出できる．これまでに入手可能な滞在時間データは，入院から退院までをひとまとまりとする在院日数であったが，PCAPS はその内訳データを（各プロセスの目標状態に至るまでの時間として），提示することが可能である．

　さらに「検証」を通して，この臨床プロセスチャートが複数の病院に適用可能かどうかをカバー率として算出し，標準化を図ることが可能である．これは，標準プロセスごとの所用時間を，標準を適用できる病院間で比較できることにつながる．これによって自病院と他病院，あるいはベストプラクティスに近い病院との間で，ベンチマークが可能となる．

　自病院の問題構造が明らかになるような事実を特定することで，どのプロセスに問題があるのか（例：「地域リソースとの関係で発生しているのか」「自院のやり方に問題があるのか」）を絞り込み，焦点を絞った問題分析と適切な改善活動を開始することができる．

　PCAPS 研究による臨床知識コンテンツの開発と活用には，多数の医療エキスパート，研究者，医療関連組織，PCAPS-IMT コンソーシアム会員事業者，検証調査協力病院のボランタリーな協力がある．これらの協力が目指すのは，医療の質の向上であり，それを実現するシステムを社会に実装することである．

文献
1) 飯塚悦功, 棟近雅彦, 水流聡子：医療の質安全保証を実現する患者状態適応型パス　事例集 2005 年版. 日本規格協会, 2005.
2) 飯塚悦功, 棟近雅彦, 水流聡子：医療の質安全保証を実現する患者状態適応型パス　事例集 2006 年版. 日本規格協会, 2006.
3) 飯塚悦功, 棟近雅彦, 水流聡子：医療の質安全保証を実現する患者状態適応型パス　事例集 2007 年版. 日本規格協会, 2007.
4) 飯塚悦功, 水流聡子, 棟近雅彦：医療の質安全保証を実現する患者状態適応型パス　電子コンテンツ 2008 年版. 日本規格協会, 2009.
5) 飯塚悦功, 水流聡子, 棟近雅彦：医療の質安全保証に向けた臨床知識の構造化(1)患者状態適応型パス　電子カルテおよび病院情報システム搭載版電子コンテンツ. 日本規格協会, 2010.
6) 飯塚悦功, 水流聡子, 棟近雅彦：医療の質安全保証に向けた臨床知識の構造化(2)患者状態適応型パス　臨床知識の精緻化・一般化・実装. 日本規格協会, 2011.
7) 飯塚悦功, 水流聡子, 棟近雅彦：医療の質安全保証に向けた臨床知識の構造化(3)患者状態適応型パス　臨床知識の活用・分析. 日本規格協会, 2012.
8) 水流聡子, 飯塚悦功, 棟近雅彦：医療の質安全保証に向けた臨床知識の構造化(4)患者状態適応型パス　PCAPS の活用と臨床分析. 日本規格協会, 2013.
9) 水流聡子, 棟近雅彦, 飯塚悦功：業務プロセス・診療計画に出現する薬剤使用に関する臨床業務知識の構造化. 医薬品情報学 10(2)：94-105, 2008.
10) Tsuru S, Iizuka Y, Munechika M: Clinical Process Standardization Method Using PCAPS. Proceedings of ASQ World Conference on Quality and Improvement, scientific paper, CD-ROM, p1-6, 2010.
11) Tsuru S, Iizuka Y, Munechika M: Structured Model for of Clinical Processes; PCAPS-CPC. Proc. of the 54th Europian Organization for Quality Congress, scientific paper, CD-ROM, p1-8, 2010.
12) Tsuru S, Iizuka Y, Munechika M: Structured Clinical Knowledge and its Application as a Socio-technology – PCAPS. Proc. of the 55th Europian Organization for Quality Congress, scientific paper, CD-ROM, p1-8, 2011.

5-5 体系的な医療の質・安全教育の実施に向けて

梶原　千里

> **本項の内容**
> - 病院で効果的・効率的に教育カリキュラムを立案できるように，医療安全教育で教えるべき教育項目を網羅した一覧表を作成した．
> - 教育項目一覧表を用いて，実際に医療安全教育カリキュラムを立案・実施した2つの病院の事例を紹介する．
> - 教育項目一覧表を用いることで，効果的・効率的に教育カリキュラムを立案することができたが，教育項目の選定，対象者の層別化などに関しては課題がある．

　組織的に業務の質を管理する仕組みである質マネジメントシステム（QMS）を推進する病院が増えている．安全は質の1つの要素であり[1]，医療は安全を重視すべきである．したがって，安全を確保するために医療安全マネジメントシステムを運用することは，QMSにおいて重点的な活動である．

　医療安全マネジメントを実践するためには，継続的に医療安全教育を実施する必要がある．しかし厚生労働省が，病院で医療安全に関する活動を管理・推進することを目的とした「医療安全管理者の業務指針および養成のための研修プログラム作成指針」[2]を提示したのは2007年であり，十分に医療安全教育が検討されてきたとはいえない．このように，医療安全管理者の教育でさえ整備が遅れており，その他の医療従事者に対する医療安全教育の体制は，さらに整っていないのが現状である．

　筆者は，体系的な医療の質・安全教育の実施に向けて，医療安全マネジメントを実践するための医療安全教育項目一覧表[3]を提案した．また，複数の病院で一覧表を用いて教育カリキュラムを立案・実施している．

　本項ではまず，病院における現状の医療安全教育の問題点を述べる．そして，教育項目一覧表を説明したうえで，それを用いて実際に体系的な教育カリキュラムを立案・実施した病院の事例を紹介する．

1. 現状の医療安全教育の問題点

医療安全教育の立案・実施に関する課題を抱えている病院は多い．現状の医療安全教育の問題点を把握するため，複数の医療安全管理者や医療安全教育にかかわっている医療従事者に対して，インタビュー調査を行った．その結果を表5.5.1に示す．

表5.5.1の問題点1および2は，効果的な教育カリキュラムを立案できていないために生じた問題である．同じく問題点の3～5を解決するためにも，まずは教育カリキュラムを立案し，それに沿って教育を実施することが重要である．

そこで筆者は，病院で効果的・効率的に教育カリキュラムを立案できるように，医療安全教育で教えるべき教育項目を網羅した一覧表を作成した．

2. 医療安全教育項目一覧表

一覧表の作成にあたっては，次のステップに沿って行った[3]．

1) 医療安全マネジメントシステムの明確化

安全は質の一要素であることから，産業界のQMSを参考に，医療安全を確保するために病院が運用すべき医療安全マネジメントシステムを類推した（図5.5.1）．

医療安全マネジメントシステムは，①安全を考慮した手順の確立，②組織的な手順の遵守，③業務・手順の見直し，④不具合発生時の即時対応，⑤説明の実施，⑥再発防止策の立案・実施，の6つの医療安全活動から構成される．図5.5.1の四角で囲んだ部分が，医療安全活動である．

2) 身につけるべき能力の導出

教育は，目的とする能力を身につけるために行う．そこで，医療安全マネジメントの構成要素を検討し，それをもとに，医療安全マネジメントを実践するために医療従事者が身につけるべき能力を検討した．

表5.5.1　現状の医療安全教育の問題点

問題点	具体的な問題点の例
1. 医療安全教育の不足	・新人職員以外の職員に対する教育が少ない． ・看護師以外の職種に対する教育がほとんどない． ・全職種に共通するテーマを見つけることが困難であり，全職員向け教育としては講演会の実施のみである．
2. 計画性のない教育の実施	・毎年，教育内容を変更し，体系的な教育ができていない． ・委員会間での調整が行われず，教育の重複が発生する． ・教育目標，目的を明確にしないまま，教育を実施しており，評価につながらない．
3. 受講者の管理が困難	・全職員向けの教育が多く，受講者の管理ができていない． ・職種，部署によって，参加率のばらつきがある．
4. 講師の不足	・リスクマネージャーの意識が低く，講師が育たない．
5. 評価の未実施	・教育を実施するだけで，評価を実施していない． ・教育の効果が不明である．

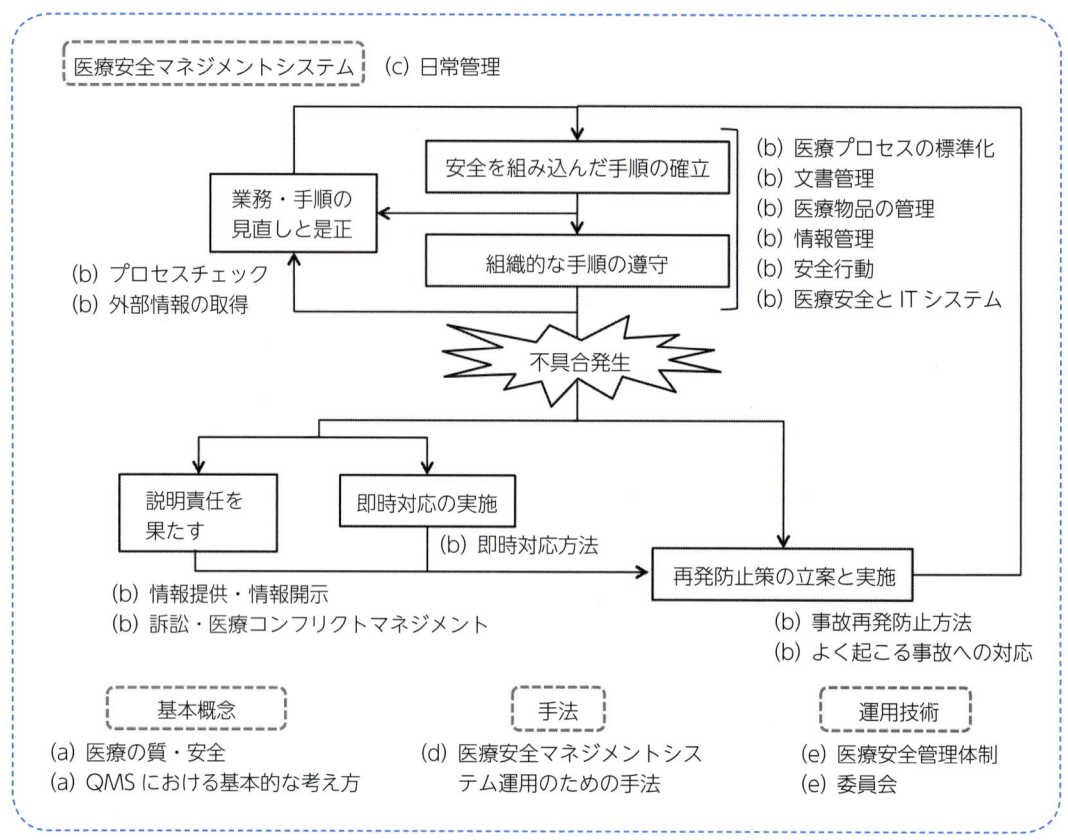

図 5.5.1　医療安全マネジメントシステムと教育項目の全体像

　TQM は，フィロソフィー，マネジメントシステム，手法，運用技術から構成される[4]．医療安全マネジメントは，TQM と同様の要素から構成されていると考えられるため，「フィロソフィー」「医療安全マネジメントシステム」「手法」「運用技術」の 4 つを医療安全マネジメントの構成要素と捉えた．なお本項では，「フィロソフィー」をより一般的な表現である「基本概念」と表現する．

　これらの構成要素をもとに，医療従事者が身につけるべき 5 つの能力を，以下のように検討した．
(a) 医療安全マネジメントの基本概念を理解し，行動できる．
(b) 医療安全活動を実行できる．
(c) 医療安全活動を管理できる．
(d) 医療安全マネジメントの運用で用いる手法を活用できる．
(e) 医療安全マネジメントシステムを推進する体制を理解し，行動できる．

3）教育項目の全体像の設計

　(a)〜(e)の能力を身につけるために必要な教育項目を大まかに検討し，本研究で導出する教育項目の全体像を明らかにした．

　例えば，(a)の能力を達成するためには，医療安全に取り組む背景や意義を教育する必要がある．また，TQM[4]は，質中心経営，マネジメント等の基本的考え方を整理している．医療安全マネジメントシステムを運用する際も，これらの考え方を教育する必要がある．したがって，(a)に対す

る項目としては,「医療の質・安全」「QMSにおける基本的考え方」を挙げた.

同様に,(b)～(e)の各能力に対する教育項目を検討した(図5.5.1).この図では,医療安全マネジメントの構成要素を点線の四角,教育項目を枠なしで表現している.また,教育項目の前の(a)～(e)は,能力と対応している.(b)の教育項目は,隣接する医療安全活動を実践するための項目である.図5.5.1に示した19個の教育項目を大項目と呼ぶ.

4) 詳細な教育項目の展開

病院で教育を行えるように,大項目を詳細な項目へと展開した.医療安全・QMS・TQMに関する文献調査,病院での活動内容の調査を行い,各活動の意義・目的や具体的な実施方法を調べ,教育項目を展開した.

例として,大項目「文書管理」の展開を説明する.文書管理を行うためには,文書化および文書管理を行う意義,文書管理で扱うべき文書の種類や文書の体系,具体的な文書管理の方法を理解すべきである.そこで「文書管理」の展開項目として,「文書化・文書管理の意義」「文書の種類」「文書の体系」「文書管理の方法」が考えられる.しかし依然として抽象度が高いため,さらに詳細化を行う必要がある.そこで,例えば「文書管理の方法」を具体的に調べてみると,「文書の作成」「発行・承認」「配布」等になり,これらを新たな項目とした.このように展開した項目のうち,「文書管理の方法」などの項目を中項目,「文書の作成」などの項目を小項目と呼ぶこととした.

5) 教育項目一覧表の提案

上記のように展開した大項目,中項目,小項目を整理し,教育項目一覧表を作成した.

さらに教育項目の妥当性を確認するため,QMSを導入・推進している6つの病院の計9名の医療従事者に一覧表を提示し,意見を収集した.その結果,教育項目の追加の指摘が多かったが,その多くは小項目の追加の指摘であった.したがって,この方法で抽出された医療安全教育項目には,大きな抜け・漏れがないと考えられた.

なお指摘があった項目については,追加・修正の必要性を検討し,教育項目の一部を変更した.その結果,中項目が69個,小項目が212個となった.修正結果を反映させた教育項目一覧表の一部を表5.5.2に示す.

表5.5.2では,(a)～(e)の能力および医療安全活動ごとに,教育項目を整理している.そのため,身につけたい能力を高める教育や,問題のある活動を改善するための教育の実施が可能となる.

3. 教育カリキュラムの立案,実施

教育項目一覧表を用いて,実際に教育カリキュラムを立案・実施した2つの病院の事例を紹介する.

1) 城東中央病院における段階別教育カリキュラム

城東中央病院(約250床,急性期病院,ISO 9001認証取得)では,図5.5.1の医療安全マネジメントシステムの問題点を解決するための教育を実施することにした.教育を計画するにあたり,城東中央病院のTQM推進室管理者にインタビュー調査を行い,医療安全マネジメントシステムの問題点を調査した.

その結果,例えば,「再発防止策の立案と実施」という医療安全活動の問題点としては,①事故報告書の提出件数が少ない,②事故報告書に記載されている内容が乏しく対策立案に結びついてい

表 5.5.2 医療安全教育項目一覧表（一部）

能力	対応する活動 ※(b) のみ	大項目	中項目	小項目
(b) 医療安全活動を実行できる	安全を組み込んだ手順の確立，組織的に手順の遵守を徹底	4 文書管理	文書化と文書管理	文書化の意義
				文書管理の意義
			文書の種類	定款，規定，マニュアル・手順，帳票類，記録
			文書の体系	階層
				分類項目
			文書管理の方法	文書の作成
				発行・承認
				—
	再発防止策の立案と実施	14 事故再発防止方法	事故報告書	事故報告書の目的
				事故報告書のフォーマットと書き方
				事故報告書の提出方法
			事故分析方法	POAM (Process Oriented Analysis Method)
				RCA (Root Cause Analysis)
				SHEL モデル
				—
			—	—

ない，③事故分析を行っておらず事故報告書を活用できていない，という3点があることがわかった．

TQM推進室管理者とともに，これらの問題点を解決する教育を検討した．例えば従来では，事故報告書の入力方法しか教育していなかったが，前述の①や②の問題点を解決するため，大項目の「事故再発防止方法」に整理されている小項目のなかから，事故報告書の目的や書き方を選定した．このようにして立案した教育カリキュラムを，表5.5.3に示す．

表5.5.3のStep1は，事故の再発防止を目的とした教育である．Step2は，標準化，文書管理を推進し，組織的に業務の質を管理する意義を教えることを目的とした教育である．Step1の受講後に，Step2を受講する段階別教育カリキュラムとし，Step1は2009年度，Step2は2010年度より開始された．

実施した教育により，カリキュラム立案時に調査した問題点の一部が解決されたかを確認するため，受講者9名と未受講者2名が書いた事故報告書の記載内容を調査した．その結果，教育実施前に受講者・未受講者が記載した事故報告書は，記載内容が不十分であったが，教育実施後に受講者が記載した事故報告書には，プロセスの問題点やそれを改善するための対策が記載されているなど，その内容は改善していた．受講者にインタビュー調査したところ，「記載すべき内容が理解できた」との意見が得られた．一方，未受講者が同時期に提出した事故報告書の記載内容に，変化はなかった．

以上より，教育項目一覧表を活用したことで，城東中央病院の医療安全マネジメントシステムの問題点の一部を解決する教育を計画し，実施できたといえる．

2009年度より開始された教育は，その後も継続されている．開始直後は，外部講師とTQM推進室管理者が講師であった．その後，教材を作成し，各単元の教育のポイントをまとめ，毎年，講

表 5.5.3　城東中央病院が立案した教育カリキュラム

Step		教育項目（小項目）	一覧表との対応づけ（大項目，中項目）
Step1	1	・危険予知トレーニング（KYT）	大項目「手法」 中項目「安全管理・事故防止ツール」
	2	・事故報告書 ・事故報告書のフォーマットと書き方	大項目「事故再発防止方法」 中項目「事故報告書」
	3	・事故分析手法（POAM）	大項目「事故再発防止方法」 中項目「事故分析方法」
	4	・対策立案方法（エラープルーフ化）	大項目「事故再発防止方法」 中項目「対策立案」
Step2	1	・プロセスフローチャート（PFC）の意義 ・PFC の作成方法	大項目「医療プロセスの標準化」 中項目「PFC」
	2	・標準化，標準化の意義 ・PDCA サイクル ・文書化の意義 ・文書管理の意義	大項目「QMS における基本的な考え方」 中項目「マネジメント」 大項目「文書管理」 中項目「文書化と文書管理」

師育成の研修会を実施した．その結果，現在では，事故防止委員会メンバー，TQM 推進委員会メンバーを中心に，院内の多くの職員が講師を担っている．これも，教育を継続できている大きな要因であると考えられる．

また城東中央病院では，上述した事故報告書の評価も継続している．その結果，記載内容が不十分な事故報告書が減っていることがわかっている．この評価結果や，受講者に記載してもらっているアンケート結果をもとに，教育内容や方法を改善している．

城東中央病院は，教育項目一覧表を用いて，体系的な教育カリキュラムを立案・実施することで，表 5.5.1 で示した 1 と 2 の問題点だけでなく，4 と 5 の問題点を解決することができた．教育項目一覧表だけでは，すべての問題点を解決することはできないが，問題点を改善するきっかけとなったと考えられる．

2）川口市立医療センターにおける階層別教育カリキュラム

川口市立医療センター（約 550 床，急性期病院，病院機能評価認定病院）では，今まで体系的な医療安全教育は行われておらず，講演会等の実施にとどまっていた．その結果，組織的に安全で質の高い業務を実施するという認識が薄れ，その場限りの継続性のない改善が立案されるようになっていた．

このような背景から，クオリティマネジメント室のメンバーが危機感を抱き，医療の質・安全に関する総合的な考え方を理解してもらうために，階層別教育カリキュラムを立案することとなった．新人職員と管理者レベルの職員では，医療安全マネジメントシステムにおける役割が異なると判断し，階層別教育を実施することとした．

まず，対象者の層別を行った．医療安全マネジメントシステム（図 5.5.1）のうち，誰がどの活動を実施しているかを明確にし，それに応じて対象者を層別した．その結果，新人，3〜8 年未満のスタッフ（以下，一般スタッフ前半），8 年以上のスタッフ（以下，一般スタッフ後半），所属長の 4 つに層別した．

表 5.5.4　川口市立医療センターが定めた各対象者の到達目標

対象者	到達目標
新人	日常業務を手順に沿って確実に実施し，わからないことを質問できる能力，軽微事故時の即時対応が実施できる能力を身につける．
一般スタッフ前半	新人教育の観点から日常業務を確実に遂行できる能力をもち，軽微な事象についての再発防止等の対応ができる能力を身につける．
一般スタッフ後半	標準的作業と改善についての実地指導ができ，評価できる能力を身につける．
所属長	担当部署の医療安全責任者として医療安全全般にかかわる知識を有し，実践できる能力を身につける．

　次に，各対象者に求める能力（以下，到達目標）を検討した．これも，医療安全マネジメントシステムにおける各対象者の役割から検討した．表 5.5.4 に，各対象者の到達目標を示す．

　表 5.5.4 より，同じ活動を実施している場合でも，対象者により到達目標が異なるため，到達目標を達成するためには，必要な教育項目を選定する必要がある．そこで，各対象者が実施している活動，および表 5.5.4 の到達目標から，教育項目一覧表より必要だと思われる教育項目をすべて選定した．

　例えば新人の場合，「日常業務を手順に沿って確実に実施する能力」が求められている．したがって，一覧表の大項目「安全行動」に整理されている小項目のなかから，ダブルチェック等の確認方法やコミュニケーションの方法を選定した．また，軽微事故時の即時対応を実施する能力も求められているため，大項目「即時対応」に整理されている小項目から，軽微事故発生時の即時対応方法を選定した．同様にして，各対象者に必要な教育項目を選定し，表 5.5.5 の教育カリキュラムを立案した．この表のうち，新人，一般スタッフ前半，管理者向けの教育を 2013 年度より開始した．

　川口市立医療センターでは，教育項目一覧表だけでなく，医療安全マネジメントシステム（図 5.5.1）を活用することで，各階層の役割，到達目標を具体的に検討することができた．品質保証ガイドブック[5]によると，質保証の知識を身につけるためには，「どのような階層にどのような教育を行うのか」を教育体系として明確にしておくべきであると述べられている．安全は質の一要素であるため，同様に階層別教育を実施することが望ましい．同院での適用を通して，表 5.5.2 や図 5.5.1 が階層別教育を検討する基盤になることを確認できた．

4. より効果的な教育の実施に向けて

　教育項目一覧表により，医療安全教育で教育すべき項目の全体像を把握でき，必要な教育項目を選定しやすく，効果的・効率的に教育カリキュラムを立案することが可能となった．また，現状で病院において実施されている教育項目と一覧表の項目とを対応させることによって，教育の重複や不足を確認しやすくなった点も，一覧表の効果である．

　一方で，一覧表に整理された小項目は 212 個であり，このなかから必要な教育項目を選定することは容易ではない．また，効果的な教育カリキュラムを立案するためには，対象者を層別し，各対象者にどのような能力を身につけてもらうべきか検討したうえで，教育項目を選定する必要がある．しかし，その方法はまだ確立していない．

　効果的な教育を実施するためには，一覧表を用いた教育カリキュラムの立案方法を確立する必要

表 5.5.5　川口市立医療センターが立案した教育カリキュラム

対象者	大項目	小項目
新人	医療の質・安全	安全とは
	情報管理	情報の種類
		個人情報保護
	安全行動	確認方法
		コミュニケーション方法
		手順の遵守の必要性
	医療安全とITシステム	ITの取り扱い
		IT自体が引き起こす事故
	事故再発防止	軽微事故発生時の即時対応方法
		事故報告書のフォーマットと書き方，提出方法
	手法	KYT
		5S
一般スタッフ前半	医療の質・安全	質と安全の関係
	QMSにおける基本的考え方	PDCAサイクル
		プロセス指向
		標準化
		改善
	医療プロセスの標準化	PFCの意義
		PFCの作成方法
	安全行動	標準の確認と遵守
	事故再発防止	事故報告書の書き方
		事故分析手法 POAM
一般スタッフ後半	文書管理	文書化，文書管理の意義
	医療物品の管理	廃棄方法
		医療物品等の購入方法
	プロセスチェック	プロセスチェックの意義
		プロセスチェックの進め方の概要
管理者	QMSにおける基本的考え方	QMSとは
		リーダーシップ
	医療プロセスの標準化	業務プロセスの標準化の意義
		PFCによる業務標準化と業務改善
	文書管理	文書管理方法
	日常管理	日常管理の目的
		管理指標
		日常管理の実施方法

がある．医療安全マネジメントは，医療機関の各階層の医療従事者がそれぞれの役割を果たすことによって有効に機能する．そこで，川口市立医療センターのように医療安全マネジメントの役割によって対象者を層別し，各対象者が担うべき役割を明確にしたうえで，それを達成するために必要な教育項目を一覧表から選定する方法を提案する必要がある．

また，どの病院でも医療安全マネジメントシステムを確立すべきであり，病院ごとに職種，職務

の大きな違いはないため，すべての病院に共通な標準教育カリキュラムを検討できる可能性もある．しかし，標準教育カリキュラムの有効性は明らかでない．そこで，まずは規模やリソースの異なる複数の病院で教育カリキュラムを立案する．さらにその結果を比較することで，標準カリキュラムの立案が可能かどうかを検討することも，今後の課題である．

　本項では，体系的な医療の質・安全教育を実施するために提案した教育項目一覧表を説明した．また，一覧表を用いて，教育カリキュラムを立案し，実施した2つの病院の事例を紹介した．教育項目一覧表を用いることで，医療安全マネジメントシステムを推進する際に有効な教育カリキュラムを立案できることがわかった．

　今後の課題としては，教育項目一覧表を用いた教育カリキュラムの立案方法の確立，標準カリキュラムの作成などが挙げられる．また，教育効果は徐々に現れるので，長期的な評価が必要である．その評価方法の確立も今後の課題である．

文献
1) 飯塚悦功, 棟近雅彦, 上原鳴夫：医療の質マネジメントシステム；質向上につながるISO導入ガイド．日本規格協会, 2006.
2) 厚生労働省：医療安全管理者の業務指針および養成のための研修プログラム作成指針；医療安全管理者の質の向上のために．2007.
   http://www.mhlw.go.jp/topics/bukyoku/isei/i-anzen/hourei/dl/070330-6.pdf
3) 梶原千里, 棟近雅彦, 金子雅明, 佐野雅隆：医療安全教育項目一覧表の提案．品質 42(3)：106-117, 2012.
4) TQM委員会：TQM；21世紀の総合「質」経営．日科技連出版社, 1998.
5) (社)日本品質管理学会編：新版品質保証ガイドブック．日科技連出版社, 2010.

付録

付録1　QMS-H モデル　p204
付録2　診療 PFC の例　p206

204

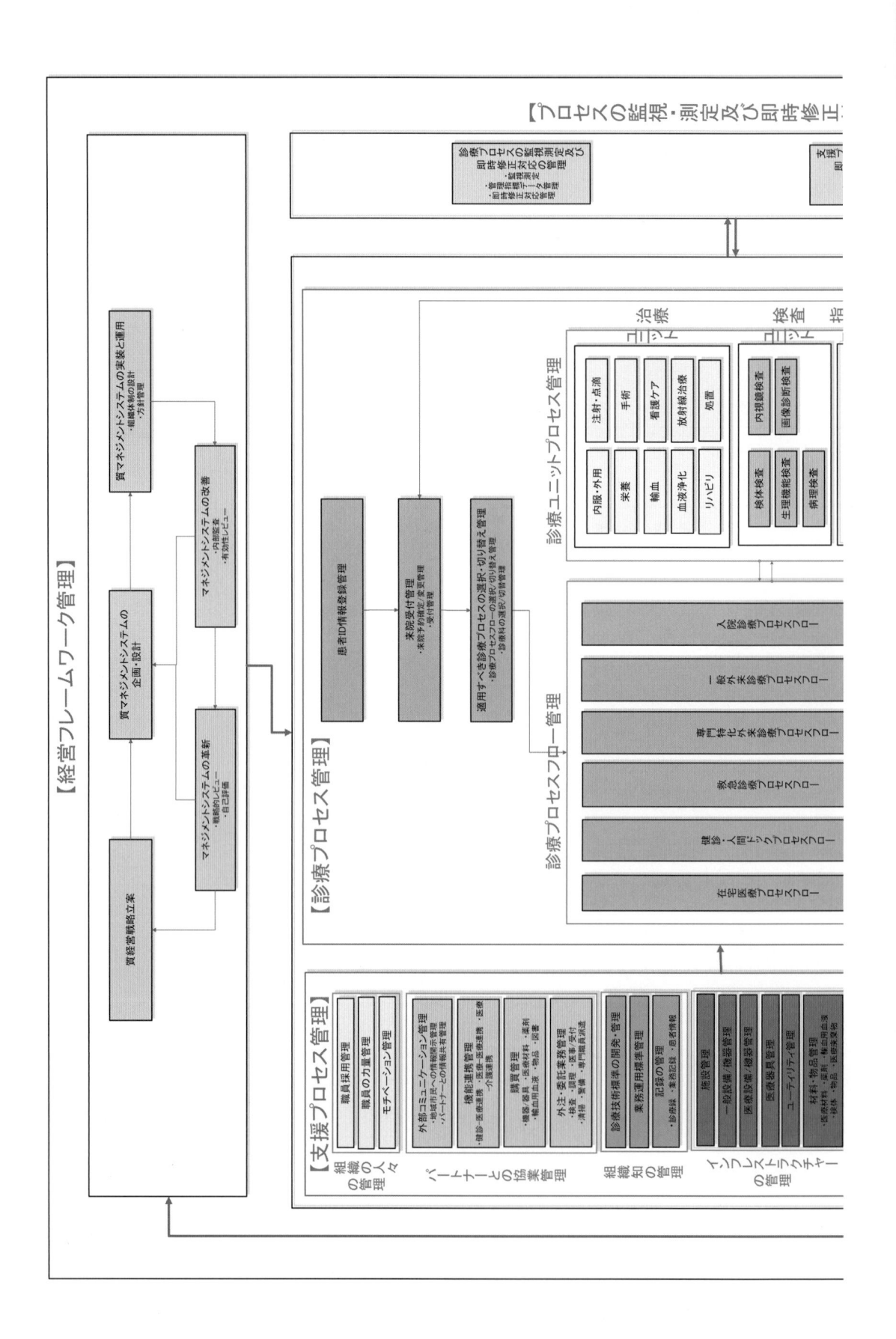

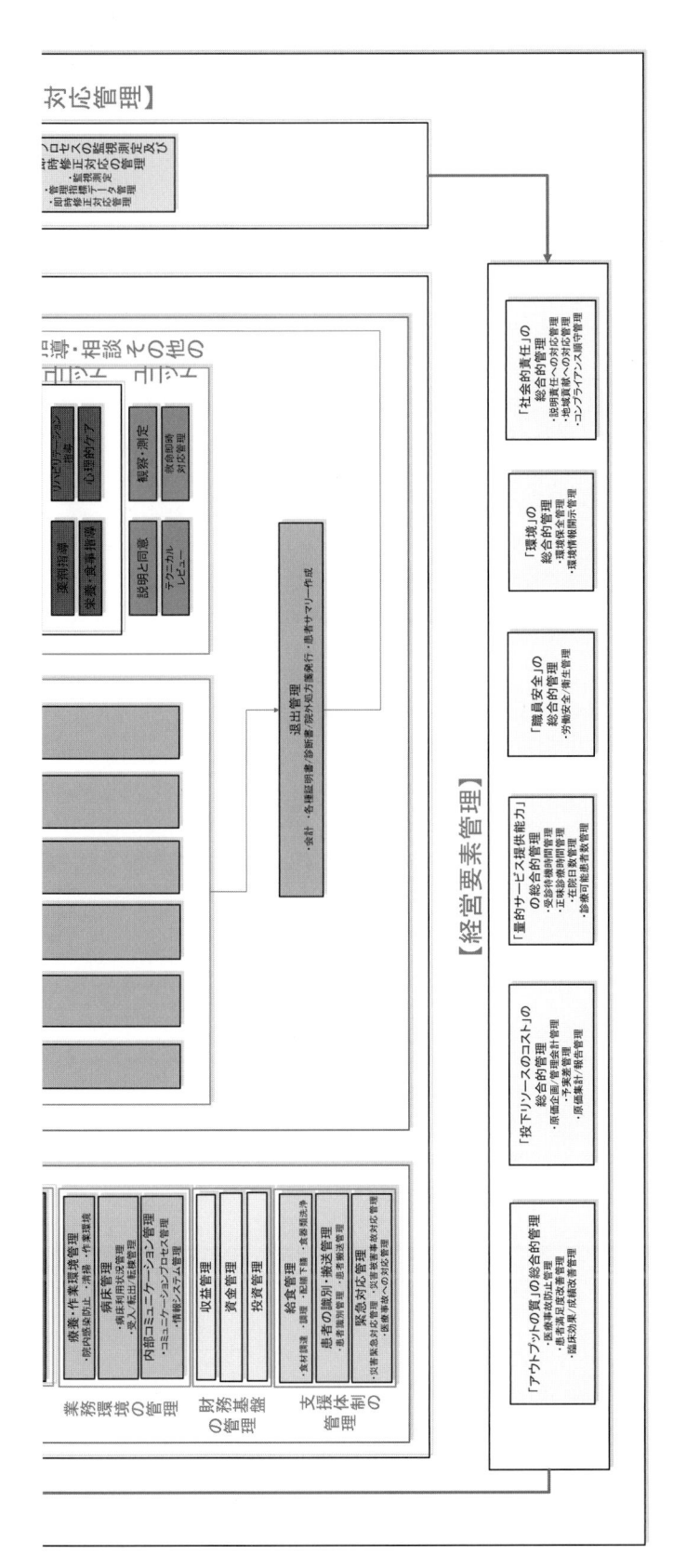

付録1　QMS-Hモデル

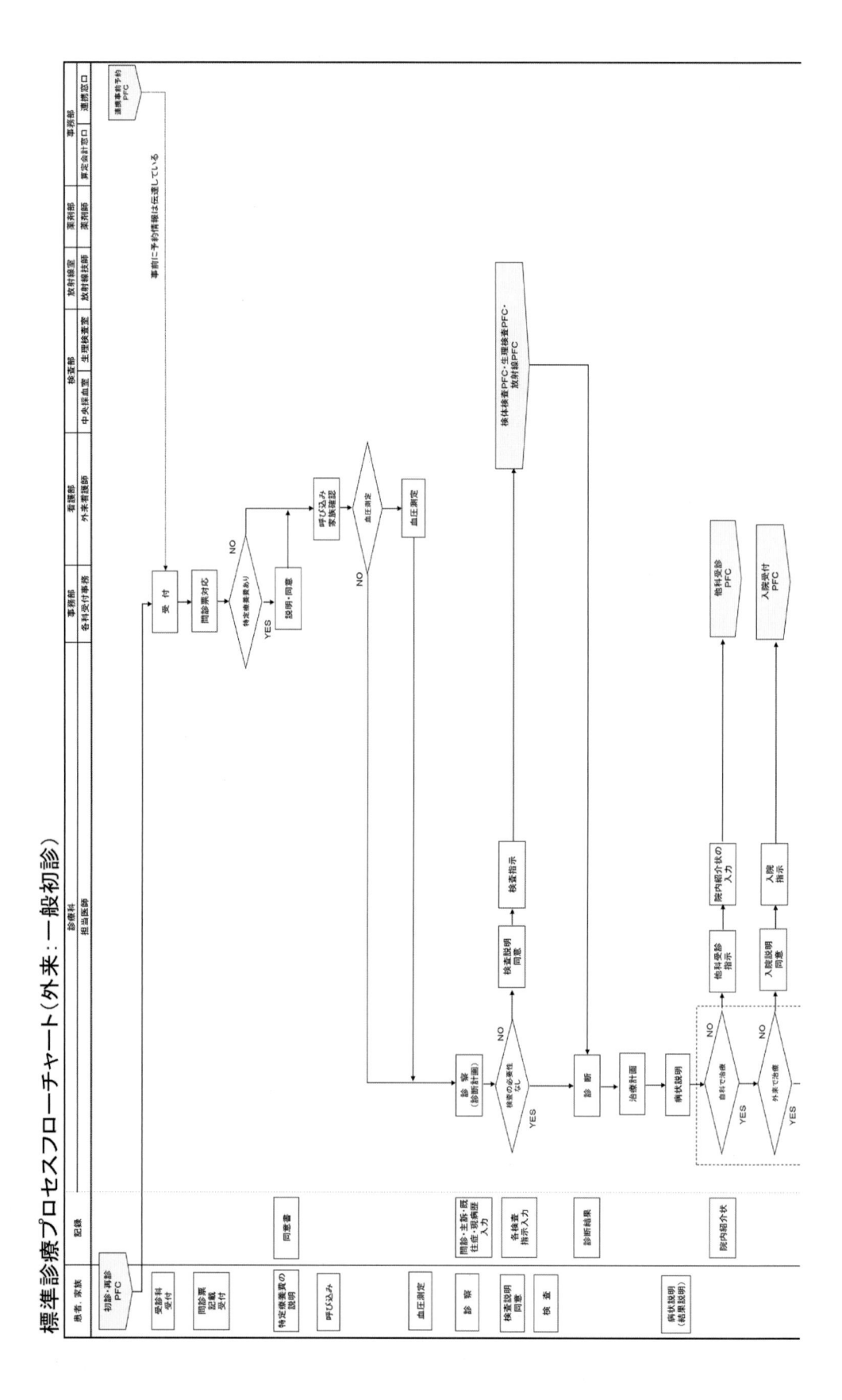

標準診療プロセスフローチャート(外来：一般初診)

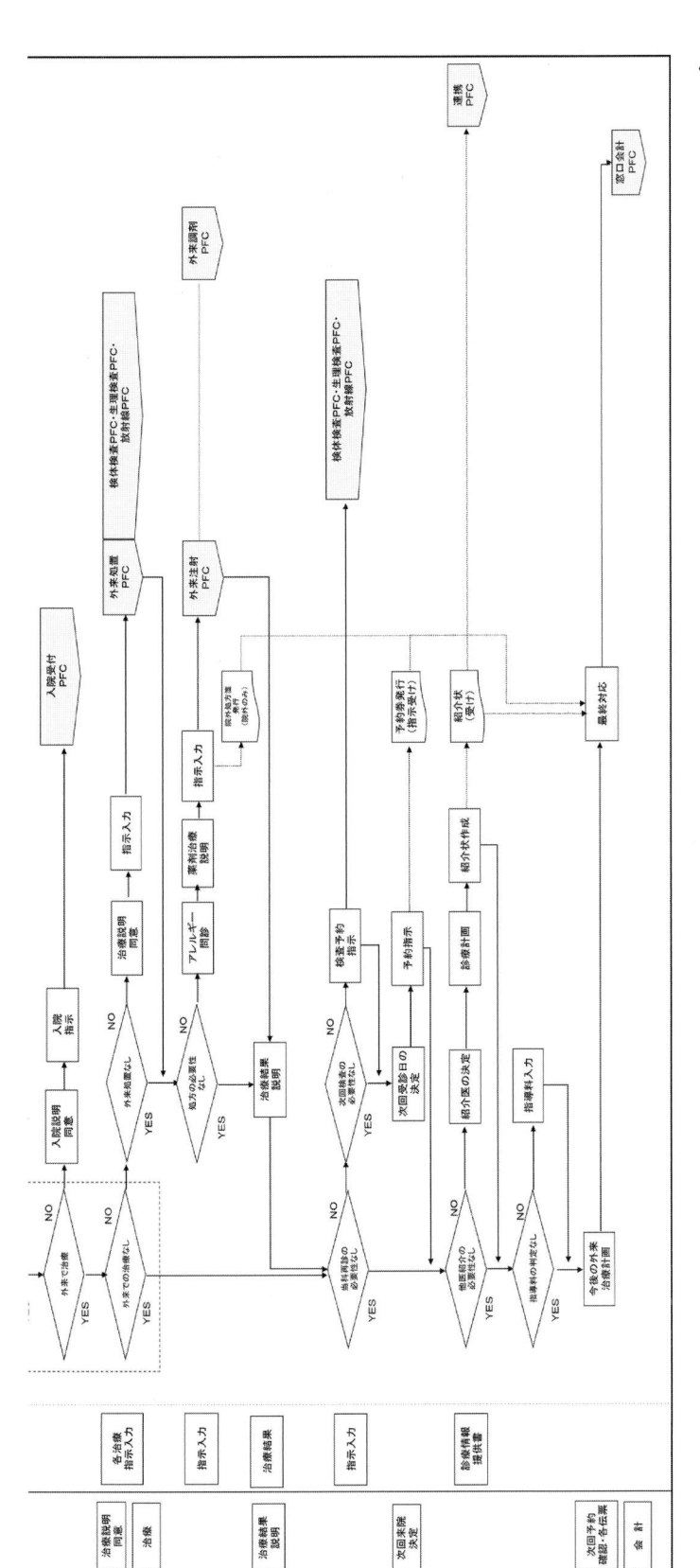

付録2　診療 PFC の例

索引

数字・欧文

5S 活動 ··· 129
ISO9001 ································· 33, 123, 136
PCAPS ··· 16, 186
PCAPS マスター ···································· 191
PDCA サイクル ······················· 13, 26, 155
PFC ······· 29, 40, 66, 78, 99, 119, 135, 144, 152
POAM ··· 151, 168
QCD ·· 6
QC サークル活動 ···································· 33
QC 手法 ··· 33
QC ミーティング ···································· 70
QMS-H 研究会 ································· 2, 38
QMS-H モデル ·· 40
QMS 教育 ··· 41, 60
QMS 導入・推進マスタープラン ········ 52

和文

あ行

アクション ·· 160
アクションタイプ ································ 160
委員会 ·· 22
移行ロジック ·· 188
医師の参加 ·· 112
医療安全教育項目一覧表 ···················· 195
医療安全体制 ·· 78
医療安全マネジメントシステム ········ 195
医療における質中心経営管理システム ········ 2
医療の質・安全教育講座 ···················· 121
医療の質マネジメント基礎講座 ··· 45, 135
インシデントレポートシステム ·········· 22
運用技術 ·· 33

か行

介護サービス ·· 176
改善 ·· 25
改善指標 ·· 124
可視化 ······································ 29, 55, 73
過剰介護 ·· 177
患者状態適応型パスシステム ····· 16, 186

患者満足度 ·· 64
観点リスト ·· 171
管理技術 ·· 3, 15
管理項目 ·· 27
管理指標 ·· 27
技術 ·· 14
キックオフミーティング ······· 49, 65, 143
機能別管理 ·· 31
教育 ··· 135
教育カリキュラム ································ 197
業務マニュアル ······································ 78
ケアプラン ·· 177
コアコンセプト ···································· 179
コアマネジメントシステム ·················· 33
広報 ·· 56, 110
顧客志向 ·· 13
顧客満足 ·· 34
国際標準化機構 ······································ 33
固有技術 ·· 3

さ行

作業標準 ·· 30
サブ PFC ··· 44
サブプロセス ·· 27
思考フレーム ·· 180
仕事の質 ·· 13
事故分析システム ································ 173
事故防止 ·· 70
事実に基づく管理 ·································· 13
質・安全教育 ·· 102
実行計画 ·· 89
実績報告書 ·· 89
実践適用 ·· 18
質マネジメントシステム ························ 2
社会技術 ··· 13, 16
社会常識 ·· 18
重点指向 ·· 34
診療の質 ·· 112
推進コアメンバー ·································· 50
推進事務局 ·· 50
全員参加 ·· 13, 33
総合的質マネジメント ·························· 33
相互監査 ··· 59, 74
組織的改善活動 ·· 8
組織風土 ·· 8

組織文化 ･････････････････････････ 14

た行

段階的内部監査 ････････････････････ 145
地域医療連携 ･･････････････････････ 146
知識基盤 ･･････････････････････････ 18
中長期計画 ････････････････････････ 24

な行

内部監査 ･･･ 32, 56, 59, 67, 79, 100, 112, 120, 135
日常管理 ･･････････････････････････ 30
人間重視 ･･････････････････････････ 13
認証制度 ･･････････････････････････ 34

は行

ビジョン ･･････････････････････････ 24
人 ････････････････････････････････ 14
ヒヤリ・ハット ･･･････････････ 149, 151
病院機能評価 ･･････････････････････ 34
標準 ･･････････････････････････････ 25
標準化 ････････････････････ 25, 55, 111
標準コンテンツ ･･･････････････････ 183
標準モジュール ･･･････････････････ 165
標準要素業務一覧 ･･････････････････ 57
品質監査 ･･････････････････････････ 32
品質保証体系図 ･･････････ 16, 52, 67, 80, 120, 145
品質マニュアル ･････････････ 34, 67, 112, 144
フィロソフィー ････････････････････ 33
プロセス ･･････････････････････････ 27
プロセス管理 ･････････････････････ 13, 28

プロセス指向 ･･････････････････････ 29
文書 ･･････････････････････････････ 30
文書管理 ････････････････････ 30, 79, 135
文書管理支援システム ･･････････ 30, 40
文書管理システム ･････ 30, 56, 99, 122, 145, 153
文書体系 ･･････････････････････････ 30
文書体系図 ･･････････････････････ 67, 122
方針 ･･････････････････････････････ 24
方針管理 ･･･････････････････ 31, 60, 88, 103

ま行

マネジメント ････････････････････ 13, 14
マネジメントレビュー ･･ 32, 56, 59, 69, 80, 87, 102, 146
目標管理 ･･････････････････････････ 87
問題解決 ･･････････････････････････ 13

や行

ユニット ･････････････････････････ 188
ユニットシート ･･･････････････････ 190
ユニットプロセス ････････････････ 159
与薬業務モデル ･･･････････････････ 169

ら・わ行

ランチョンセミナー ･･････････････ 114
リーダーシップ ･･･････････････････ 144
臨床プロセスチャート ････････････ 189
ワーキンググループ ･･････････････ 119

組織で保証する医療の質　QMSアプローチ

2015年6月20日　　　初版　第1刷発行

監　修	飯塚　悦功・棟近　雅彦・水流　聡子
発行人	影山　博之
編集人	向井　直人
発行所	株式会社 学研メディカル秀潤社 〒141-8414 東京都品川区西五反田 2-11-8
発売元	株式会社 学研マーケティング 〒141-8415 東京都品川区西五反田 2-11-8
印刷・製本所	リーブルテック

この本に関する各種お問い合わせ先
【電話の場合】
● 編集内容については Tel 03-6431-1237（編集部直通）
● 在庫，不良品（落丁，乱丁）については Tel 03-6431-1234（営業部直通）
【文書の場合】
● 〒141-8418　東京都品川区西五反田 2-11-8
　　学研お客様センター『組織で保証する医療の質　QMSアプローチ』係

©Y. Iiduka, M. Munechika, S. Tsuru 2015.　Printed in Japan
● ショメイ：ソシキデホショウスルイリョウノシツ　キューエムエスアプローチ
本書の無断転載，複製，頒布，公衆送信，翻訳，翻案等を禁じます．
本書を代行業者等の第三者に依頼してスキャンやデジタル化することは，たとえ個人や家庭内の利用であっても，著作権法上，認められておりません．
本書に掲載する著作物の複製権・翻訳権・譲渡権・公衆送信権（送信可能化権を含む）は株式会社学研メディカル秀潤社が管理します．

JCOPY 〈（社）出版者著作権管理機構委託出版物〉
本書の無断複写は著作権法上での例外を除き禁じられています．複写される場合は，そのつど事前に，（社）出版者著作権管理機構（電話 03-3513-6969，FAX 03-3513-6979，e-mail: info@jcopy.or.jp）の許可を得てください．

　　本書に記載されている内容は，出版時の最新情報に基づくとともに，臨床例をもとに正確かつ普遍化すべく，著者，編者，監修者，編集委員ならびに出版社それぞれが最善の努力をしております．しかし，本書の記載内容によりトラブルや損害，不測の事故等が生じた場合，著者，編者，監修者，編集委員ならびに出版社は，その責を負いかねます．
　　また，本書に記載されている医薬品や機器等の使用にあたっては，常に最新の各々の添付文書や取り扱い説明書を参照のうえ，適応や使用方法等をご確認ください．
　　　　　　　　　　　　　　　　　　　　　　　　　　　　株式会社 学研メディカル秀潤社